JOSETTE MILGRAM

FACE & BODY *PAR* marie claire

Éditions **marie claire**

face&body

visage et corps
[vizaʒ e kɔR]
表面及びボディ
viso e corpo
cara y cuerpo
Gesicht und Körper
面孔和身體
сторона и тело

Éditions **marie claire**

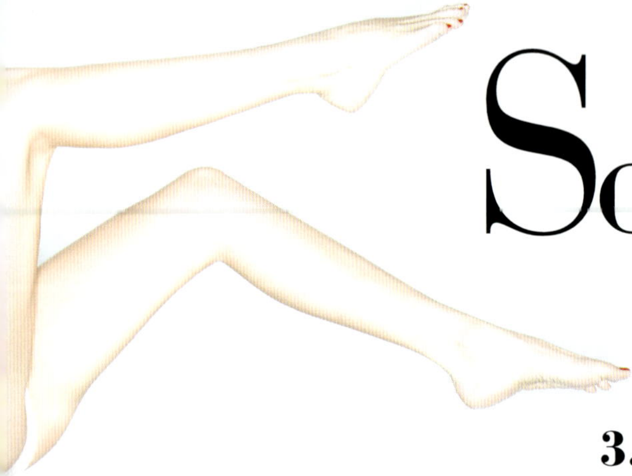

Sommaire

TOUT POUR QUE MES RÊVES DE BEAUTÉ PRENNENT CORPS

1. Au cœur de ma peau

MON CAPITAL BEAUTÉ

2. Au cœur de mon corps

REVUE DE DÉTAILS

3. Mes Soins

SOINS VISAGE : LA BEAUTÉ EN FACE

SOINS DE SOI : CORPS ACCORD

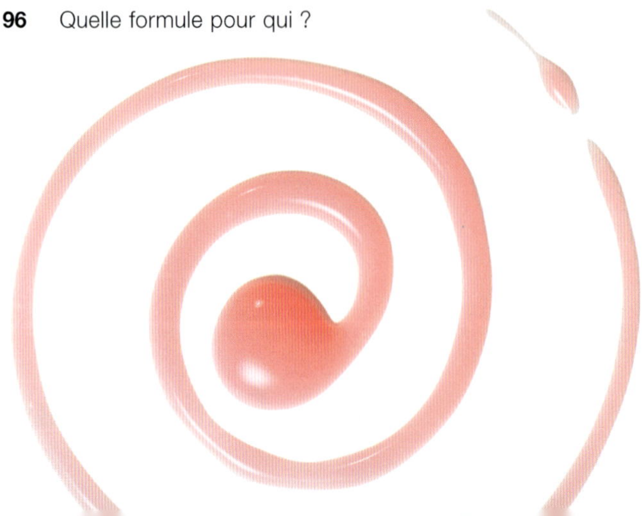

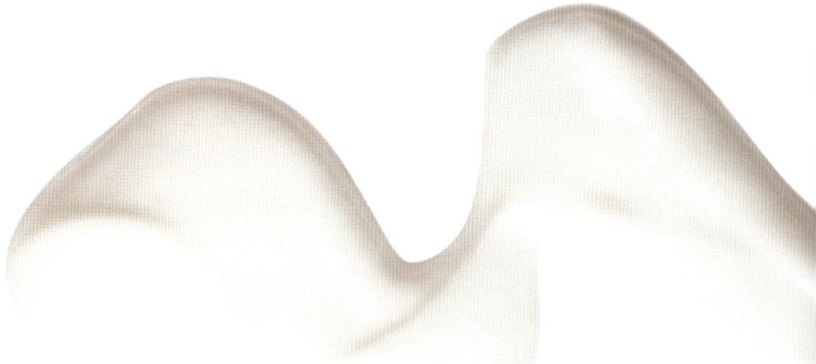

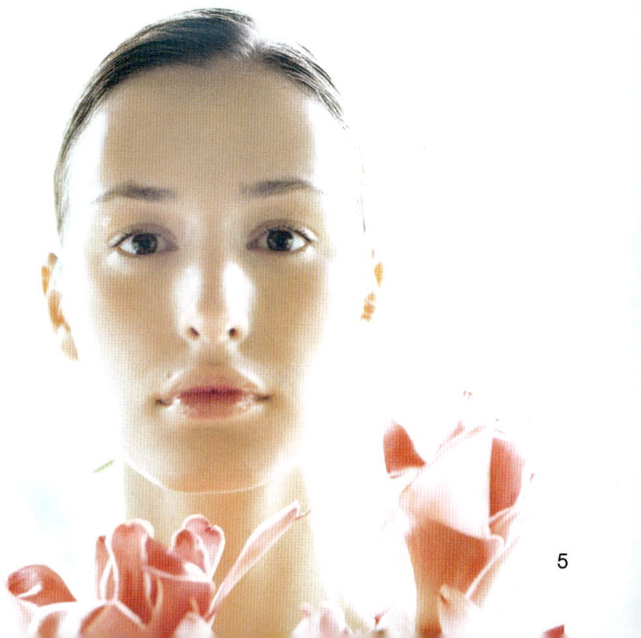

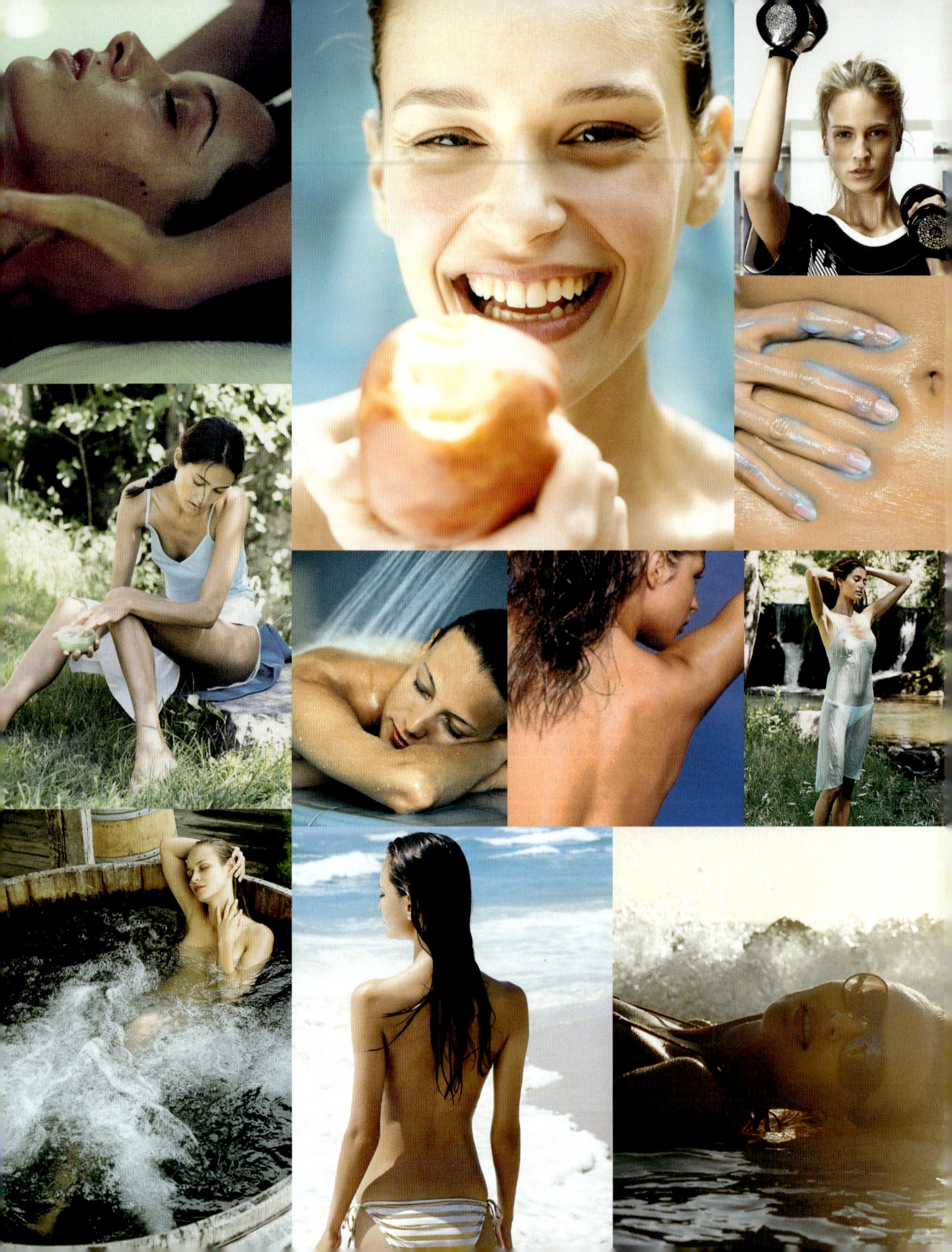

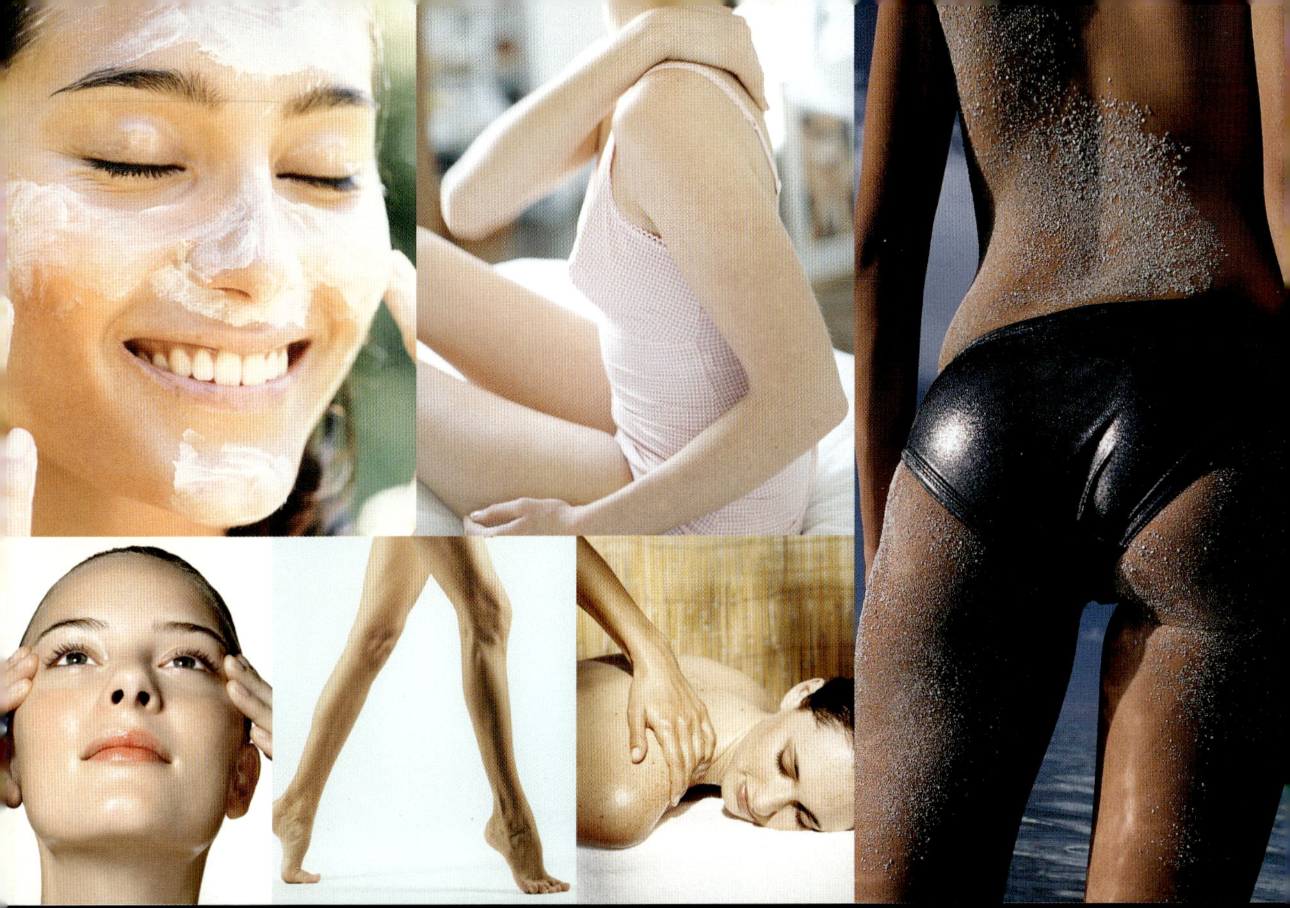

Que mes rêves de beauté prennent *corps*…

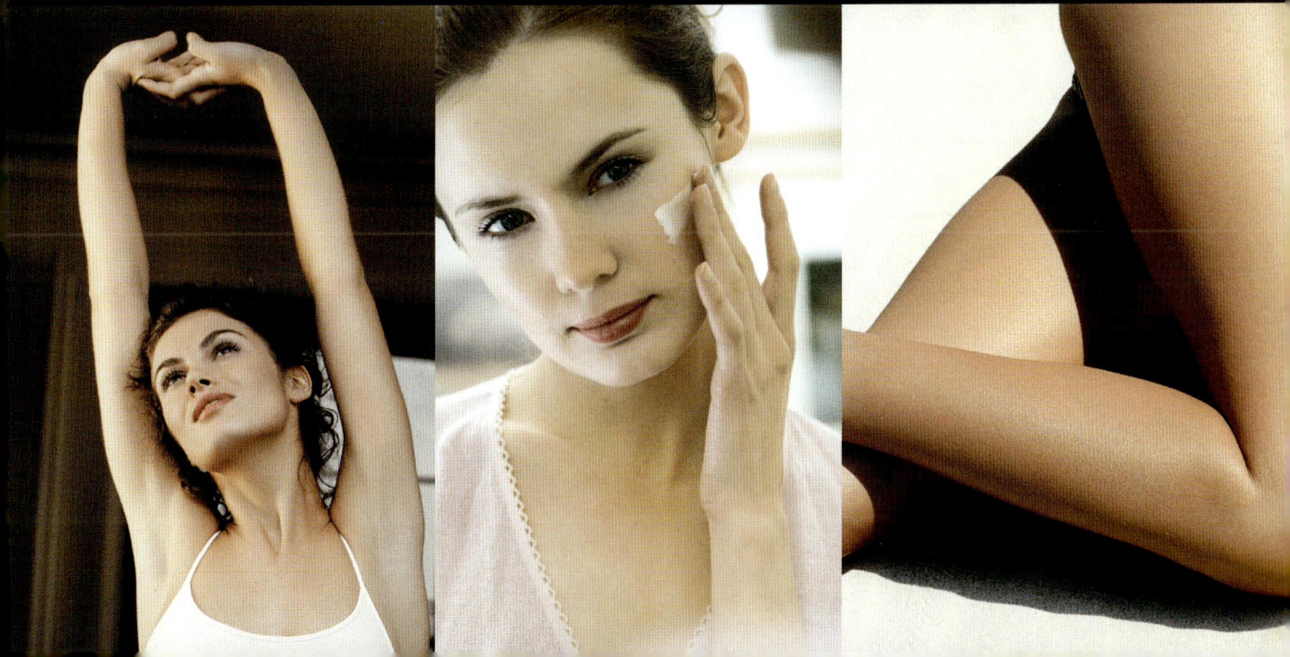

1

au coeur de ma peau

MON CAPITAL BEAUTÉ

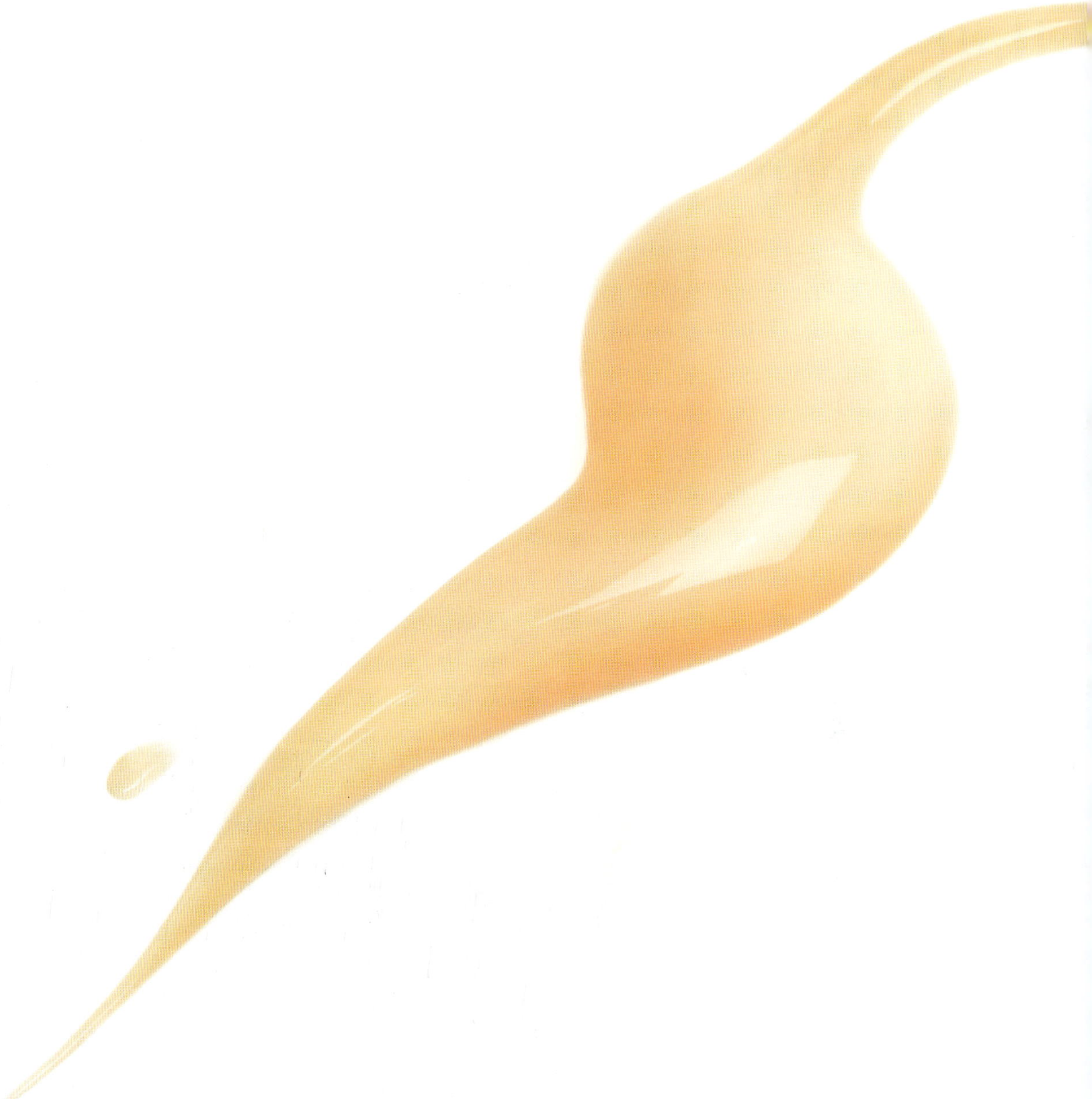

MON CAPITAL BEAUTÉ

Reflet de mon être, à fleur d'eau, à fleur de peau

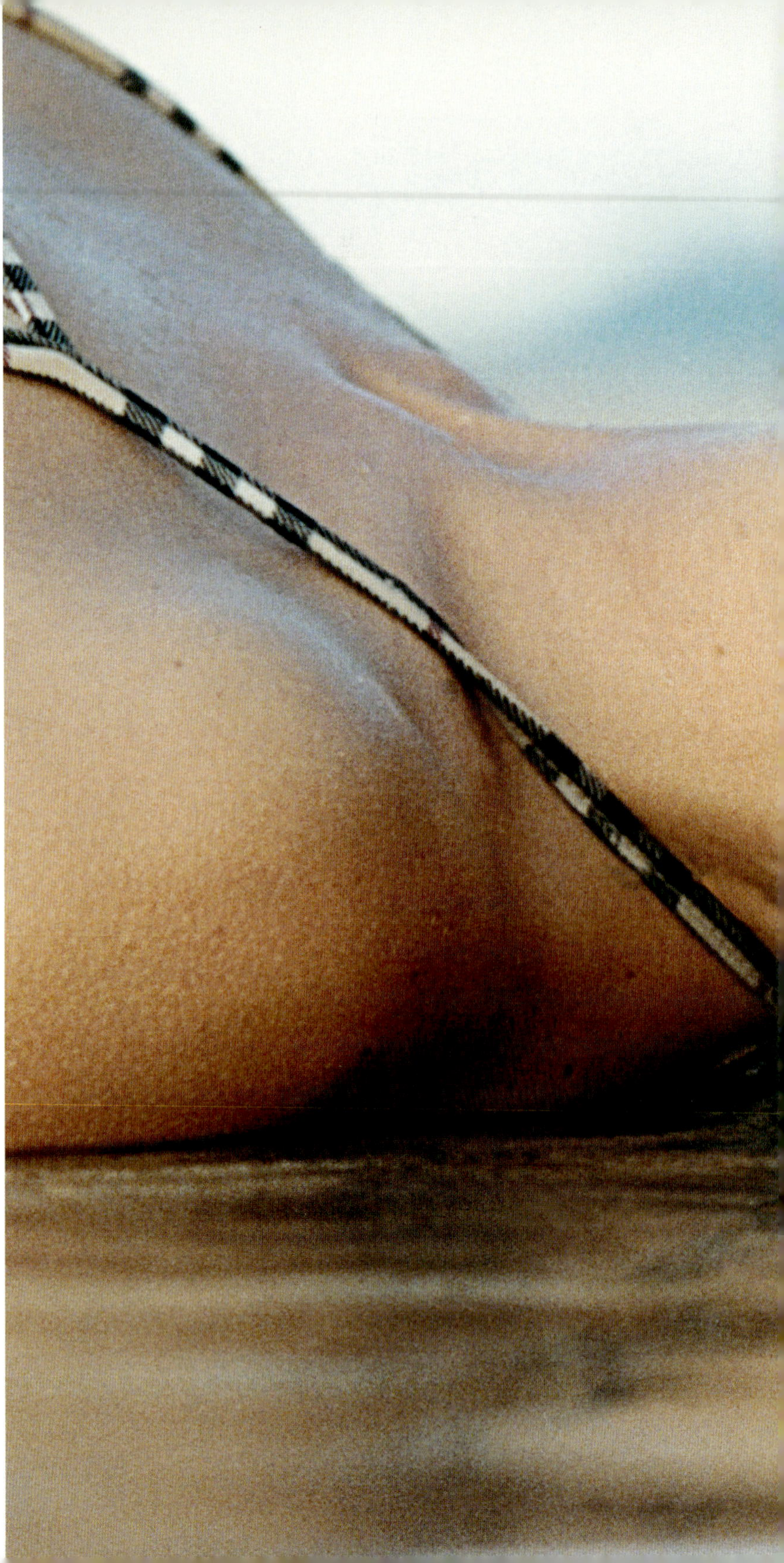

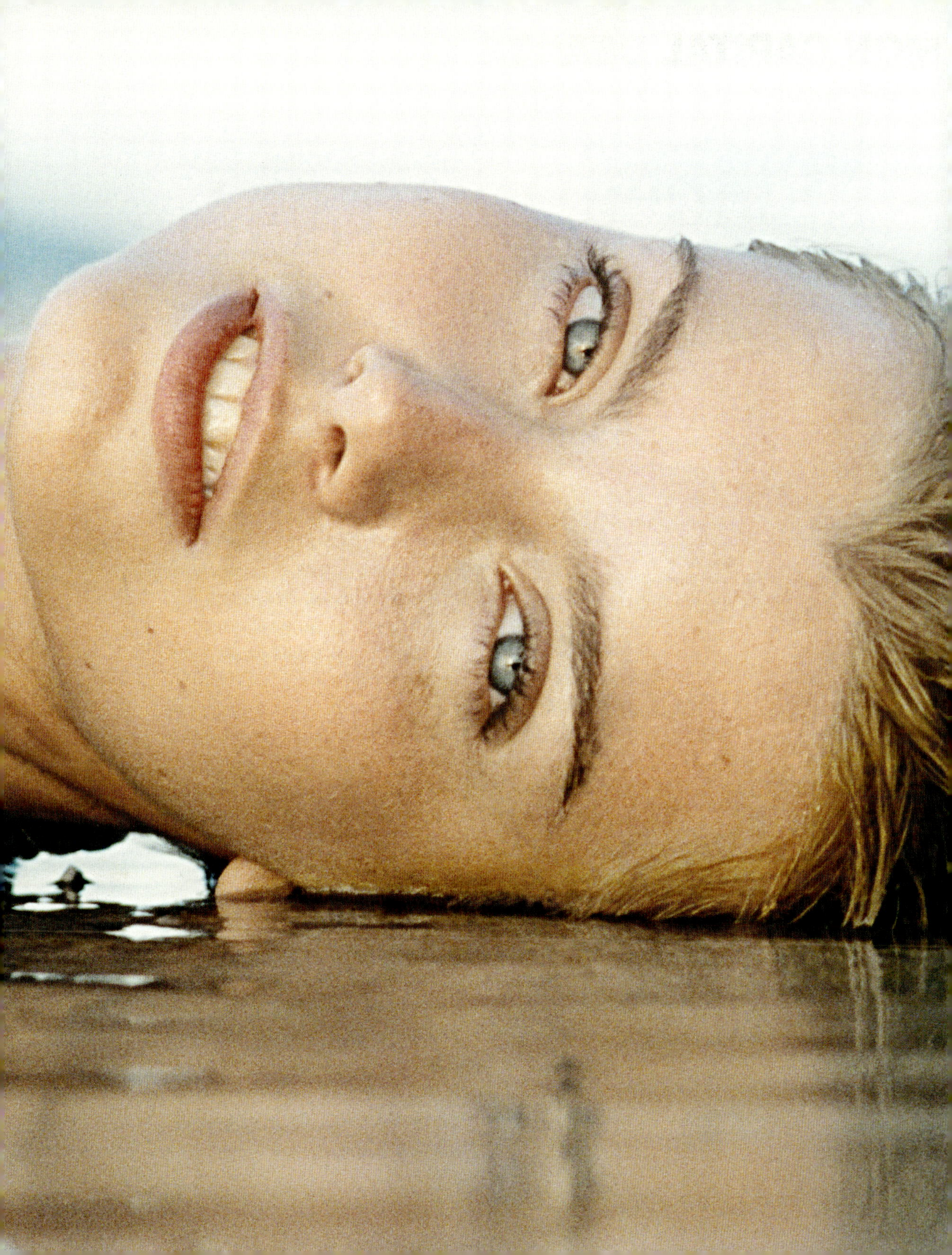

Planète peau sa vie secrète

Organe premier, notre peau est la plus efficace des couvertures de (sur)vie. Mais ses incroyables ressources méritent une visite guidée... approfondie.

La peau qui prévient... Des récepteurs cutanés transmettent en temps réel au cerveau toutes les infos : c'est doux, c'est chaud, ça pique...

... et la peau qui soigne Absorbant de l'oxygène et rejetant du dioxyde de carbone, elle sait diffuser des principes actifs dans le sang.

• La preuve de la résistance du collagène ? C'est ce qui reste de la peau animale et que l'on appelle du cuir !

L'AVIS DU DERMATOLOGUE

La couche cornée passe de cinq à dix "strates" en moyenne, à vingt sur le dos, et à des centaines sous la plante des pieds. Les muqueuses, elles, en sont dépourvues.

LA PEAU EST LE PLUS INTELLIGENT DES TISSUS

Avec près de 2 m² sur 1,5 à 4 mm d'épaisseur, pour un poids d'environ 3 kilos, c'est **notre organe vital le plus important** en volume. Combinaison unique de 2 000 milliards de cellules hyperactives, elle veille à la protection de tout notre organisme. Elle analyse tout notre environnement pour régler notre température, nous préserver du froid et du chaud, faire barrage aux ultraviolets, détruire les bactéries qui nous menacent et générer des anticorps. Interface vitale avec le monde extérieur, elle comporte **trois couches haute protection.**

L'ÉPIDERME

D'une épaisseur allant de 0,05 mm (sur les paupières) à 2 à 3 mm (sur la plante des pieds), il est en contact direct avec le monde extérieur. Sa mission : empêcher tout intrus de pénétrer notre peau... Son exceptionnelle longévité provient du perpétuel renouvellement des cellules, les **kératinocytes**, qui migrent en permanence de la **couche basale** (la frontière entre épiderme et derme) vers la surface, où elles s'empilent en petites tuiles pour devenir des **cornéocytes.** Elles mettent 28 jours à "mûrir", se forgeant une carapace pour composer la **couche cornée (stratum corneum)**, avant de se dessécher et de desquamer pour laisser la place aux nouvelles générations.

Le **film hydrolipidique**, mélange de sueur et de sébum, garantit l'équilibre en eau de notre peau. Si ce manteau protecteur est menacé, la couche cornée, moins bien hydratée, va s'épaissir et vieillir prématurément. ▶

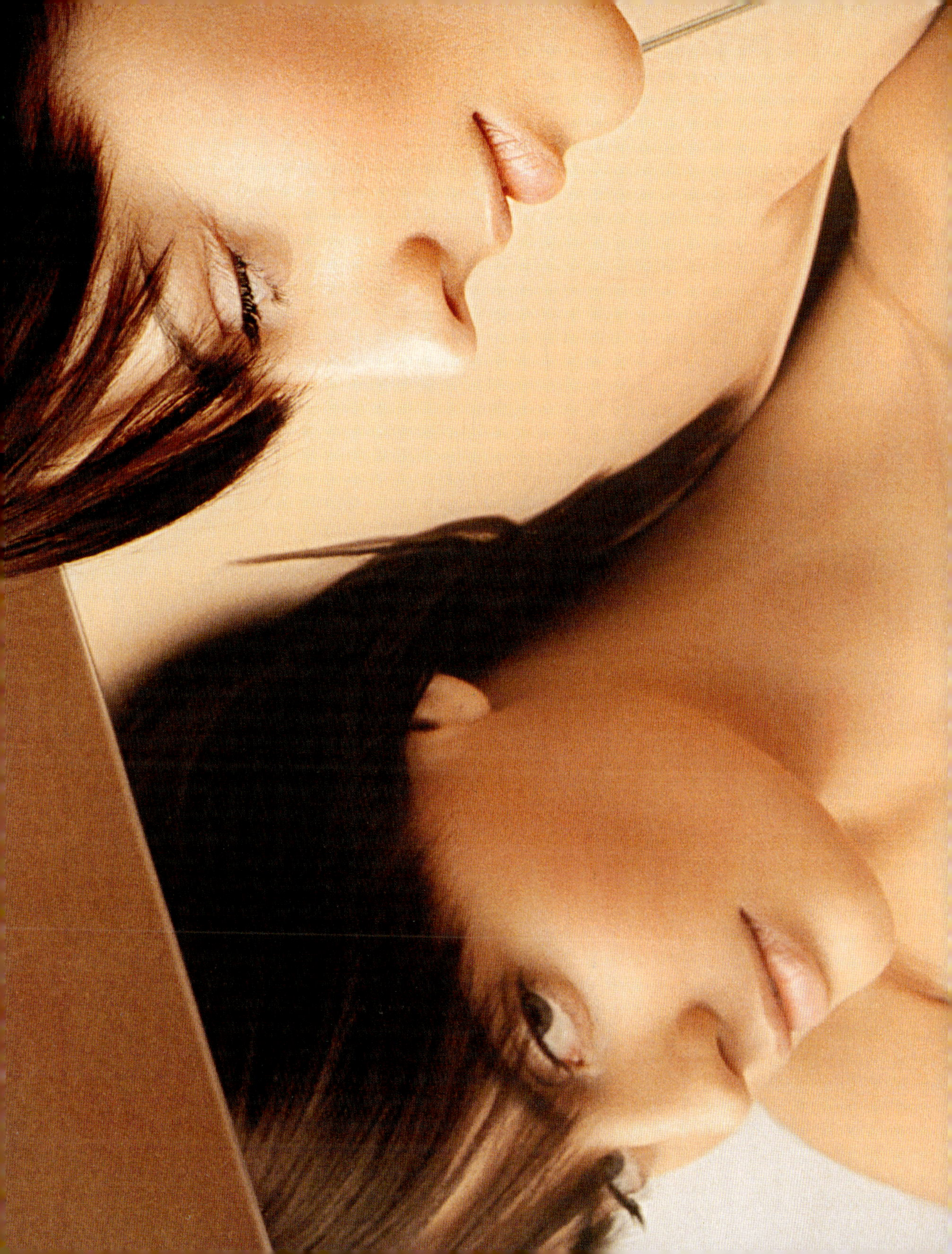

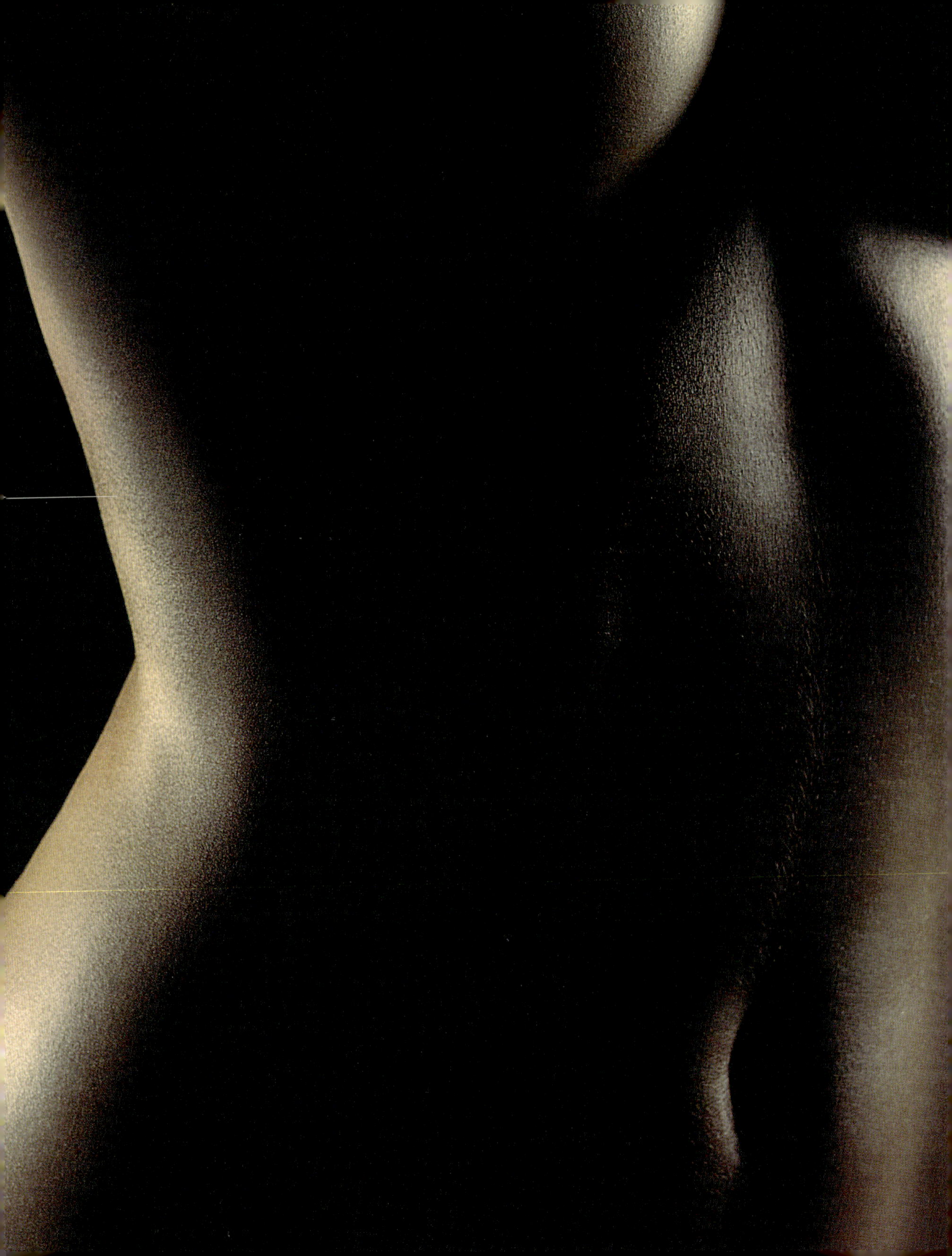

▶ LE DERME

C'est la couche la plus épaisse, à la fois solide et souple : le tissu de soutien (conjonctif) qui porte l'épiderme, donne à la peau sa consistance, son élasticité, son tonus. Ses cellules (**fibroblastes**) produisent des protéines qui permettent de fixer l'eau : les fibres de **collagène** assurent la solidité et l'**élastine** lui confère sa faculté à reprendre sa forme après un étirement. Mais quand on parle de signes de vieillissement cutané, c'est du derme qu'il s'agit ! Il est parcouru de vaisseaux nourriciers qui alimentent l'épiderme et d'innombrables nerfs qui renseignent fidèlement le cerveau sur tous les incidents fâcheux perçus par les capteurs. Ils lui transmettent les instructions en cas de chaud (je transpire), de froid (les vaisseaux se rétractent, ma peau blanchit) ou de choc (aïe!) !

L'HYPODERME

Amortisseur et "garde-manger" de la peau, tel un coussin gorgé de lipides, situé sous le derme, il a pour fonction de stocker les réserves, disponibles en cas de manque énergétique ou alimentaire, mais aussi de protéger du froid.

Les cellules qui nous "permettent" d'emmagasiner les graisses, les **adipocytes,** se répartissent différemment selon le sexe : alors qu'elles préfèrent se loger sous les ventres masculins, elles ont une prédilection pour nos fesses et nos cuisses : c'est ce qui différencie les silhouettes "gynoïdes" ! Avec pour résultat (hélas) visible... la cellulite, fruit de cette accumulation graisseuse et de l'eau piégée dans les tissus.

Notre derme est composé de 70% d'eau... La peau contient 25 à 35 % de toutes les réserves en eau de notre organisme, soit 9 litres.

L'AVIS DU MÉDECIN ANGIOLOGUE

Il n'y a (pratiquement) pas de cellulite chez l'homme. Notre tissu adipeux représente 23 % du poids du corps féminin contre 15 % chez l'homme. L'explication de cette "injustice" génétique ? Les femmes sont programmées pour assurer la survie de l'espèce !

Diagnostic express ma vraie nature

Pas de verdict sans appel : votre peau évolue, comme vous ! Elle rayonne quand tout va bien et lance des appels de détresse en cas de stress. Il suffit d'être à l'écoute...

Le "bon" taux d'hydration de la couche cornée est de 13 %. S'il tombe à 10 %, la peau est sèche.

Le pouvoir graissant des glandes sébacées protège aussi contre les bactéries ; et le sébum, en collaboration avec l'eau, constitue le très précieux film hydrolipidique.

L'AVIS DE BÉATRICE BRAUN
Sur le corps, gare aux vêtements trop serrés, qui bloquent la circulation sanguine et lymphatique, provoquant amas cellulitiques et varicosités, et altèrent le grain de peau. Le bon test ? Quand on se déshabille, on ne doit voir aucune trace de compression !

PEAU NORMALE

Un état de grâce (fort peu répandu, profitez-en !) : pores quasi invisibles, teint uni, un éclat naturel à préserver. L'équilibre...

PEAU MIXTE

La **zone T** (front-nez-menton), plus brillante, trahit une peau plus grasse sur cette ligne médiane stratégique. Mais la peau peut parfaitement être sèche sur le reste du visage.

PEAU GRASSE

Le seul vrai test : des traces grasses sur un papier de soie appliqué sur la peau nettoyée. Les symptômes : points noirs (bouchons dus au sébum, trop épais pour s'écouler), tandis que le surstockage crée des boutons. Surtout pas d'agression : de la compréhension et éventuellement consultation...

PEAU SÈCHE

Une peau sèche est plus fragile. L'alerte : si la peau tire une demi-heure après la toilette, le film hydrolipidique est défectueux, les bactéries ont la voie libre ! Sur le corps, les zones particulièrement exposées : les coudes, les genoux, les pieds.

PEAU SENSIBLE

Irritable et réactive, votre peau semble ne rien supporter et vous le dit sur tous les tons, du rose au rouge, en picotant et en vous rendant toute friction insupportable. Mais cela peut être un simple état transitoire dû à la pollution ou au stress. On peut détecter les coupables avec un peu de patience (il faut deux mois pour être sûr qu'un produit convient à la peau)... ou décider aussi de la laisser respirer quelque temps.

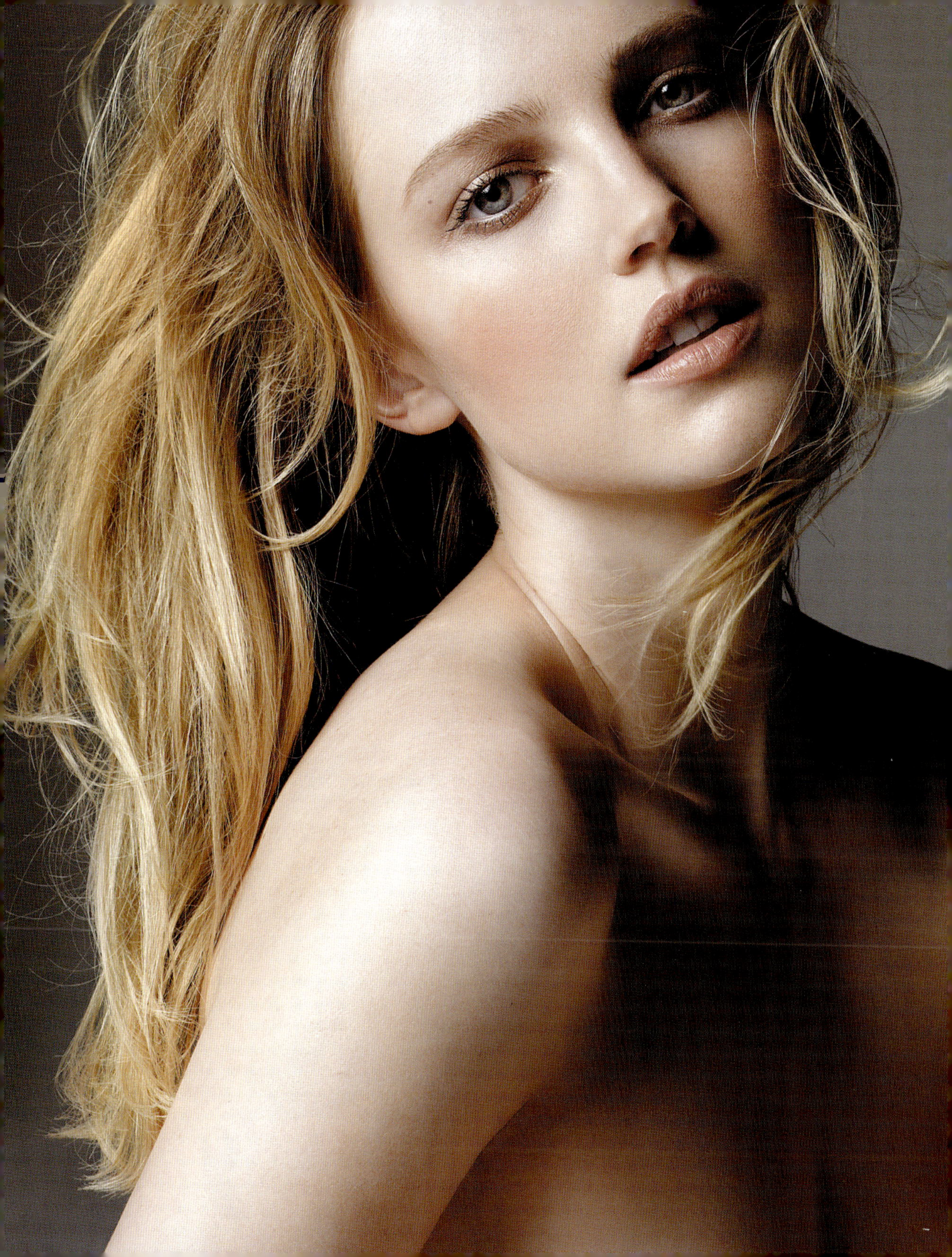

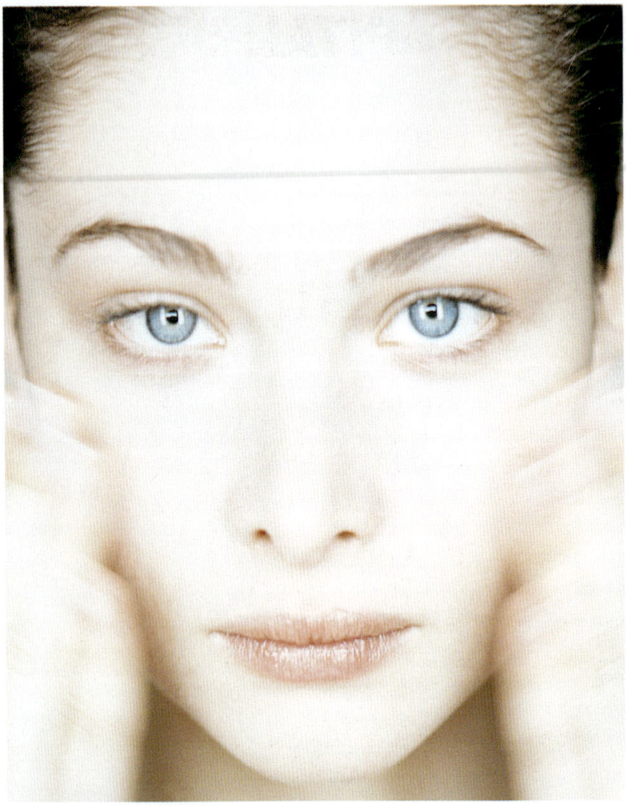
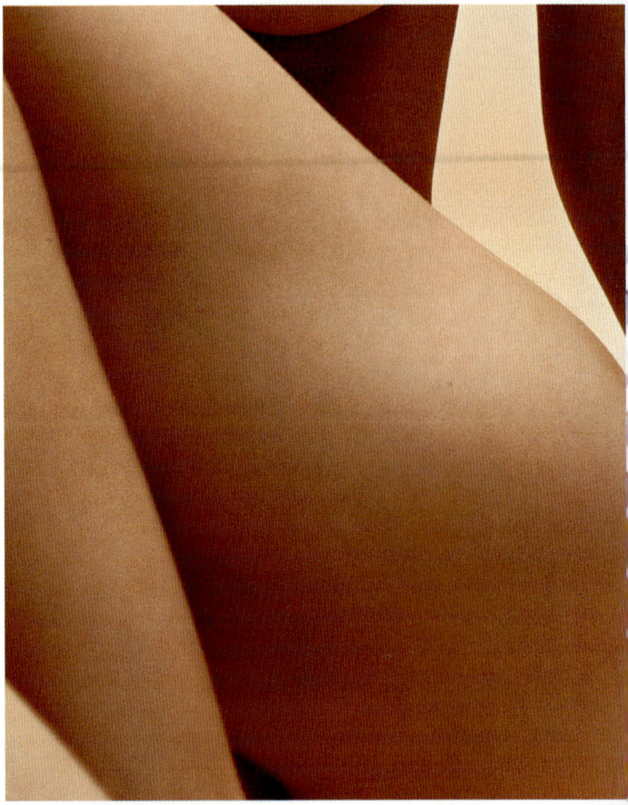
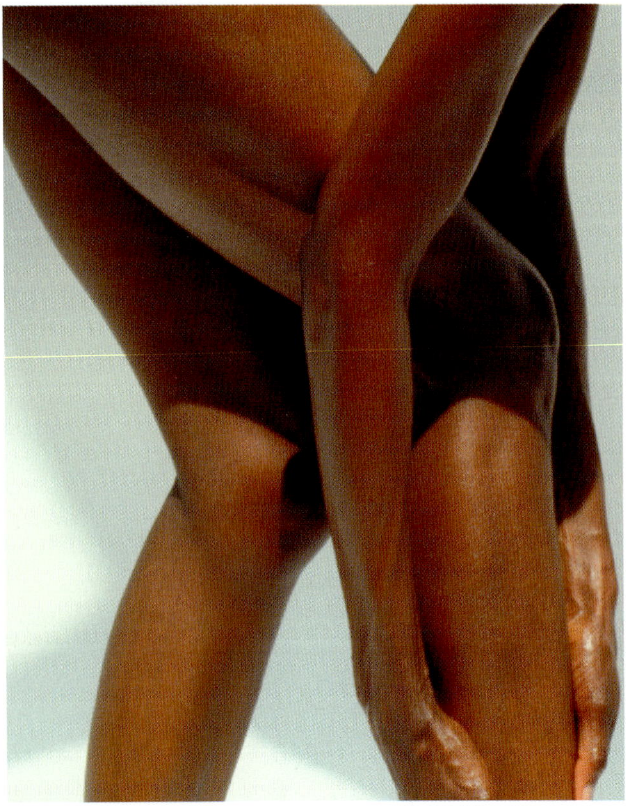
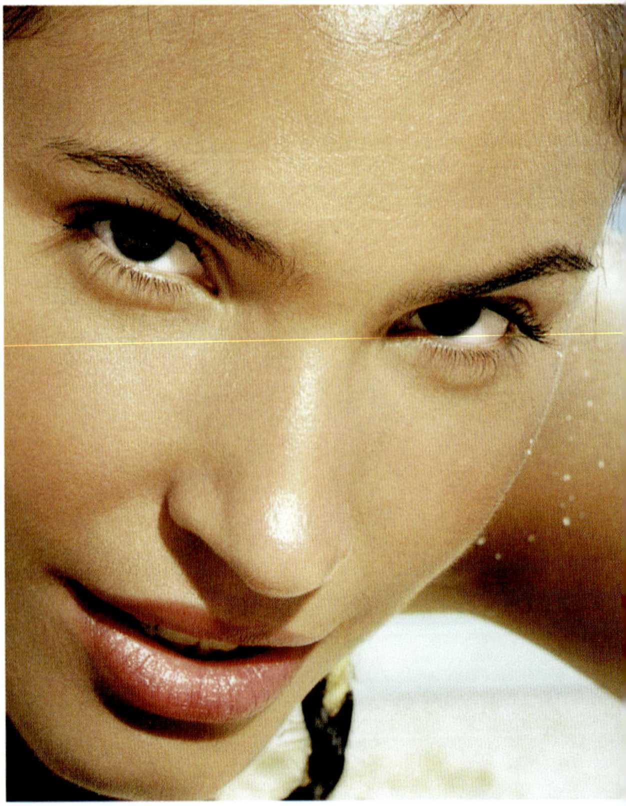

Phototypes le soleil dans ma peau

Nous ne sommes pas tous égaux sous le soleil : comment la mélanine nous divise dans nos réactions aux UV...

NOTRE ÉPIDERME EST TRANSPARENT !

C'est un pigment, la **mélanine**, produit par les cellules "bronzantes", les **mélanocytes**, qui teinte notre peau pour nous protéger du soleil, en nous créant une sorte de parasol biologique naturel, **le bronzage**. Le dosage du cocktail entre l'**eumélanine** (la vraie mélanine noire) et la **phéomélanine** (orange) explique que toutes les nuances cohabitent sous le soleil.

DRÔLE DE DEM...

Au-delà des **4 phototypes**, de très clair à foncé, les scientifiques nous classent de 1 à 8 (albinos, roux à peau laiteuse, doré à peau claire, blond à peau claire, châtain à peau claire, brun clair à peau mate, marron à peau mate, noir), par risque décroissant face au DEM (Dose érythémateuse minimum) : soit le temps d'exposition avant le coup de soleil.

Nous disposons d'un capital, au-delà duquel les bienfaits du soleil se transforment en méfaits pour la peau.

Or, non seulement nos réserves ne sont pas inépuisables (les mélanocytes **diminuent à partir de 30 ans**, donc on est moins protégée des UV et le risque de mélanome augmente), mais elles sont très variables, **du simple au triple** selon les individus.

Et si l'on bronze mieux de certaines parties du corps, c'est parce que la peau a de la mémoire. Les bras, plus souvent exposés, sont du coup mieux entraînés.

La synthèse de la vitamine D qui s'opère sous l'effet des ultraviolets est vitale : elle permet l'assimilation du calcium par le système digestif et sa fixation sur les os.

Les mélanocytes, chargées de synthétiser la mélanine, ont fort à faire : il n'en existe qu'une pour 35 kératinocytes.

L'AVIS DU CHERCHEUR GÉRARD REDZINIAK

L'épiderme n'est pas un parasol suffisamment puissant : 30 % des UVA "vieillissants", et 10 % des UVB cancérigènes parviennent à atteindre le derme !

Belle à 20 ans et à tous les temps

Idéal de beauté éternelle, rêve de moderne Cléopâtre. C'est au cœur de nos cellules que se joue l'avenir de notre peau.

Les hormones relaient toutes les informations, dans un réseau qui fonctionne à la façon d'un Internet biologique. Les informations sont stockées dans le disque dur de nos cellules, le noyau.

LE TEST MAISON
Peau relâchée ? Pour le savoir... 10 secondes chrono ! Pincez-vous la joue ou le dos de la main, regardez et comptez. Si le pli s'efface en moins de dix secondes, pas de souci. Si la marque persiste au-delà, un programme raffermissant serait le bienvenu !

L'ÂGE DE MA PEAU

Rien de plus vivant que la peau... Le rêve d'une peau de bébé, tendue, d'une finesse inaltérée, sans aucun pore apparent (et dépourvue de sébum), prend fin dès que les hormones se réveillent. Et du même coup, la production de sébum se déclenche. Les pores s'entrouvrent pour laisser s'écouler le trop-plein de séborrhée, points noirs et boutons peuvent apparaître dans un épiderme qui s'épaissit.

À QUEL ÂGE JE DÉCIDE DE PRENDRE LE TEMPS... À REVERS ?

La synthèse des fibres se ralentit : une peau qui vieillit voit se dégrader ses fibroblastes, le "sommier" à lattes croisées de la peau, sur lesquelles se pose le matelas de l'épiderme. C'est l'ensemble qui se doit d'être en bon état, quel que soit notre âge ! Notre capital peau étant défini entre quinze et vingt ans, il est judicieux d'anticiper : les produits hydratants sont bénéfiques dès l'adolescence, avec un effet préventif évident.

Les **mitochondries** sont nos centrales énergétiques, transformant le glucose issu de la digestion en énergie directement utilisable par la cellule (ATP). Elles utilisent les aliments pour fournir 90 % de l'énergie corporelle, mais produisent les **radicaux libres** responsables du vieillissement et des maladies dégénératives : l'ADN cellulaire reçoit chaque jour 10 000 attaques radicalaires ! Avec son cortège de contrariétés : épaississement de la couche cornée, élasticité moindre, ralentissement du "turn over" des cellules, diminution de l'activité des mélanocytes, répartissant moins bien les pigments. ▶

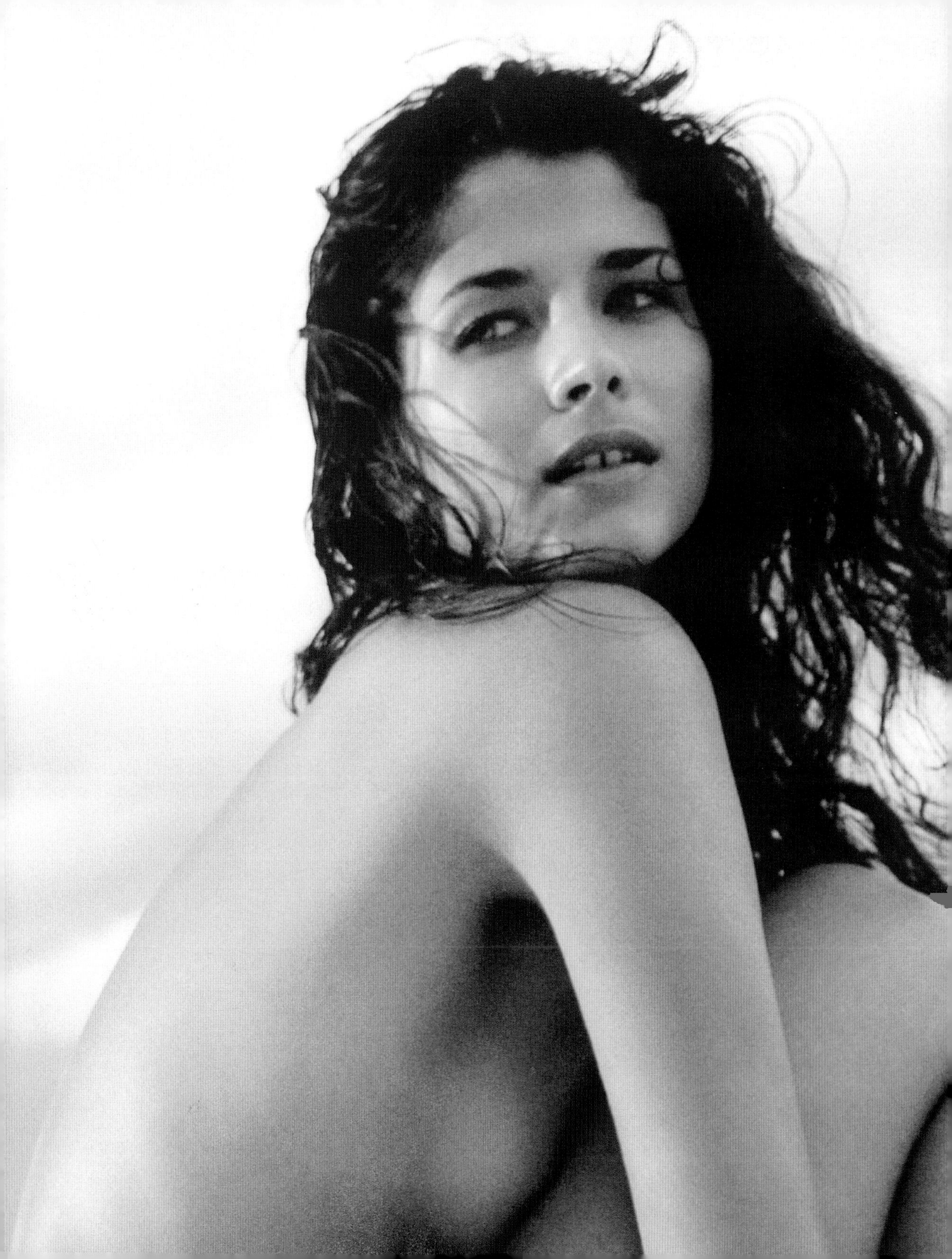

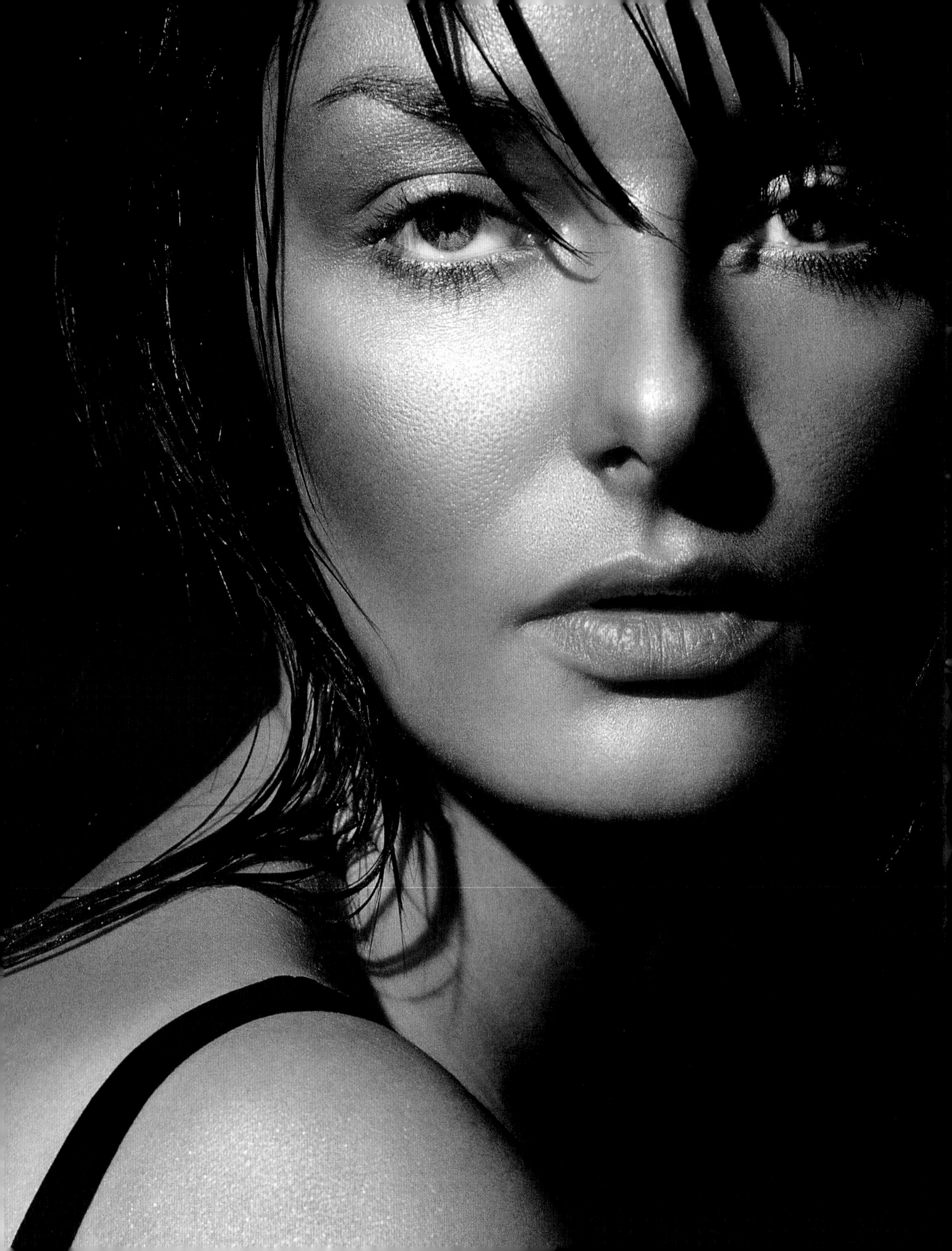

▶ **L'AVIS DU PROFESSEUR MARIE-THÉRÈSE LECCIA**

Professeur de dermatologie et de photobiologie au Centre Hospitalier Universitaire de Grenoble

Les **signes du vieillissement cutané**, ressentis lorsque l'on se regarde dans la glace (quand la peau s'affaisse ou, si l'on s'expose régulièrement et que l'on a la peau mate, qu'elle s'épaissit, jaunit, se creuse...) sont, à une écrasante majorité, liés au soleil.

Il faut évidemment tenir compte des facteurs de l'environnement et du mode de vie – une alimentation équilibrée et le moins possible de toxiques (alcool, tabac... les conséquences des bains de soleil sont bien pires si l'on fume en plus !).

Le point clé de tous ces "remaniements" (modifications de la structure) serait le **stress oxydatif**, production excessive d'"espèces réactives de l'oxygène".

Ces "molécules réactives", dérivées de l'oxygène, sont produites en permanence dans nos cellules et normalement éliminées. Mais lors des variations environnementales (expositions aux radiations ultraviolettes, température, toxiques et polluants...), leur production s'emballe et elles deviennent agressives.

Elles s'attaquent alors non seulement à la cellule elle-même (ADN, membranes, protéines) mais aussi à son environnement, à l'ensemble de la structure tissulaire. Ainsi, au niveau du derme, elles dégradent les molécules qui font la belle texture de la peau, en particulier le collagène et les fibres élastiques.

Cette surproduction crée un déséquilibre avec les mécanismes de défense (les défenses antioxydantes que l'on a normalement pour protéger la peau) – et c'est ce déséquilibre, en s'aggravant, qui fait que la peau vieillit...

Les traitements hormonaux de la ménopause vont corriger les modifications hormonales qui peuvent influer au niveau de la peau (perte de tonicité, relâchement), mais aussi du dynamisme et du bien-être, pouvant entraîner une petite déprime, des perturbations ou un manque de sommeil. Ils sont à adapter spécifiquement et sous strict contrôle médical.

Le futur dans la peau

Selon le professeur Laurent Misery, directeur du laboratoire de neurobiologie cutanée de Brest et spécialiste des liens entre cerveau et peau, la puissance des neuromédiateurs ouvre des pistes passionnantes pour l'avenir de la cosmétologie...

LES PROMESSES DE LA NEURO-COSMÉTIQUE

Toutes les fonctions de la peau sont sous contrôle du système nerveux et donc du psychisme : les **neuromédiateurs** (messagers chimiques) relaient l'information entre peau et système nerveux, dont le rôle est plutôt équilibrant, sauf dans certaines maladies dermatologiques ou troubles cosmétiques inflammatoire, où il va en rajouter, déclenchant des troubles cutanés (peaux réactives).

Des formulations cosmétiques issues du "neuro-psycho-cutané" agissant sur un neuromédiateur (soit en allant dans le même sens, soit en le contrariant), pourraient apporter beaucoup :

• **anti-inflammatoires** en apaisant les peaux réactives, supprimant démangeaisons et picotements.

• **anti-chute** en arrêtant le processus de la chute des cheveux.

• **anti-cellulite**, le développement des cellules adipeuses étant très lié à des neuromédiateurs comme le **VIP** (*Vasoactive Intestinal Peptide*) et la **leptine** – protéine libérée par les adipocytes adultes et renseignant le cerveau sur les réserves de tissu adipeux (un produit issu de la recherche sur les neuropeptides est d'ailleurs déjà commercialisé).

• **anti-taches**, en imaginant de repigmenter des zones dépigmentées (et l'inverse). En revanche, il paraît impossible aujourd'hui de reprogrammer toute la surface cutanée pour, par exemple, s'offrir un phototype tout neuf !

• **anti-âge** en stimulant les neuromédiateurs qui favorisent la **synthèse du collagène et de l'élastine**.

Vive le neuro-psycho-sensoriel ! Le fait de s'occuper de soi, d'utiliser des cosmétiques, procure des sensations agréables, participant déjà un peu au bien-être. Ainsi dans un massage, le geste lui-même suffit à faire monter **la dopamine**, médiateur du plaisir au niveau cérébral. Mais sans aller jusqu'à prétendre qu'elles agissent sur le moral ou sur le stress, assimilant ces crèmes à des drogues douces. Si c'était vrai, ce serait du trafic de stupéfiants, surtout si elles contenaient des substances prétendument actives sur le système nerveux central.

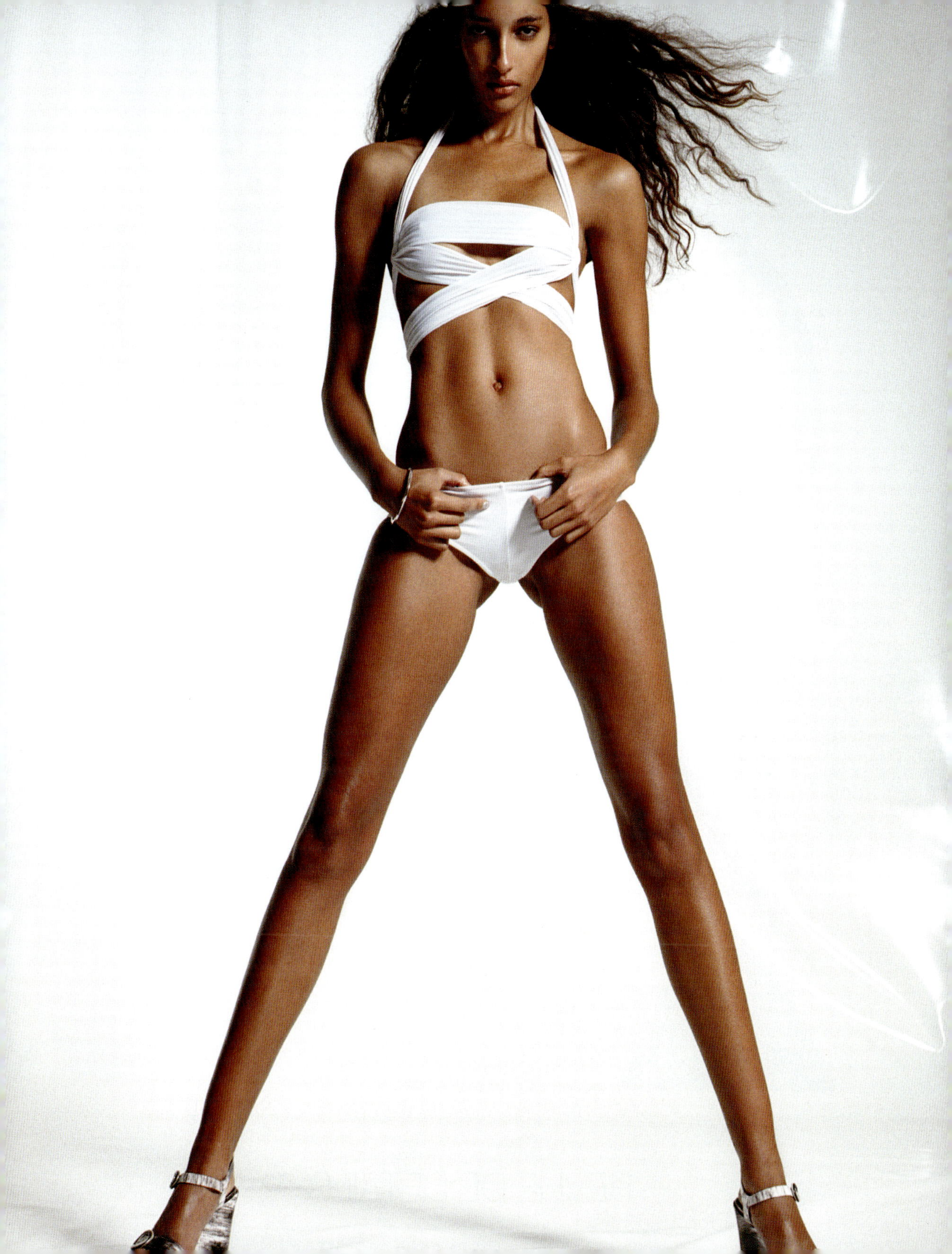

2

au cœur de mon corps

REVUE DE DÉTAILS

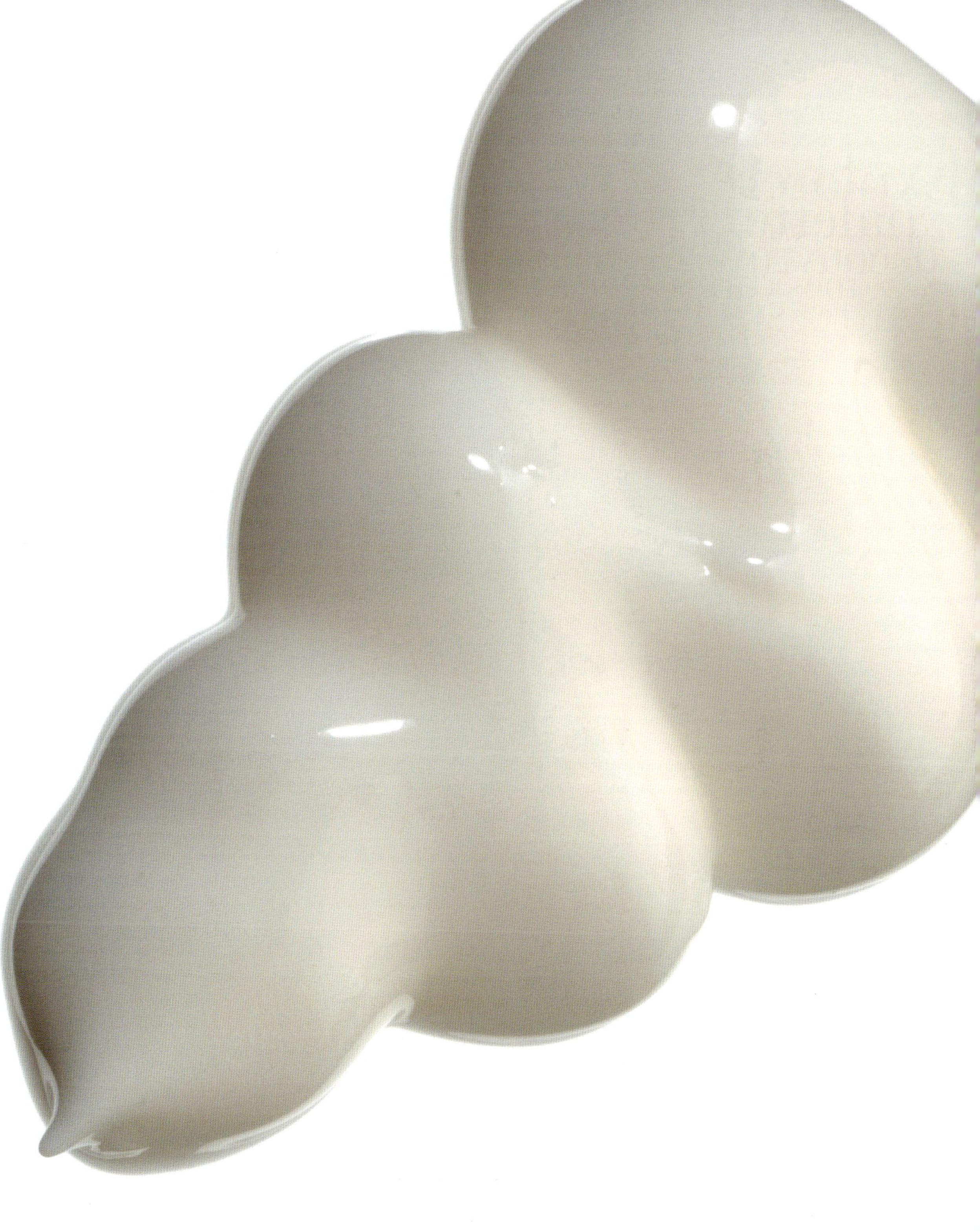

Explorer ma palette pour découvrir mes cartes maîtresses

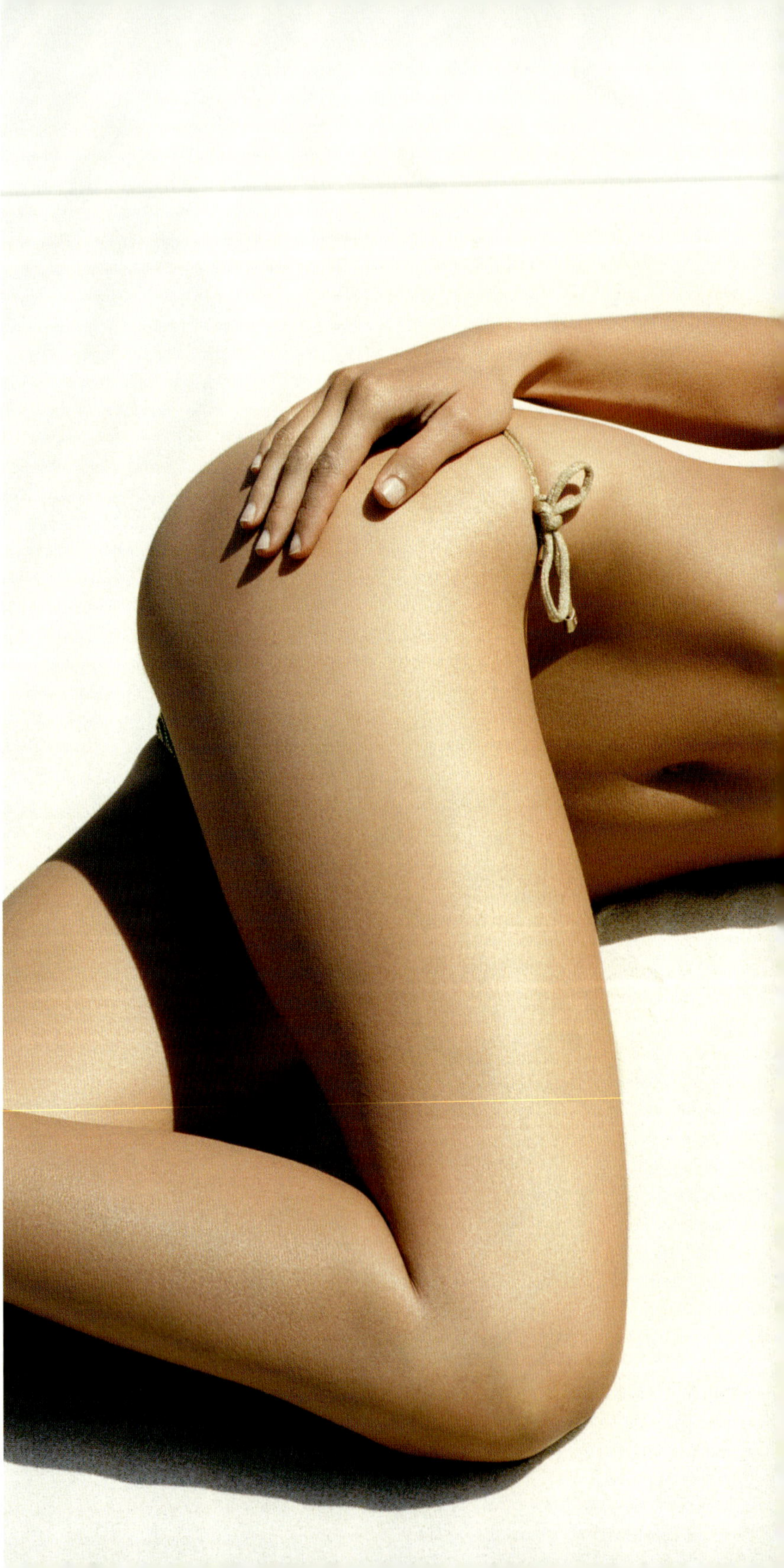

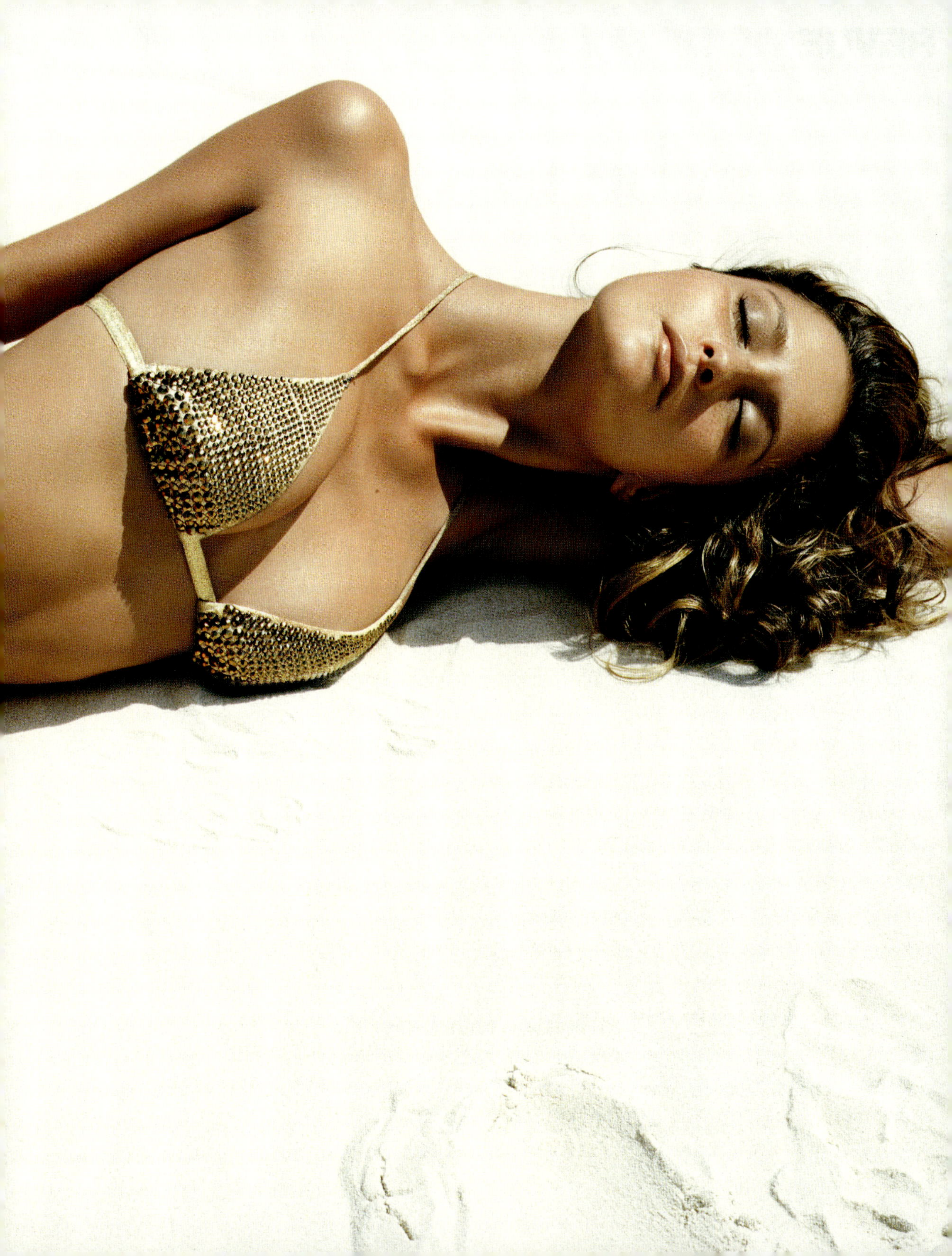

À beau port... joli cou

Gracile ou puissant, sa ligne vous donne un port de reine. Il est aussi très exposé et trahit les signes de l'âge qu'un visage lisse sera tout à fait capable de dissimuler !

COU DE JEUNE ?

Souple et gracieux, d'une incroyable mobilité, il a pourtant la lourde charge de tenir tête aux années... en supportant pas moins de 5 kilos (le poids du cerveau) et en protégeant toutes nos fonctions vitales. Un défi d'autant plus grand que **sa musculature est moins dense que celle du visage, et que sa peau est aussi fine que celle du contour des yeux** et très pauvre en sébum. Pour prévenir la fonte musculaire, il ne faut surtout pas le négliger dans les **soins quotidiens** hydratants et nourrissants. Car s'il ne se ride pas, il peut perdre de son élasticité avec un côté "flottant" : alors matin et soir, on abuse des formules ultra nourrissantes, enrichies en agents astringents, qui resserrent la peau et la gainent grâce à des filmogènes à effet tenseur.

SOS double menton Des actifs minceur drainants aident à redessiner l'ovale, tandis que des soins liftants et raffermissants renforcent les tissus de soutien. **Anti-relâchement**, des micro-infiltrations d'extraits de placenta peuvent améliorer la consistance de la structure cutanée en la revitalisant.

PORT ROYAL

Marcher droit coudes dans les paumes, derrière le dos, omoplates serrées : souverain pour remettre la colonne dans l'axe. Et vive la gym (page 157) !

COU DE BLUFF... COU DE CHARME

Cou long coupe mi-longue et effets colliers à satiété... **court** nuque dégagée et pas de ras du cou... **épais** cheveux relevés, décolletés plongeants, pendants d'oreilles...

Nuque et cou dégagés pour attirer les baisers
Idéal pour y déposer une goutte de parfum.

L'AVIS DU COACH

- Dos bien droit, sur une chaise, on dessine 10 ovales du bout du nez en déplaçant la tête d'avant en arrière, puis on reste 10 secondes tête inclinée vers l'arrière. Même chose à droite et à gauche, à la verticale et à l'horizontale.
- Caler sa nuque pour regarder la télé
- Foulards et écharpes
- Douches chaudes anti torticolis...

À ÉVITER À TOUS LES COUS !

- les gros oreillers
- les courants d'air

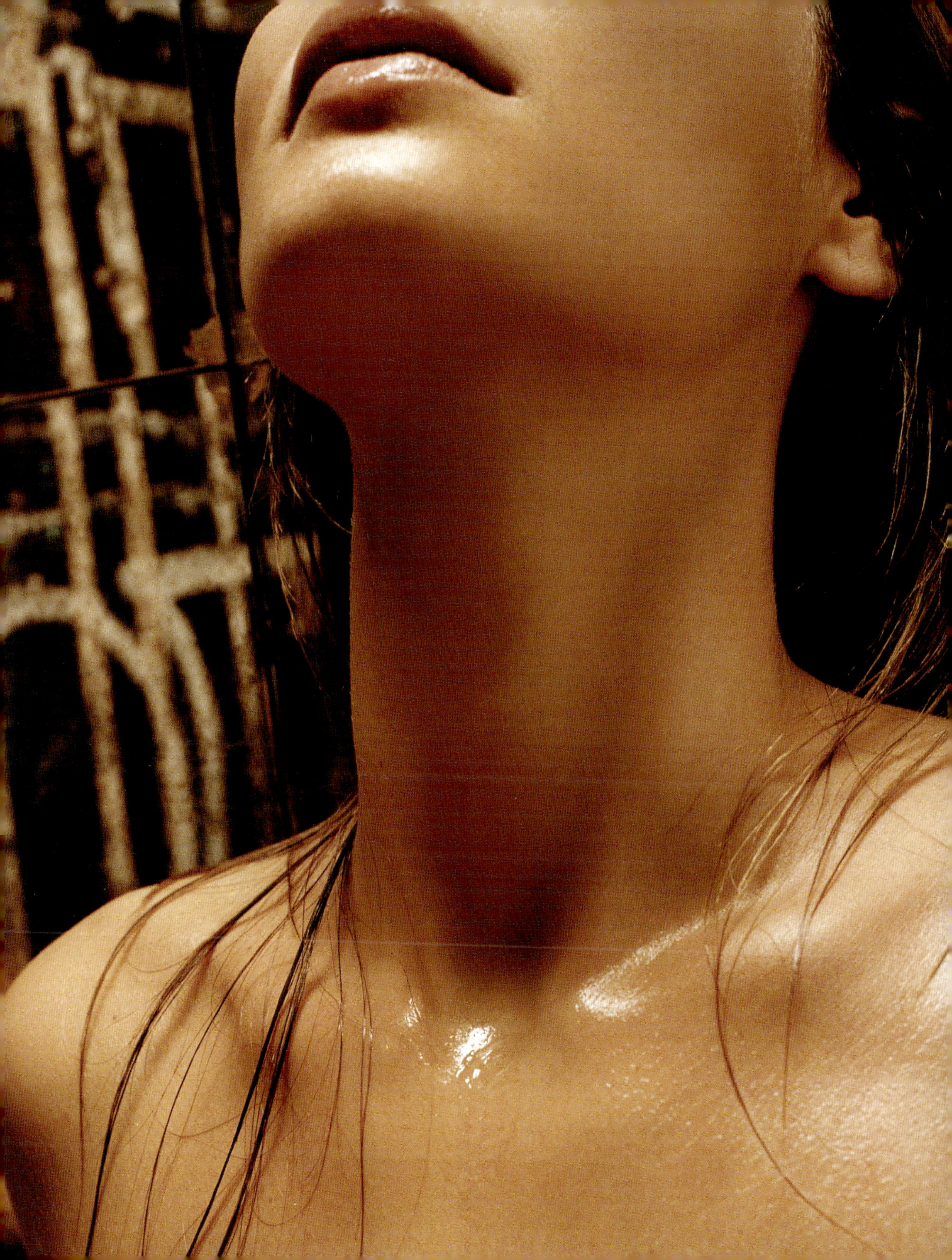

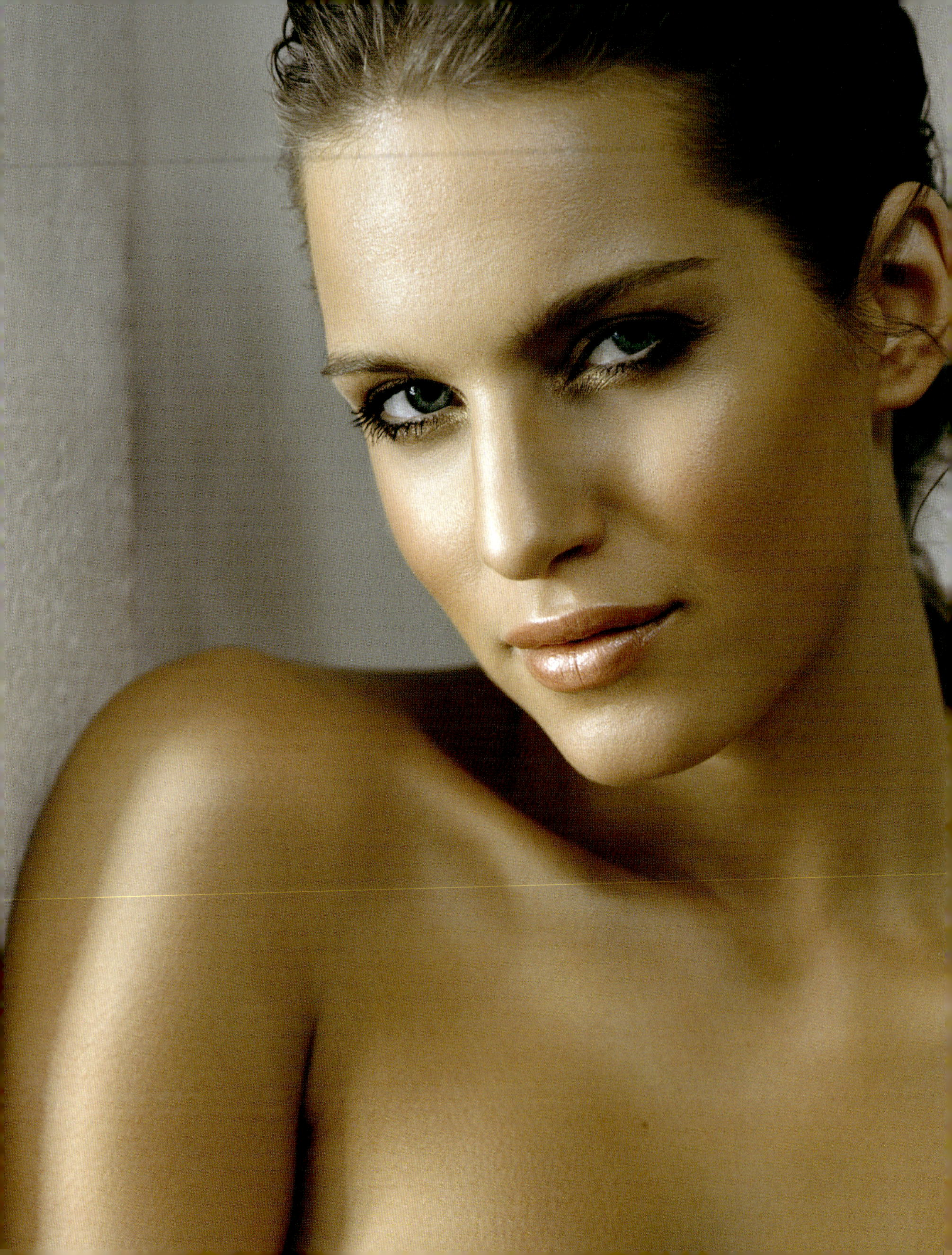

Le point sur les épaules

Elles dessinent la silhouette, soutenant toute l'architecture du corps, définissant notre démarche et résumant notre posture dans la vie. Une seule devise : en arrière… toutes !

LA MODE EST À L'ÉPAULE CARRÉE, SCULPTURALE

On a bien raison de garder la tête sur les épaules. Difficile d'imaginer dispositif plus ingénieux que cette articulation d'une incroyable complexité, reliant l'omoplate et l'humérus, maintenue en souplesse par un jeu de ligaments.

De belles épaules, fermes et bien développées, posent la silhouette et aident à se tenir bien droite.

La bonne posture – épaules dégagées, bien en arrière – ouvre le thorax et facilite la respiration. Se tenir bien droite, s'étirer, rouler des épaules en souplesse.

Il existe beaucoup d'exercices propres à les tonifier et à les assouplir. Côté sport, tout dépend de sa silhouette.

Si l'on a les épaules trop étroites, la natation est le sport roi pour faire les belles épaulées, tout comme le tennis.

Si l'on a les épaules trop larges, on se fait des jambes de danseuse ou on pratique la glisse, du ski au roller.

LES ÉPAULES EN JETTENT

Carrées Débardeurs, bustiers, décolleté américain, décolleté bateau mettront en vedette un beau port d'épaules.

Tombantes En dehors des épaulettes, on peut tricher pour se donner de la carrure en donnant de l'ampleur.

Ordi = souris
à manipuler en gardant les coudes à plat sur le bureau. Dans le vide, cela reviendrait à faire peser cinq kilos de tension sur les muscles et à atteindre, à la longue, les cervicales.

L'AVIS DU COACH

MASSAGES PERSO

• En partant du cou, malaxer entre la paume et les doigts le rebord supérieur des épaules, en insistant sur les parties endolories, jusqu'au bras.

• Masser les omoplates du bout des doigts, en petits cercles.

LA TENDINITE
l'une des formes les plus courantes de douleur aux épaules est due à l'inflammation des tendons qui entourent l'articulation.

Le décolleté décolle

Suggestif ou suggéré, plongeant ou pigeonnant, point de mire de la mode, il s'assume, de plus en plus et sans complexes, en toutes saisons.

Pas question de délaisser le décolleté : il a besoin d'être chouchouté et hydraté autant que le visage.
Massages circulaires du bout des doigts, de la base des seins jusqu'au menton, vont améliorer la circulation et tonifier les tissus.
On met la gomme ! On exfolie pour lui redonner de la fraîcheur. Les soins à base d'acides de fruits vont faire merveille.

ATTENTION FRAGILE

Une zone très sensible aux rayons UV : l'érythème solaire en fait souvent un de ses points d'attaque privilégiés. Et, faute de (haute) protection, une trop forte exposition crée à la longue des dégâts à la fois sur l'élastine et le collagène, qui finissent par devenir visibles sous forme de stries verticales.

HALTÈRES ET GO !

Bien sûr, pas question de muscler les seins eux-mêmes… Mais l'on peut tout de même fortifier les petits et les grands pectoraux qui soutiennent la poitrine et ouvrir la cage thoracique pour mettre la poitrine en valeur.

Vue… avec balcon

• Pour mettre en vedette un joli décolletté d'été : huiles et paillettes.
• Pour créer une impression de volume : une touche de terre de soleil au creux des seins
• Effet bluff : les coussinets de silicone invisibles, à glisser en toute discrétion dans le soutien-gorge.
• Pour détourner le regard de trop petits seins, on joue sur les encolures V et les colliers.

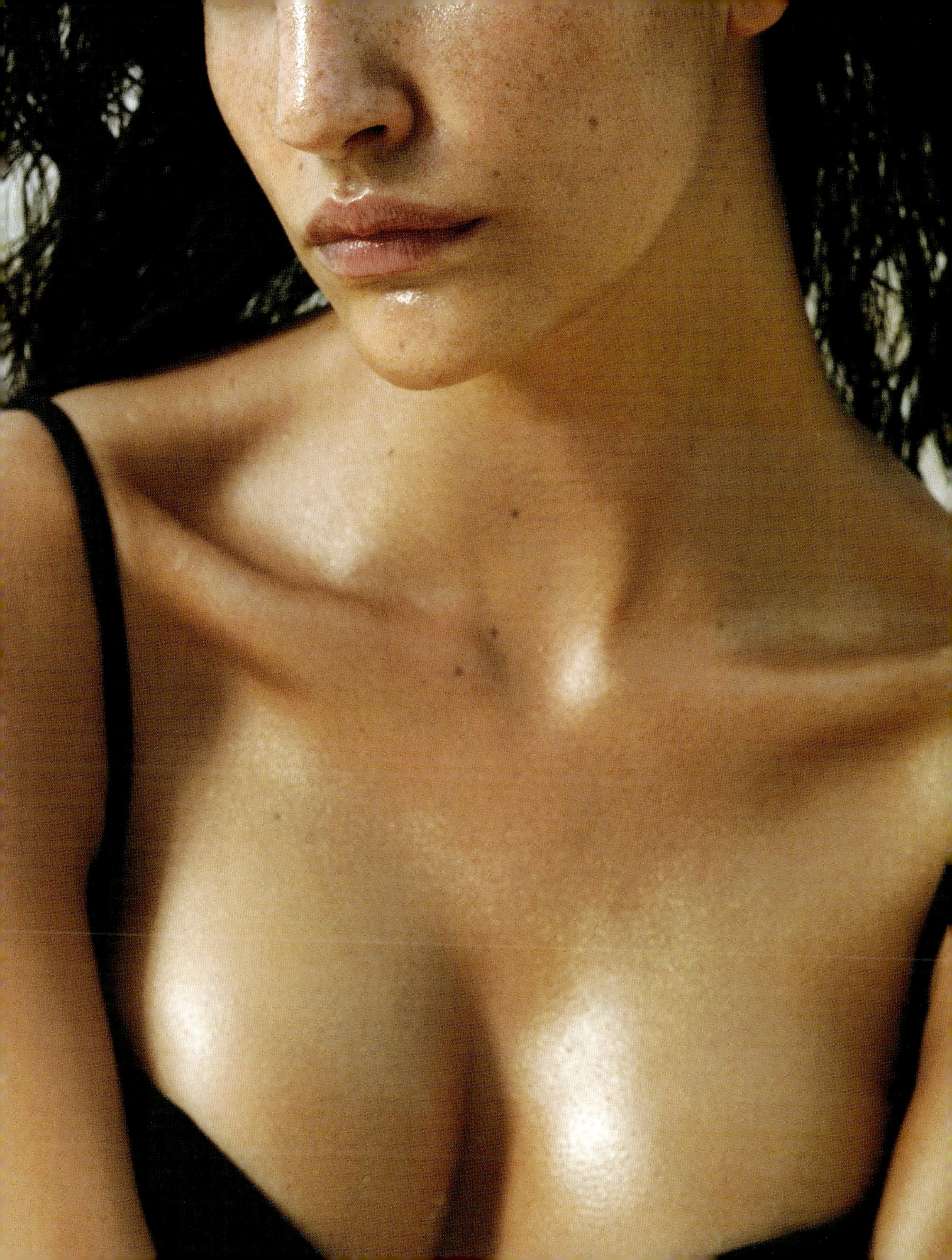

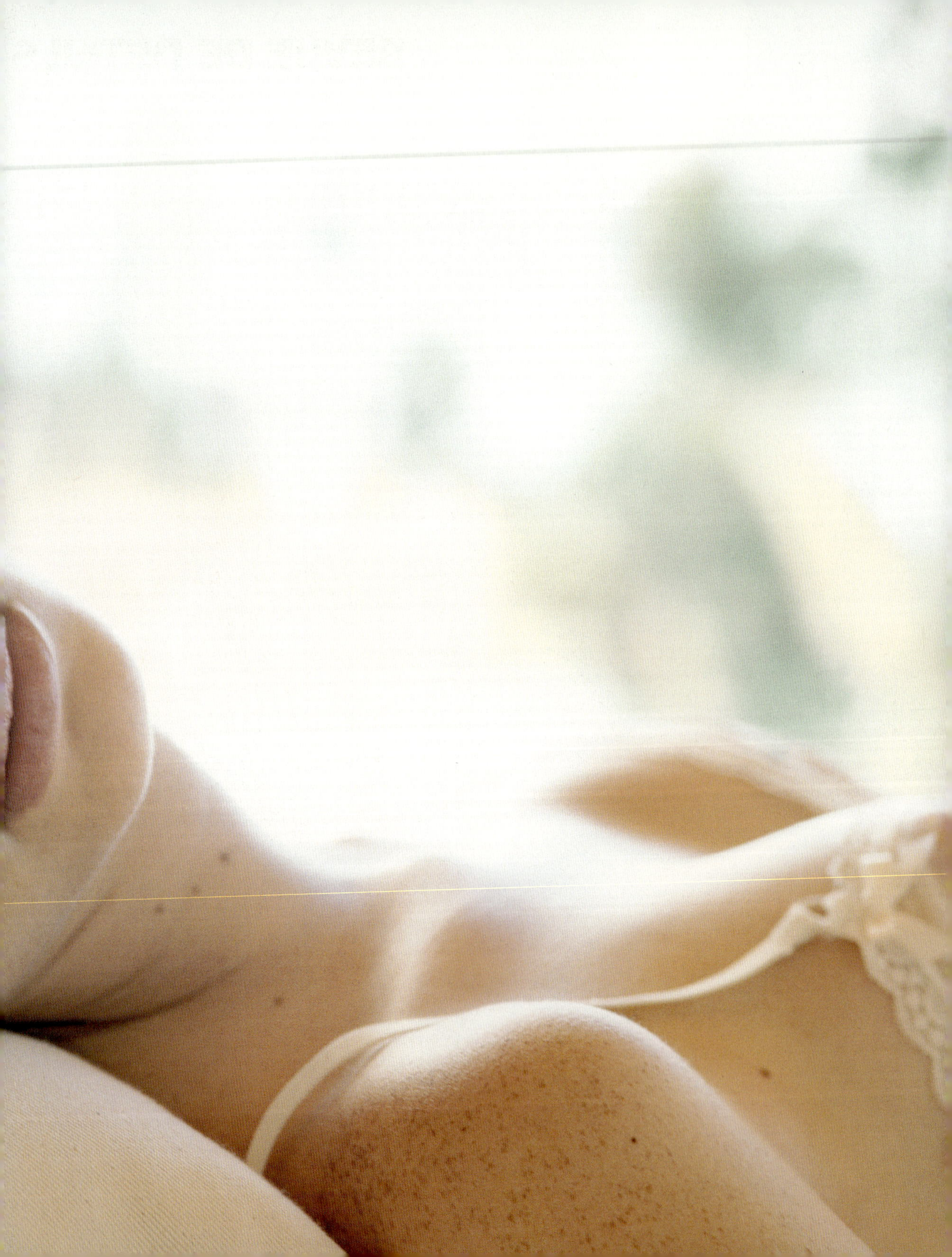

Mes seins : à la pointe de la séduction

En pomme ou en poire, fruits défendus ou emblèmes de féminité revendiquée, des plus petits aux plus épanouis, ils n'ont jamais affiché aussi fièrement leur personnalité !

LA PEAU, UN SOUTIEN-GORGE NATUREL

Les seins ne contiennent pas de muscle et sont juste "posés" sur le thorax : seule cette enveloppe cutanée, qui enrobe la glande mammaire, va les aider à déjouer la pesanteur. D'où l'importance de ne jamais relâcher son attention !

EAU FRAÎCHE AU QUOTIDIEN, RIEN DE PLUS SEINS !

Indispensable, le **training douche** : asperger ses seins quotidiennement, en passant du tiède au frais, puis au froid, en massant légèrement... active la circulation et stimule les tissus. La chaleur excessive est leur plus grande ennemie !

Hydrater et tonifier en permanence cette zone fragile à l'aide de **massages circulaires.** Soins tenseurs raffermissants et masques boosters vont stimuler la production de collagène et d'élastine.

LA BONNE POSITION

La chasse au dos rond : se tenir assise bien droite, épaules verrouillées vers l'arrière, c'est la meilleure façon d'éviter la chute anticipée.

COMITÉ DE SOUTIEN

Côté maintien Un modèle enveloppant va garder en place même une forte poitrine et protéger des trépidations de la marche.

Côté sport Version brassière, renforcée à bretelles larges...

Côté charme Les pigeonnants galbent et rehaussent avec art.

LES POINTS CLÉS Le **dos** ne doit pas remonter, les **bonnets** ajustés au millimètre, sans serrer pour ne pas gêner la circulation, ni faire de plis lorsqu'on lève les bras. Oui aux baleines, à condition qu'elles n'oppressent ni ne blessent. Les **bretelles**, pile au creux de l'épaule, ne doivent laisser ni marques ni rougeurs sur la peau.

Le triangle d'or : 18 cm d'une aérole à l'autre et 18 cm de l'aérole au creux de la clavicule.

L'AVIS DU COACH

Les sports qui musclent le dos... et les pectoraux (natation, handball...) ou exercices ciblés :

- **sur le dos, haltères d'1 kilo au poing, genoux pliés sur le ventre, sans cambrer, descendre lentement en expirant, les bras tendus loin derrière la tête, puis remonter aussi lentement (20 fois).**
- **à plat ventre, les bras légèrement écartés du corps, paumes des mains au sol et pointes des pieds tendues, soulever tout le corps parallèle au sol.**
- **à genoux, bras tendus vers l'avant mains au sol, on descend le menton jusqu'au sol et l'on remonte lentement.**

Harmonie en dos majeur

Séduire aussi côté verso, sur lequel s'arriment la fatigue et le stress. Musclé, détendu, repris en main, notre dos ne demande qu'à se faire oublier…

LA COLONNE VERTÉBRALE, TUTEUR SURDOUÉ

Ses **articulations** s'adaptent à tout l'éventail des flexions, extensions, rotations et à tous les rythmes de respiration. Le tout est maintenu par des ligaments et des faisceaux de muscles qui emballent cette merveille mécanique… et esthétique.

Séduire de dos, en l'arborant musclé, soyeux, un signe de force.

LA PEAU DU DOS…

Même si elle est plus épaisse que celle du visage, elle aussi a soif de purification et d'hydratation. Mais, même lorsque l'on est très souple, gommage et massage n'ont rien d'évident, pas plus que s'enduire de crème hydratante sans en négliger le moindre centimètre carré. Brosse à long manche et à poils doux, ceinture de crin vous aideront à vous exfolier et à vous masser en douceur sous la douche.

Côté institut

Soins purifiants et désincrustants, pour traquer d'éventuels boutons et points noirs (à la vapeur d'eau par exemple) et masques (argile, boue, algues…) pour nettoyer en profondeur, avant d'hydrater. Un massage parachèvera en activant la circulation.

ILS FONT BEAU DOS

Le **dos crawlé** (qui le muscle en longueur), l'**équitation** (pour le maintien), le **volley** et le **basket** (pour l'extension qui élance la silhouette). **Yoga** et **Gyrotonic** développent harmonieusement la musculature, tout en assouplissant et en dénouant les tensions.

L'AVIS DU CHERCHEUR

- **Dormir sur le dos ou sur le côté, un petit oreiller calant bien la nuque, la colonne dans l'axe.**
- **Au bureau : régler son siège pour avoir le regard à hauteur d'écran et s'étirer régulièrement, épaules en arrière**
- **En voiture ! Le dos bien calé, les genoux au niveau des hanches, dans l'axe, les deux mains sur le volant, bras parallèles.**

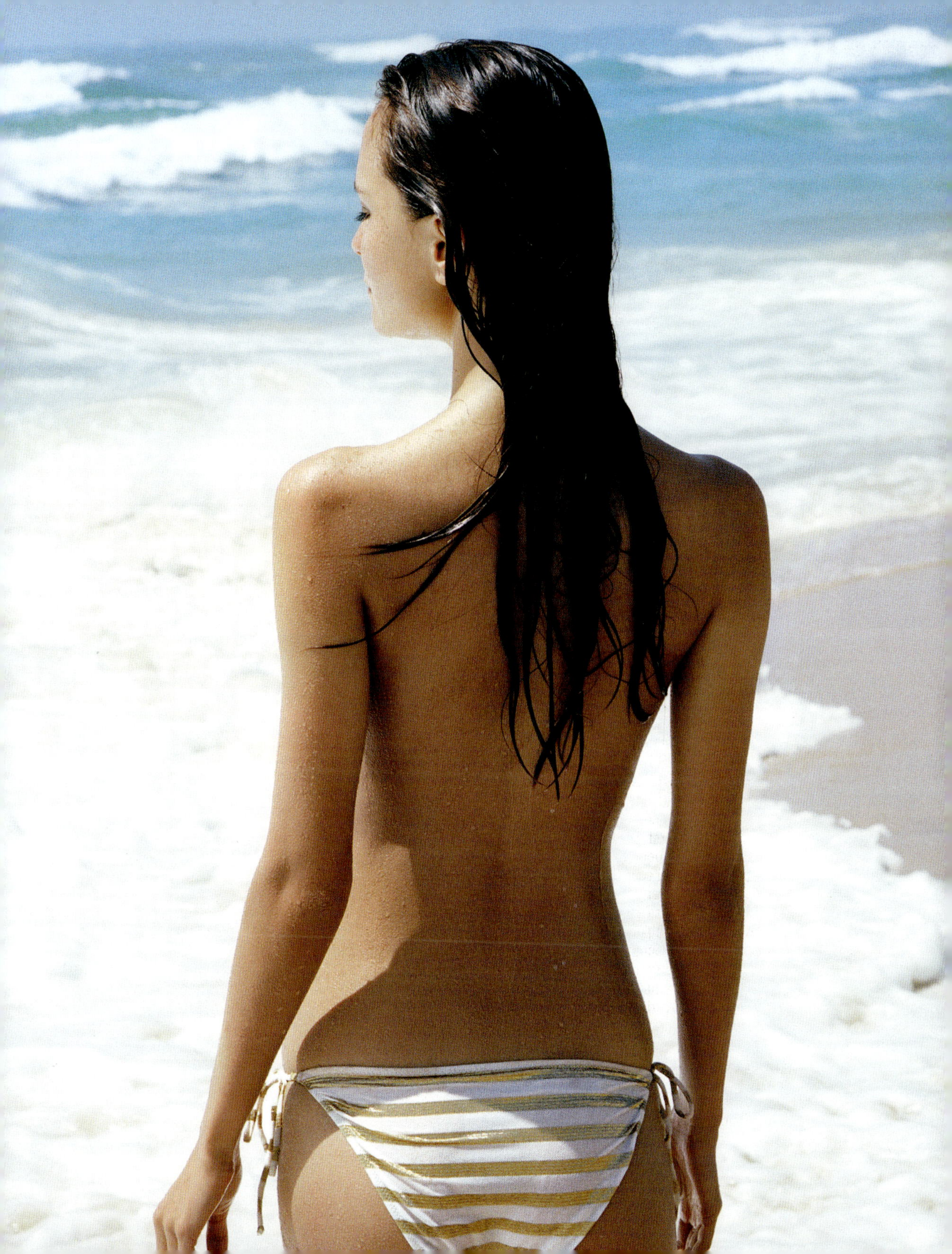

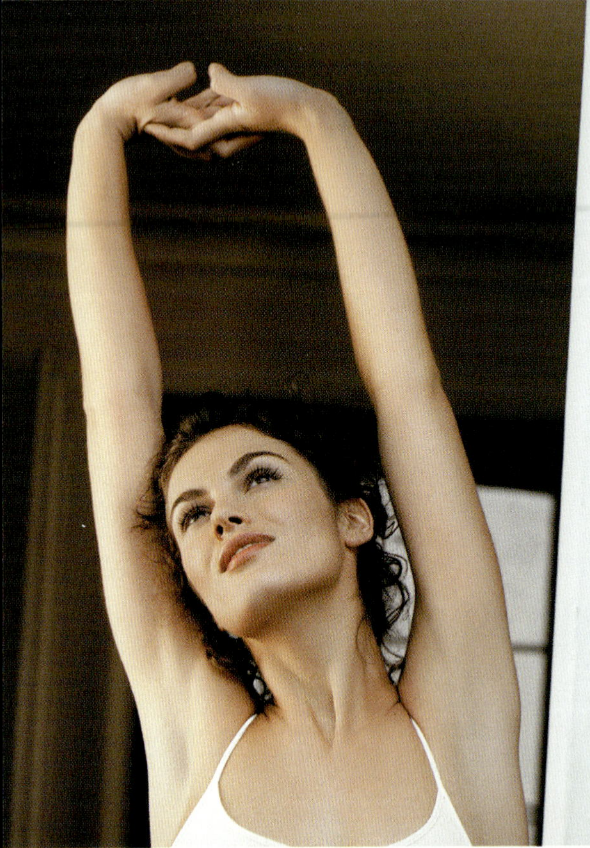
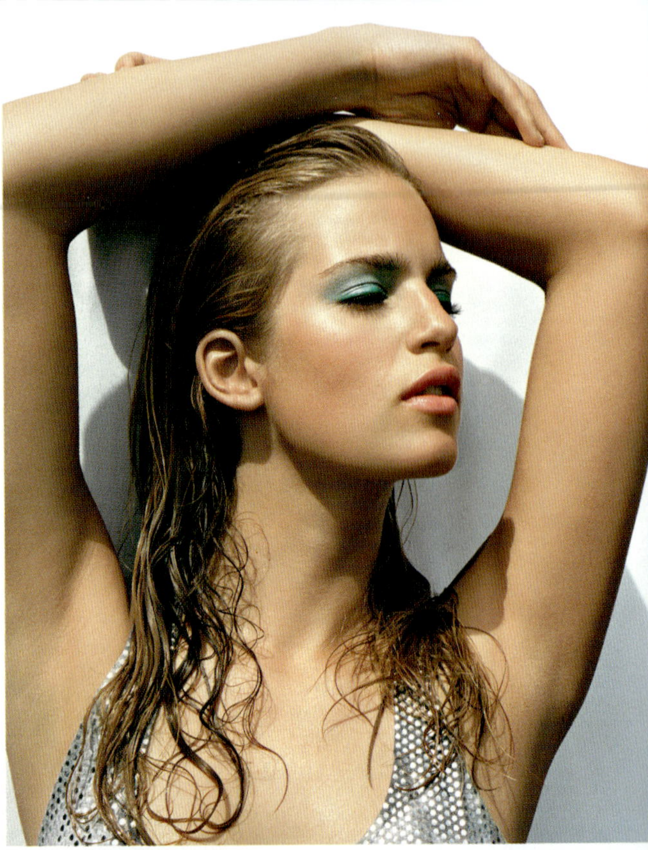
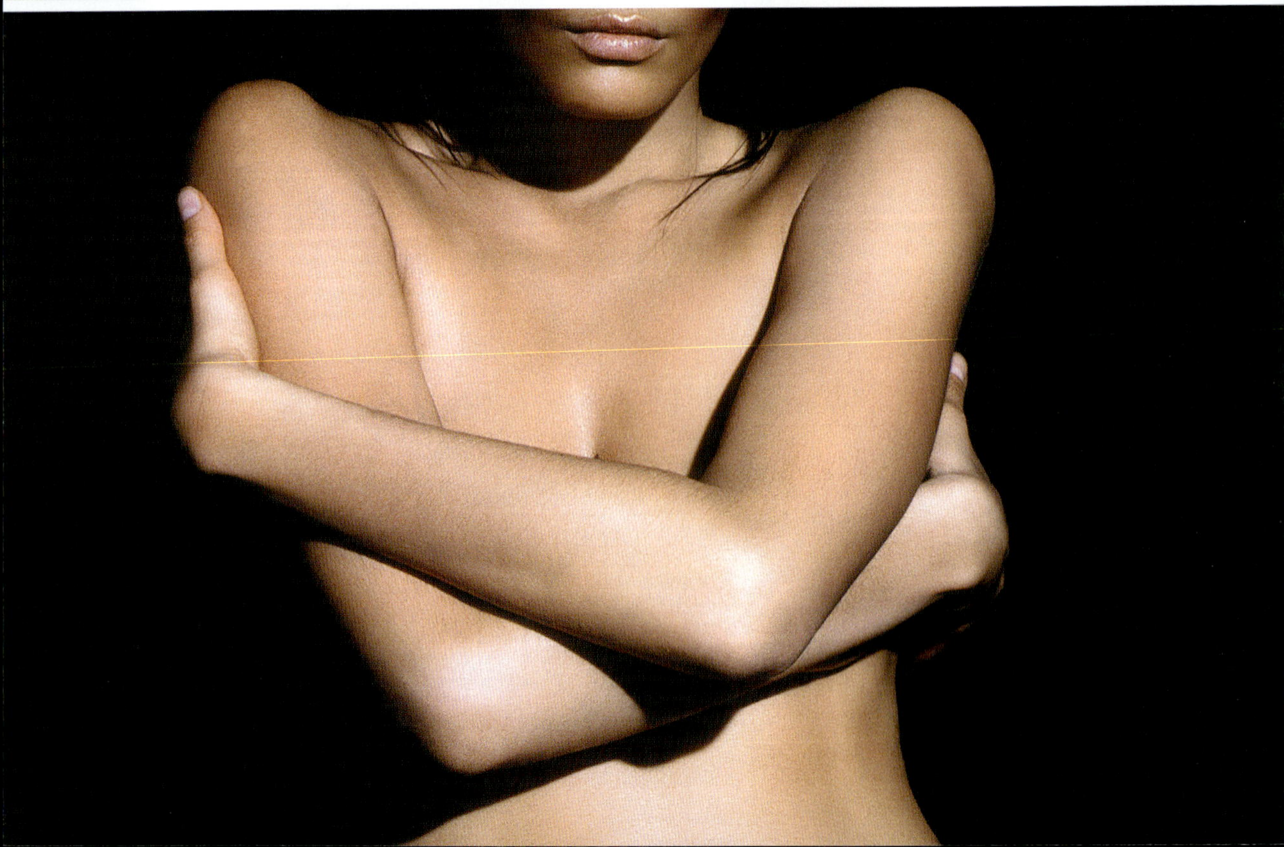

À bras le corps

Pas question de baisser les bras, ni de rester les bras croisés : sans briguer l'incroyable jeu de bras de Laure Manaudou de beaux bras vous portent une silhouette... à bout de bras !

UN BEAU BRAS DE FILLE

On les découvre à toute occasion, raison de plus pour rester ferme sur leur apparence ! La gestuelle est essentielle dans l'image que l'on projette, et leur langage en dit beaucoup sur vous.

La **peau ultra fine**, surtout à l'arrière des bras, nécessite des soins attentifs qui vont nourrir, raffermir (c'est la première zone à trahir des signes de relâchement), améliorer la densité, gainer. On **exfolie** l'arrière au gant de crêpe (le crin est trop agressif), puis on masse généreusement, après la douche, en remontant du poignet au coude, puis du coude à l'épaule. La **cellulite** se jugule là aussi, **palper-rouler** et **massages circulaires** avec formules amincissantes.

Les coudes sont fous de crème hydratante et nourrissante : rien de pire que l'aspect crevassé et le toucher rêche, dus au frottement des vêtements, associé au froid qui renforce cette tendance.

Duvet charmant, surtout l'été en version dorée : sauf s'il est vraiment en excès, la décoloration est à préférer tout net à l'épilation.

DE L'EXERCICE À TOURS DE BRAS !

Les bras se montrent nettement plus compréhensifs que les cuisses lorsqu'ils sont sollicités. Muscler ses bras en un mois ? Cela n'a rien d'une blague : des exercices sur mesure raffermissent les tissus de soutien et regonflent un haut de bras raplapla. La graisse y fond beaucoup plus vite que sur les jambes (recettes ci-contre, à exécuter avec une paire d'haltères réglables).

La **danse** pour sculpter la silhouette et cultiver la grâce de la gestuelle. Le **tennis** et la **natation**, le **yoga** toujours.

L'AVIS DU COACH

RÉGIME MINCEUR

3 kilos à chaque main (au-delà, on ferait de la gonflette)

• sur une chaise, genoux fléchis, jambes un peu écartées, bras relâchés le long du corps, on remonte lentement, bras tendus, jusqu'à hauteur des épaules avant de redescendre lentement (2x20).

BRAS DE FER

1,5 kilo à chaque main pour des triceps d'acier :

• dos calé sur une chaise, on monte le bras gauche, bien tendu le long de l'oreille

• on plie le coude en ramenant l'avant-bras derrière la nuque, puis on remonte, le bras tendu

• on recommence côté droit (3x30).

Mes mains sur le bout des doigts !

Elles communiquent autant par la gestuelle que par leur beauté. Le plus extraordinaire outil que la nature ait mis à notre disposition… mérite toutes nos attentions.

Oh, les mains ! Une étude publiée par l'American Society of Plastic Surgeons (ASPS) en juin 2006 révèle que le meilleur moyen de donner un âge à quelqu'un est de le regarder… dans les mains ! Bonne nouvelle, mettre du vernis et porter des bijoux les ferait paraître plus jeunes ! **Les ongles** poussent de 4 mm par mois (ils se renouvellent entièrement en 4 à 6 mois), plus vite à la belle saison et à droite chez les droitières.

L'AVIS DU DERMATOLOGUE
Se laver les mains avant et après les repas (et toujours en sortant des toilettes), est une nécessité de santé publique. Et les protéger avec des gants et une couche de crème, pourquoi pas, même pour une simple vaisselle.

MAINTENANCE DE RIGUEUR !

Une machinerie d'une parfaite complexité, composée de la souple articulation du poignet, des cinq os métacarpiens, des doigts (deux phalanges pour le pouce, trois pour les autres) et de nombreux petits muscles qui lui confèrent force et précision : les abducteurs permettent d'écarter les doigts, les adducteurs de les rapprocher.

Une **peau épaisse sur la paume** dépourvue de glandes sébacées, mais **fine sur le dos,** et une soif de soins d'autant plus criante que le fait de les laver souvent les dessèche. Gommages doux fréquents, et massage quotidien à l'aide de **crèmes spécifiques** hydratantes, nourrissantes, anti-taches (et **anti-envies** !). Protection anti-UV de rigueur, ce sont eux qui provoquent le vieillissement accéléré.

Spécial nuit réparatrice Soin masque “coup de poing”, appliqué en couche généreuse enrobée dans un gant de coton…

Côté ongles Les lunules et les ongles nécessitent des soins et une vigilance constante. Base traitante, vernis protecteur.

SOS ongles cassants Dix minutes dans un bain d'huile d'amandes douces tiède.

Coup de froid Pour faciliter le retour veineux, maintenir les mains en l'air et masser en partant du bout des doigts et en remontant jusqu'au poignet.

LA JEUNESSE À PORTÉE DE MAINS

Côté médecine esthétique, lasers et peelings chimiques savent effacer les taches brunes, tandis que les injections promettent de redonner l'aspect bombé des mains de bébé…

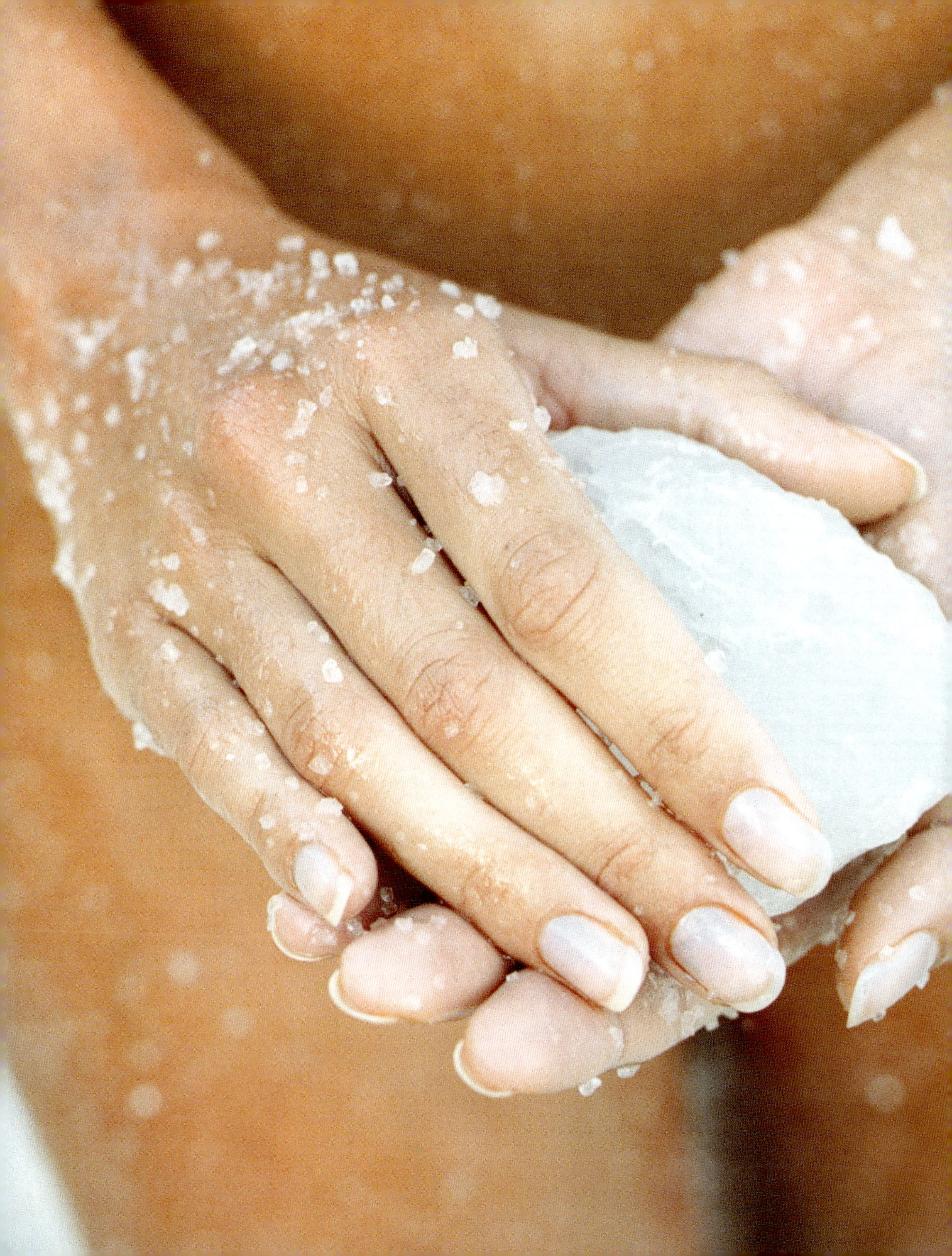

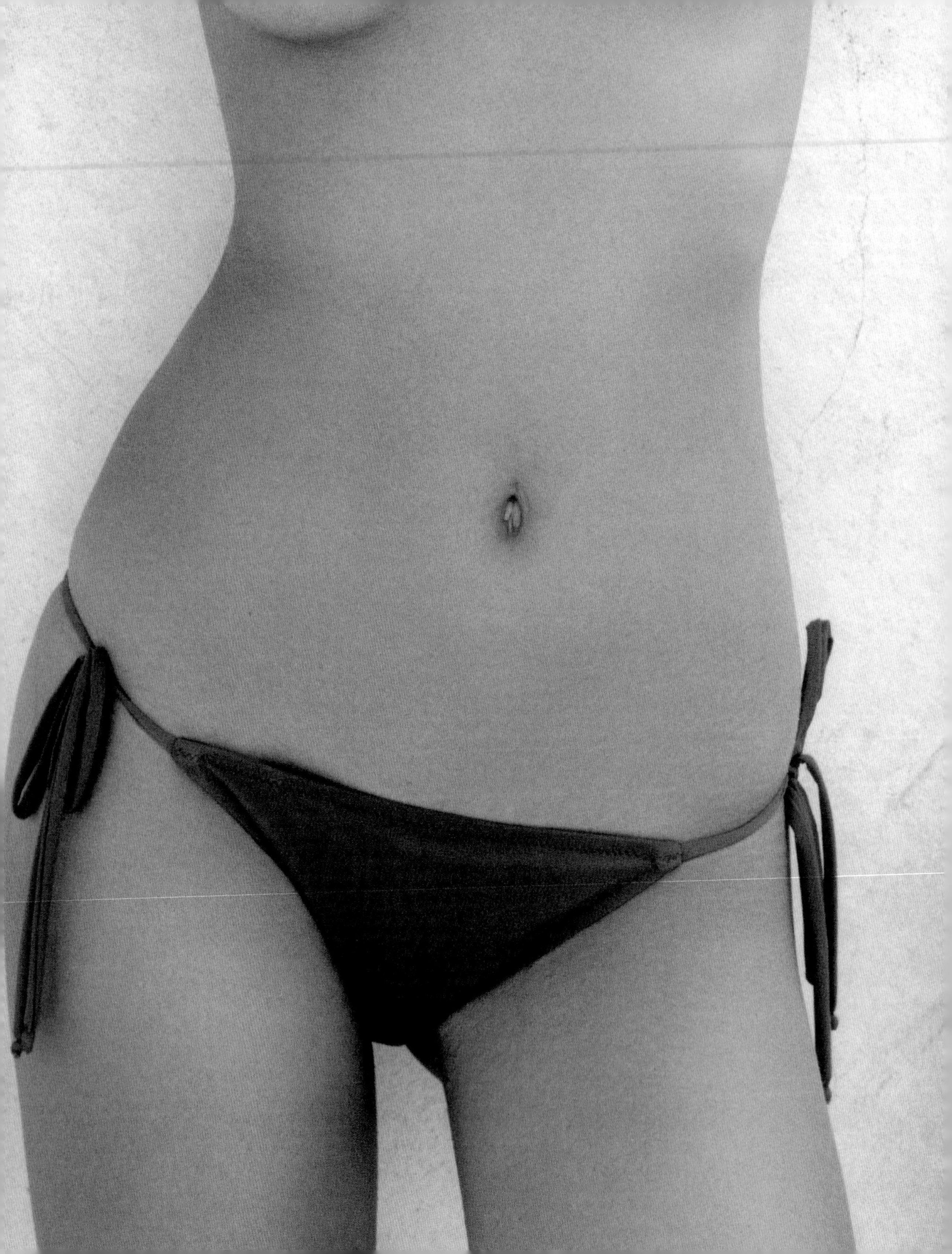

Ventre un enjeu de taille

Ventre plat ou mignon bedon, il mène la danse de la séduction. D'autant que la mode taille basse le porte aux nues…

TAILLE DE GUÊPE Elle s'affine à la puberté et s'épaissit à la ménopause : située 3 centimètres au-dessus du nombril, cette ligne magique corsette la silhouette. Une taille marquée a toujours symbolisé la féminité, mais sa finesse dépend aussi de l'hérédité. Et l'on peut être prédisposée à prendre du ventre… ou des cuisses !

PAS DE RELÂCHE POUR LES ABDOS

Gonflant, de gonfler du ventre… Et pourtant, l'anatomie féminine y prédispose : c'est la terre promise des adipocytes. Pour supporter nos efforts dans la conquête du ventre plat, deux séries de quatre muscles (grand droit, grand et petit oblique, transverse), les fameux abdominaux, soutiennent la sangle abdominale et font office de protecteurs toniques de nos organes, tout en soutenant le bas du dos et en aidant la colonne à faire son travail.

En dehors des cures de détox à base de thé vert et d'une alimentation adaptée, les solliciter quotidiennement est la seule façon de se constuire une ceinture abdominale en béton armé, en limitant le tissu adipeux et en boostant la gaine de soutien. Et même après un bébé, une fois le périnée rééduqué.

Abdos ciblés (et variés, pour ne pas se lasser) et massages à base de **formules drainantes** (caféine, orange amère, calcium) qui liftent la peau en modelant le ventre.

Palper, ça roule ! À la maison ou en institut, on traque la cellulite du ventre en massages à répétition, on attrape et on roule entre les doigts, alternant avec des effleurages et des massages concentriques dans le sens des aiguilles d'une montre.

Le chiffre d'or : 0,7
le rapport idéal poitrine taille hanches (exemple 90-63-90)
Manger lentement
Boire du thé vert
Bien respirer
Voilà le trio gagnant pour tonifier le ventre.

L'AVIS DU COACH

RENTRER LE VENTRE QUAND ON SORT
En marchant, penser à avaler le nombril, baisser les côtes et serrer les fesses !

LE ROI DES ABDOS
• sur le dos, jambes tendues à la verticale, inspirer profondément puis monter le buste en expirant lentement et en regardant le plafond pour décoller le dos sans enrouler le cou. En fin d'expiration, "rentrer" le nombril dans la colonne.

MENU VENTRE PLAT
• Rameur, aviron et dos crawlé boostent la sangle abdominale.
• Pilates, discipline reine, et yoga.
• Et la meilleure des danses du ventre (plat), la salsa !

La féminité en croupe

Plus dure sera la chute (de reins) ? Pas question de s'asseoir sur ses complexes : de belles fesses, ça change la face du monde !

L'AVIS DU COACH

ENTRAÎNEMENT MODÈLE

- Penser à serrer les fesses à tout moment, en s'entraînant à les contracter de plus en plus longtemps.
- Marcher en faisant de grands pas en poussant sur la jambe arrière.
- Boycotter escalators et ascenseurs.

ON REMONTE TOUT

- Allongée sur le côté droit, jambe droite repliée, buste vers le sol, en appui sur les mains, on tend la jambe gauche, pointe du pied vers le bas. On inspire profondément, puis on souffle en lançant la jambe gauche en arrière sans creuser les reins (25 x chaque jambe).
- Sur le dos, on monte lentement les jambes à la verticale, pointes des pieds tendues (25 x).

OPTION FERME : LE BOMBÉ BIMBO

On les aime pommelées, hautes et bombées, à l'africaine, ce qui signifie ne jamais relâcher la pression ! Bonne nouvelle: c'est **la qualité de la peau, véritable gaine naturelle**, qui donne ce profil insolent. Le plus important sur cette zone est donc de stimuler la circulation et la tonicité cutanée... Ce qui est bien plus facile que d'agir sur la morphologie.

CAMBRÉE SUR SES POSITIONS

Petit, moyen et grand fessier Un trio musclé pour dessiner une cambrure de rêve : le petit et le moyen (abducteurs) s'occupent des côtés, dessinant les hanches, le grand fessier du bombé. Pour savoir où se situer, trois typologies...

Fesse généreuse (endomorphe) Une chute de reins spectaculaire, mais tôt menacée par la pesanteur si le grand fessier s'enrobe de graisse, atteint par le syndrome de la goutte d'eau (ou d'huile).

Fesse plate (mésomorphe) fermes et bien dessinées, mais pas assez galbées ou **peu développées (ectomorphe)** : on va chercher la courbe dans des exercices ciblés.

AUX PETITS SOINS

Palper-rouler accompagné de soins tenseurs et drainages en tous genres sont parfaitement adaptés. Massages quotidiens, toujours de bas en haut, pour remonter l'ensemble et booster.

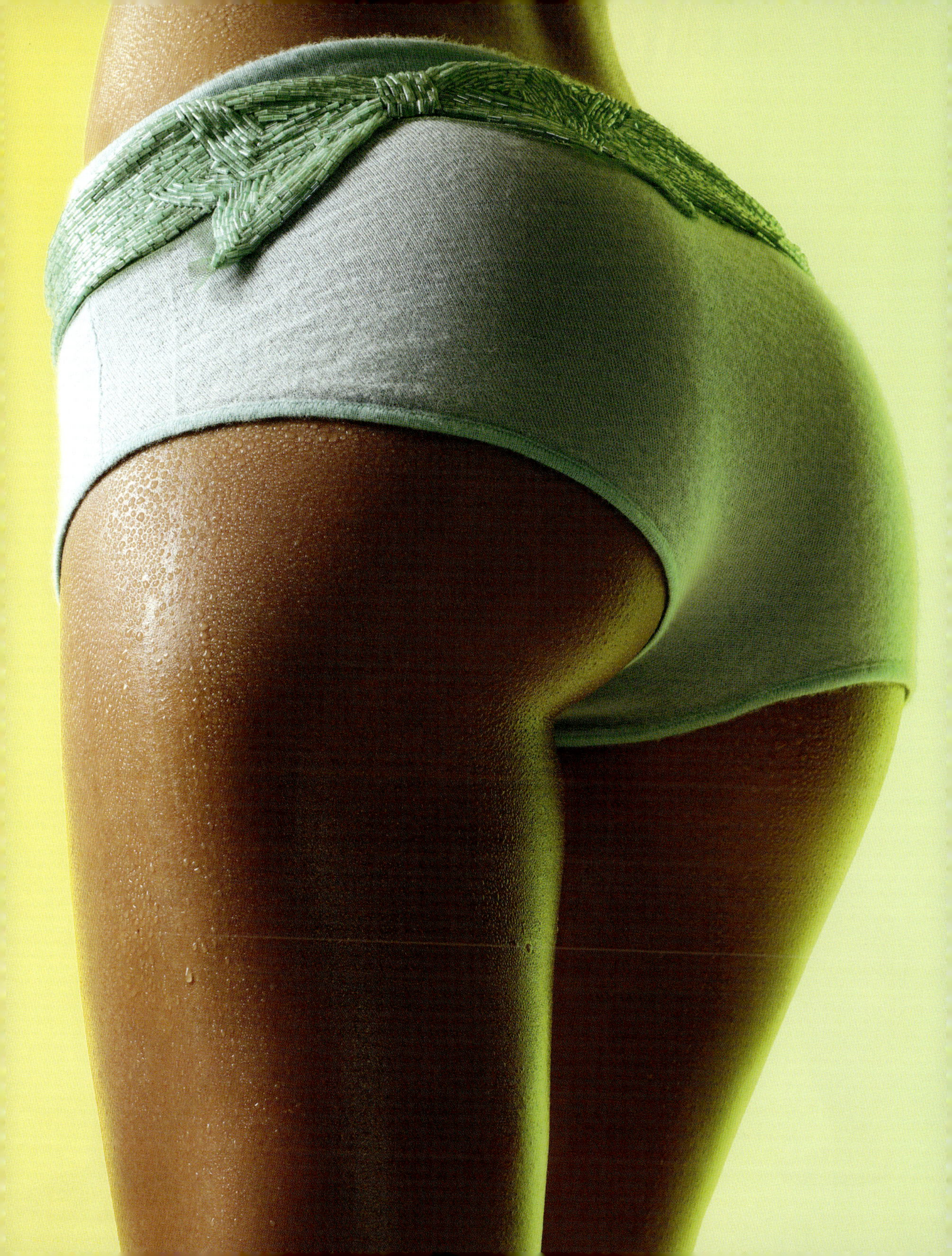

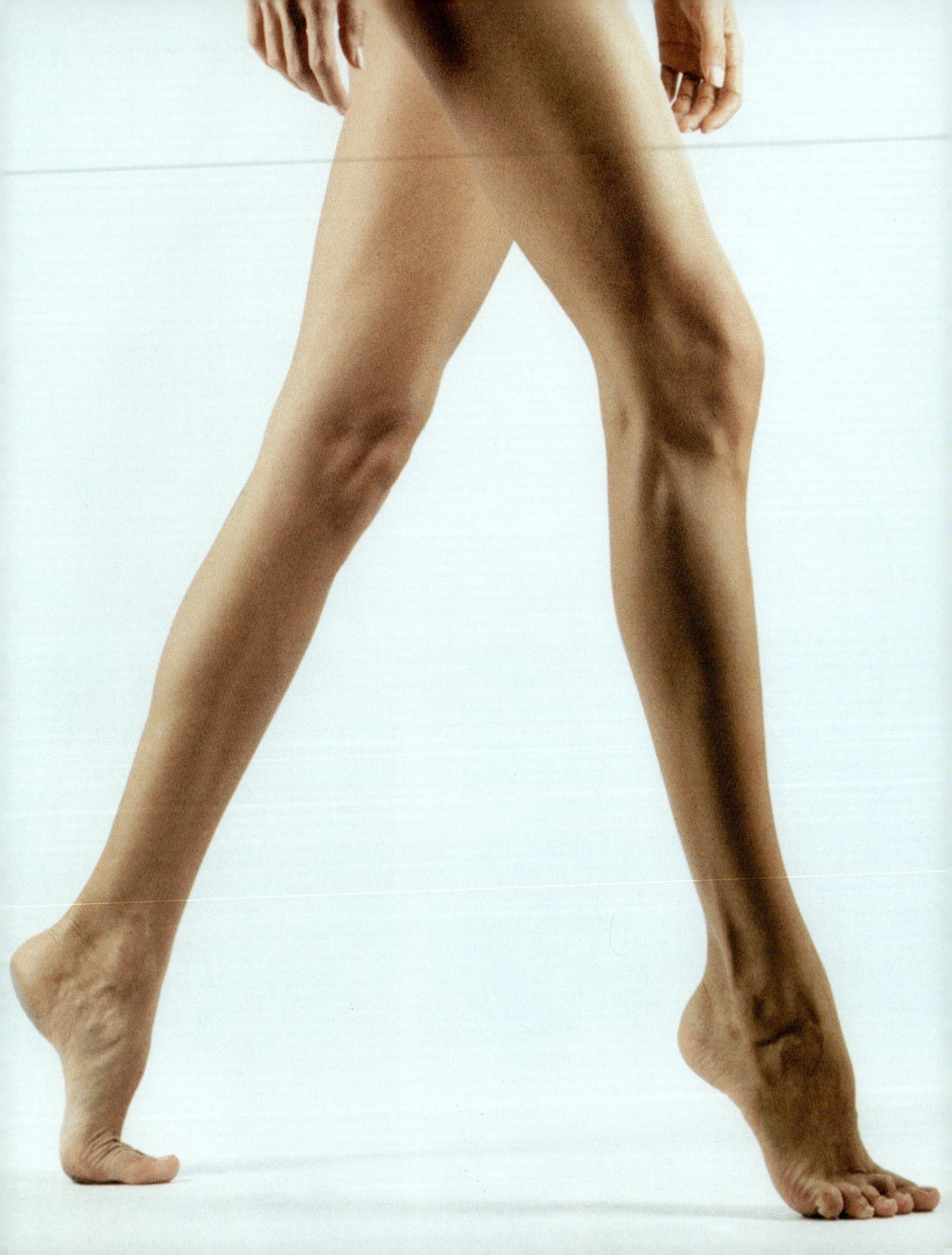

Des jambes à mon goût

Piliers de la féminité, colonnes du temple...
Les superlatifs accordés à nos gambettes mettent la barre très haut.
D'autant plus haut lorsque les jupes remontent...

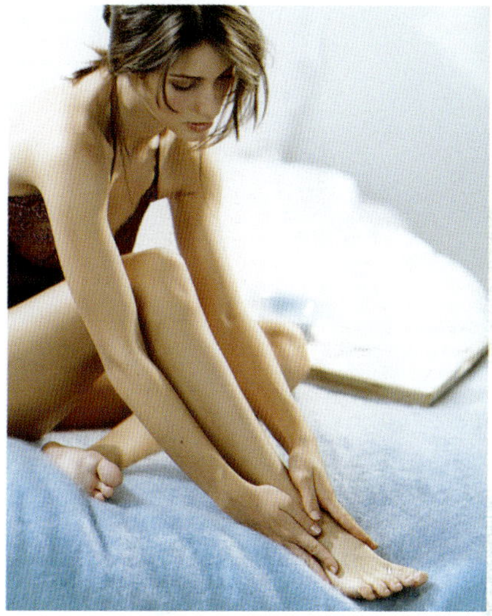

ATOUT JAMBES

Modèles d'architecture, nos jambes sont les locomotives du corps. La **cuisse**, attachée au bassin via la hanche par le col du fémur, bénéficie d'un faisceau de muscles d'une incroyable efficacité (quadriceps, adducteurs et ischio-jambiers à l'arrière). Elle est prolongée par le **genou**, qui s'articule lui-même au **mollet** (avec le tibia et le péroné) puis à la cheville. Une implacable mécanique de l'acier dont on fait les championnes.

CUISSES FUSELÉES, MOLLETS GALBÉS ET FINES CHEVILLES

Les 1,12 m de jambes des tops sont certes hors de portée si l'on n'est pas née avec. La dictature de la cuisse élancée, du genou sans défaut et de la cheville légère nous fait miroiter des miracles. Heureusement, les ressources ne manquent pas :

• les **plantes drainantes** et protectrices (ginkgo biloba, vigne rouge, cyprès, mélilot, pissenlit...).

• les **complexes anticellulite** sont de plus en plus intelligents et exquis à appliquer : en profiter pour des massages remontant des coussinets des pieds, les chevilles, l'arrière du mollet (fondamental) et les cuisses par massages circulaires aux hanches et aux fesses.

• les sports rois : la **marche**, le **vélo**, la **barre au sol**.

BONNES NOUVELLES

• les bas de compression existent en version autofixantes.

• les très flatteurs autobronzants (hydratants et minceur en prime) sont en vente libre toute l'année.

• si on a la cambrure pour, on peut s'offrir 10 cm de galbe supplémentaires sur talons hauts (avec massage du soir page 180) ! ▶

Les ennemis de mes jambes

• La sédentarité
• La station debout
• L'excès de poids
• Trop de chaleur (gare aux bains !)
• Les vêtements trop serrés

L'AVIS DU COACH

COURS DE CUISSES FINES

Debout, genoux tendus, pieds ouverts, rentrer le ventre, serrer les fesses et tendre la jambe gauche, pied pointé, vers l'avant. Maintenir 2 secondes et reposer (25 x chaque jambe).

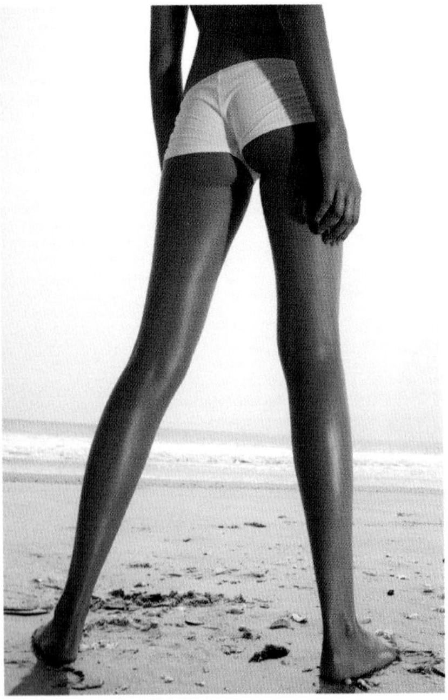

L'AVIS DE L'ANGIOLOGUE (médecin spécialiste du système vasculaire). On ne peut pas entreprendre de traitement des varicosités avant de s'être assuré par un examen approfondi (écho doppler) qu'il n'y a pas de varices sous-jacentes : non traitée, une varice peut en effet laisser des traces indélébiles. Phlebectomie, laser endovasculaire et cryoveinage peuvent être pratiqués.

▶ **SECRETS ANTI-JAMBES LOURDES**

• le soir, terminer la toilette par une **douche froide**, en remontant des mollets aux cuisses. Très efficace contre la dilatation des veines et pour gommer les fatigues de la marche ou de la station debout prolongée.

• petit massage au gel spécial jambes que l'on met au frigo pour booster l'effet frais et que l'on se prodigue **les pieds au mur** (jambes verticales, à angle droit du dos à plat au sol) pendant une dizaine de minutes.

• pour les crises : masser de bas en haut jambes et cuisses à l'aide d'une préparation à base de menthol et de camphre associée à un phlébotonique.

• **dormir les pieds légèrement surélevés**, en glissant un relève-jambes sous les chevilles ou un coussin sous le matelas.

L'AVIS DE L'ANGIOLOGUE, DR CLAUDE GARDE

Gare aux accidents de circulation Les mouvements et contractions des muscles (la pression du talon au sol, mais aussi le cœur des mollets, là où ça pulse) poussent naturellement le sang vers le cœur. C'est le retour veineux, une dynamique facilitée par les valvules des veines des jambes qui l'empêchent de redescendre. Une trop longue station debout immobile bloque le processus, et jusqu'à 20 % du sang peut y stagner. Si le système est en panne, on parle d'insuffisance veineuse. Les symptômes : chevilles gonflées, fourmillements, crampes intempestives, mais aussi varicosités, varices et phlébite…

Côté varices

• La **sclérothérapie** : on injecte un produit irritant, la paroi veineuse va réagir en se rétractant. Et disparaître en quelques mois. Sous forme de **mousse**, il a une meilleure action sur les veines de gros calibre, réduit le nombre de séances pour les petites varicosités.

Côté varicosités

• La **microsclérothérapie** appliquée aux micro-vaisseaux : produits plus doux, aiguilles fines. Pas de résultat immédiat non plus.

• Les **lasers vasculaires** deux types de lasers agissent en fonction des couleurs des varicosités : des rouges (superficielles), aux violettes et bleues (profondes).

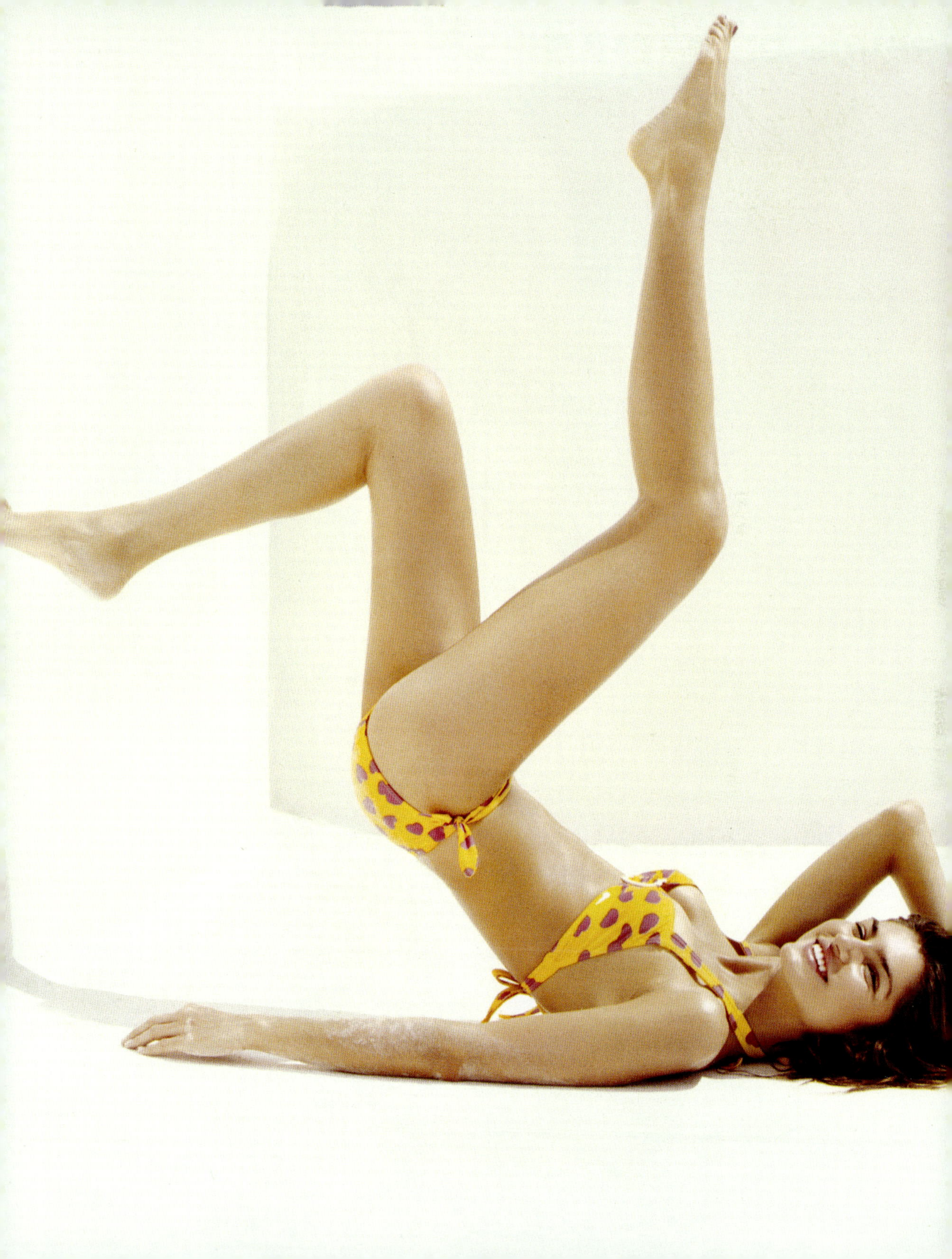

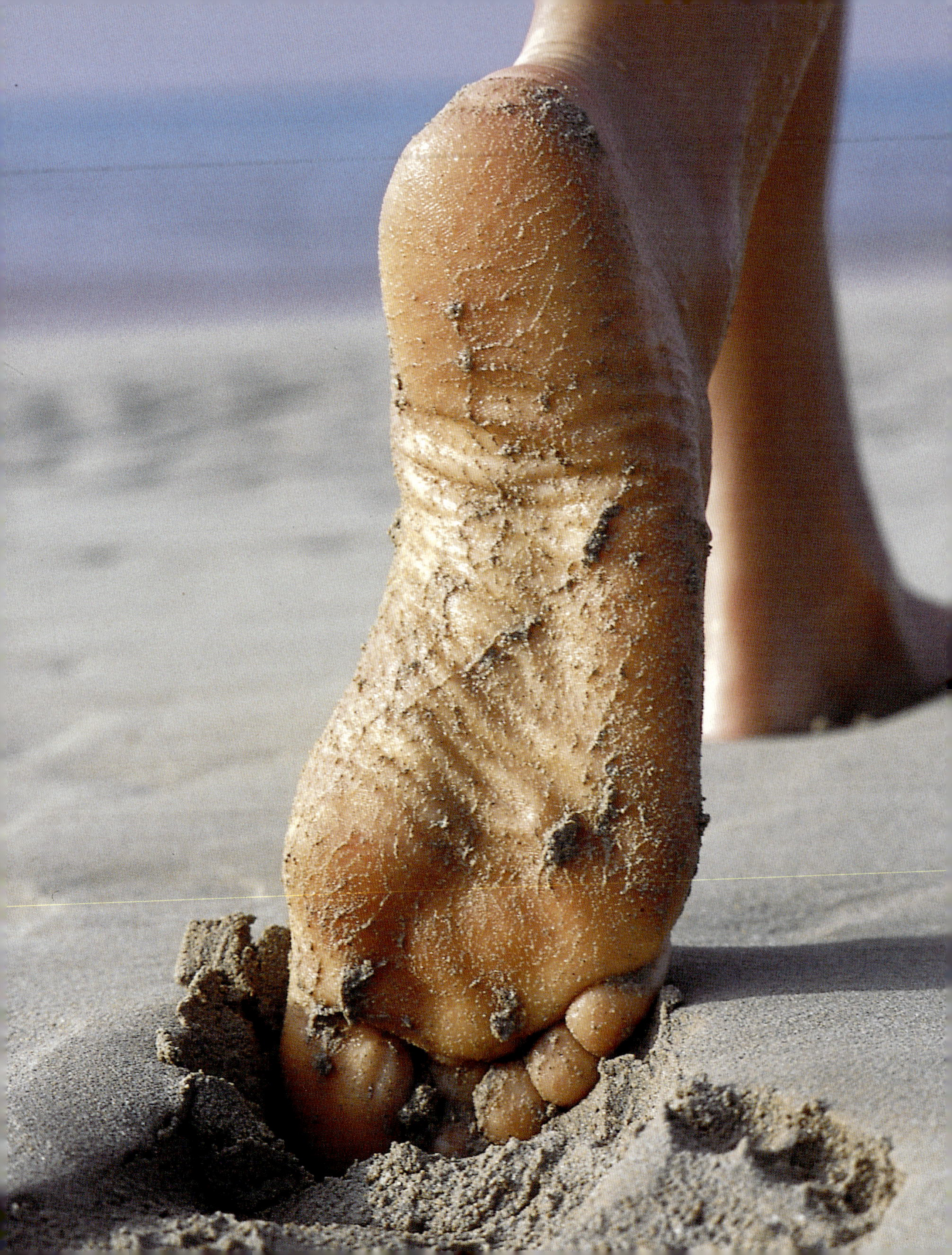

Le monde à mes pieds

Ils nous supportent (et nous transportent) sans limites. Conseils de base du pédicure-podologue Ari Darmon, pour nous faire beau pied… bonheur !

ORGANES À PART ENTIÈRE, ils portent vaillamment le poids du corps (multiplié par deux à trois lorsque l'on court !), sur leurs **26 os**, articulés en un savant complexe musculo-tendineux, stabilité oblige. Un capiton amortisseur les sépare du sol. En cas d'agression, l'**hyperkératose** joue les protectrices sous forme de corne, durillons et autres callosités. La **plante du pied** et la paume de la main sont les seules peaux sans pilosité, ce qui limite les échanges… mais, hélas, pas la sudation !

PIED PLAT OU PIED CREUX ?

Si l'on chausse du 38, la voûte plantaire est en moyenne à 3,8 cm du sol (4,1 cm pour du 41 !). Au-dessus, il est creux, en dessous, il est plat – c'est le cas de 80% d'entre nous –, le pouce opposable devenu gros orteil ayant été remis… dans le sens de la marche.

LES ONGLES qui, comme ceux des mains, font partie de la famille des **phanères**, ont besoin d'être nourris : le sang, pour y accéder, doit parcourir le plus grand trajet de tout le corps, ce sont donc les derniers servis. Quand la **circulation** est mauvaise (surtout dans les jambes), ils souffrent, deviennent striés, cassants.

LA CHAUSSURE vient tenir l'ensemble, d'où l'importance de bien la choisir, en fonction de la forme de son pied et de l'usage que l'on va en faire – en ménageant esthétique et fonctionnel : **ce n'est pas normal d'avoir mal !**

LA FORME ! Égyptien (le gros orteil plus long), **romain** (carré, avec les trois premiers de la même taille) ou **grec** (le deuxième orteil plus long), **la forme du pied** n'a d'incidence que si l'on se chausse mal, ce qui peut entraîner cors, durillons, oignons et autres hallux valgus. Un seul réflexe, le pédicure-podologue !

1 fois par semaine
(mais pas plus, l'échauffement stimule la corne)
• râpe, pierre ponce, puis gommage doux.

Tous les jours
Après la douche ou le bain, pour hydrater, il faut du gras, donc on crème, on crème, on crème ! En appui permanent, le pied a besoin d'être le plus élastique possible.

Dans ma trousse
• pince à ongles (sans aller trop loin dans les coins) et coupe-ongles
• pince à peaux – interdit de les arracher !
• lime à ongles
• polissoir
• crème hydratante

L'AVIS DU PÉDICURE PODOLOGUE
Marcher pieds nus dans le sable : un des meilleurs exercices de massage plantaire, qui permet enfin à chaque articulation de se mouvoir librement.

3

mes soins

TRAITEMENTS DE FAVEUR

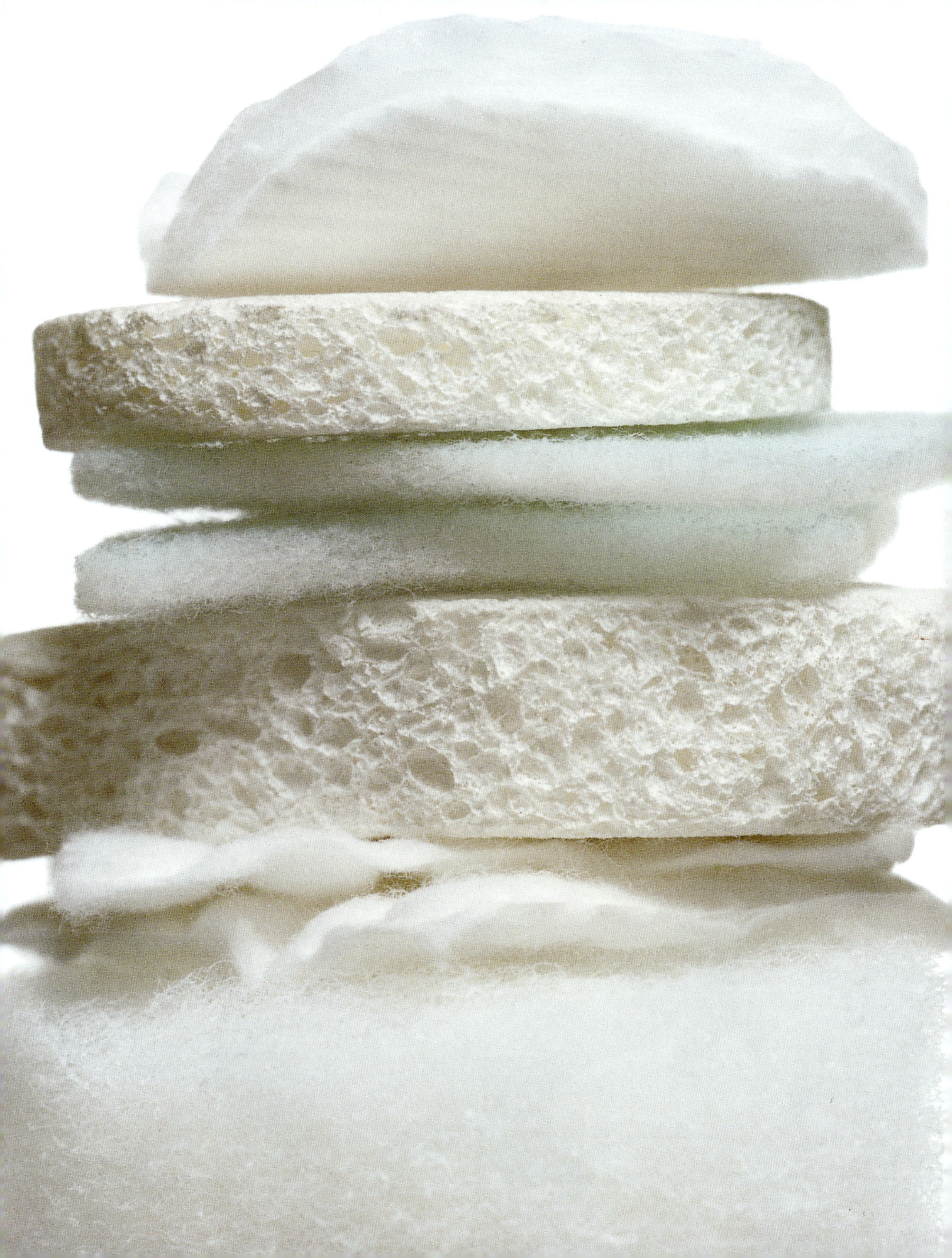

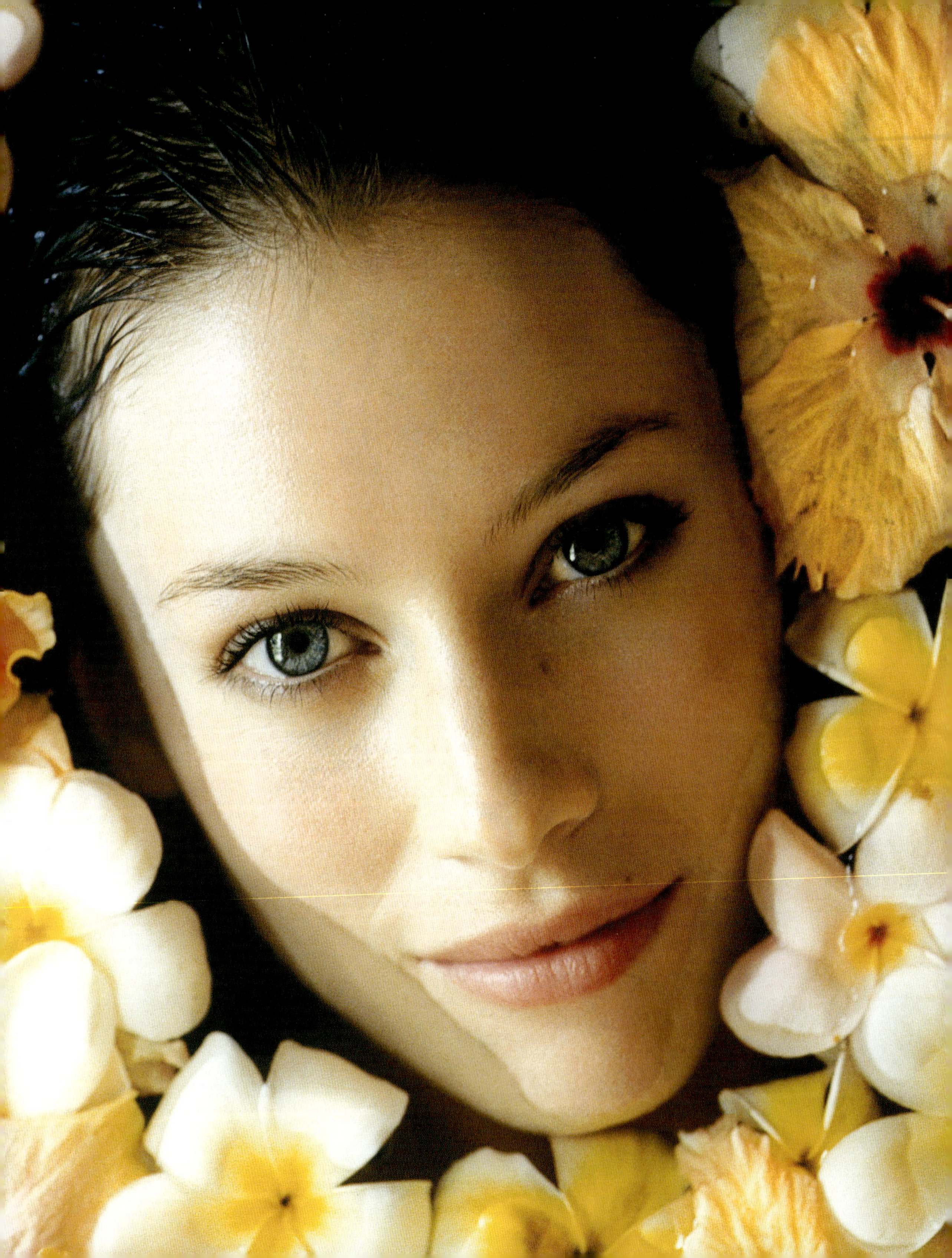

Soins visage : la beauté en face

Menu teint frais

Pour commencer de beau matin, une peau bien réveillée vous ensoleille la journée. Conseils de pro pour donner le (bon) ton.

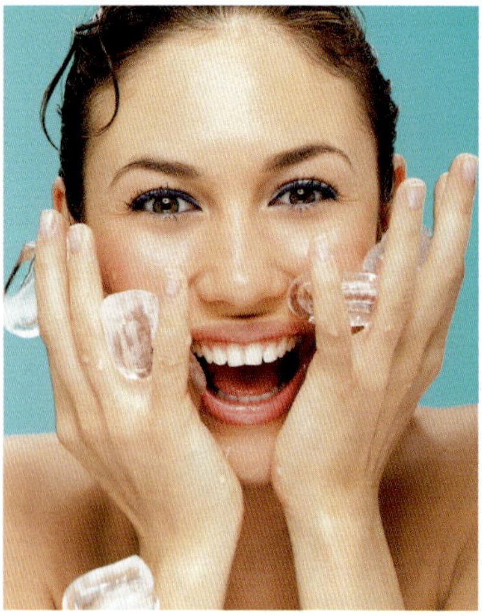

RÉVEIL ANTI GRISE MINE : J'EAU... XYGÈNE

Le seul moyen de préparer la peau au soin puis au maquillage ? Un nettoyage en règle pour se débarrasser de toutes les scories de la nuit… et partir du bon pied !

Un grand verre d'eau minérale au réveil, puis 30 secondes chrono pour gommer les traces de sommeil, activer la **microcirculation** sur le visage et le décolleté.

On commence à l'eau tiède, puis on passe progressivement au froid. Version sportive, en **douche**, version soft, sur un coton. Dans les deux cas, en épongeant bien à l'aide d'un mouchoir en papier pour éviter la déshydratation.

Un bâtonnet de coton trempé dans une lotion ou dans l'eau pour **nettoyer** le bord interne de l'œil des sécrétions de la nuit, puis toilette minutieuse des cils pour bien les séparer, éviter les paquets et chasser d'éventuelles traces de mascara.

Chauffer sa crème de jour dans la main et **masser** le visage, le cou et le décolleté de l'intérieur vers l'extérieur. Une petite touche en plus autour des yeux et de la bouche, en lissant en douceur.

Ne pas hésiter à enlever l'excédent de crème avant tout maquillage, sinon il ne tiendra pas.

Quant au **rose aux joues**, il vous viendra (presque) naturellement : il suffit de le faire monter en se pinçant délicatement les joues.

SECRET DE MAQUILLEUSE

Pas question de se mettre de la glace à même la peau, comme sur la photo (ça brûle!)… Mais un glaçon dans un gant de toilette ou une serviette fait des miracles sur la fraîcheur du teint !

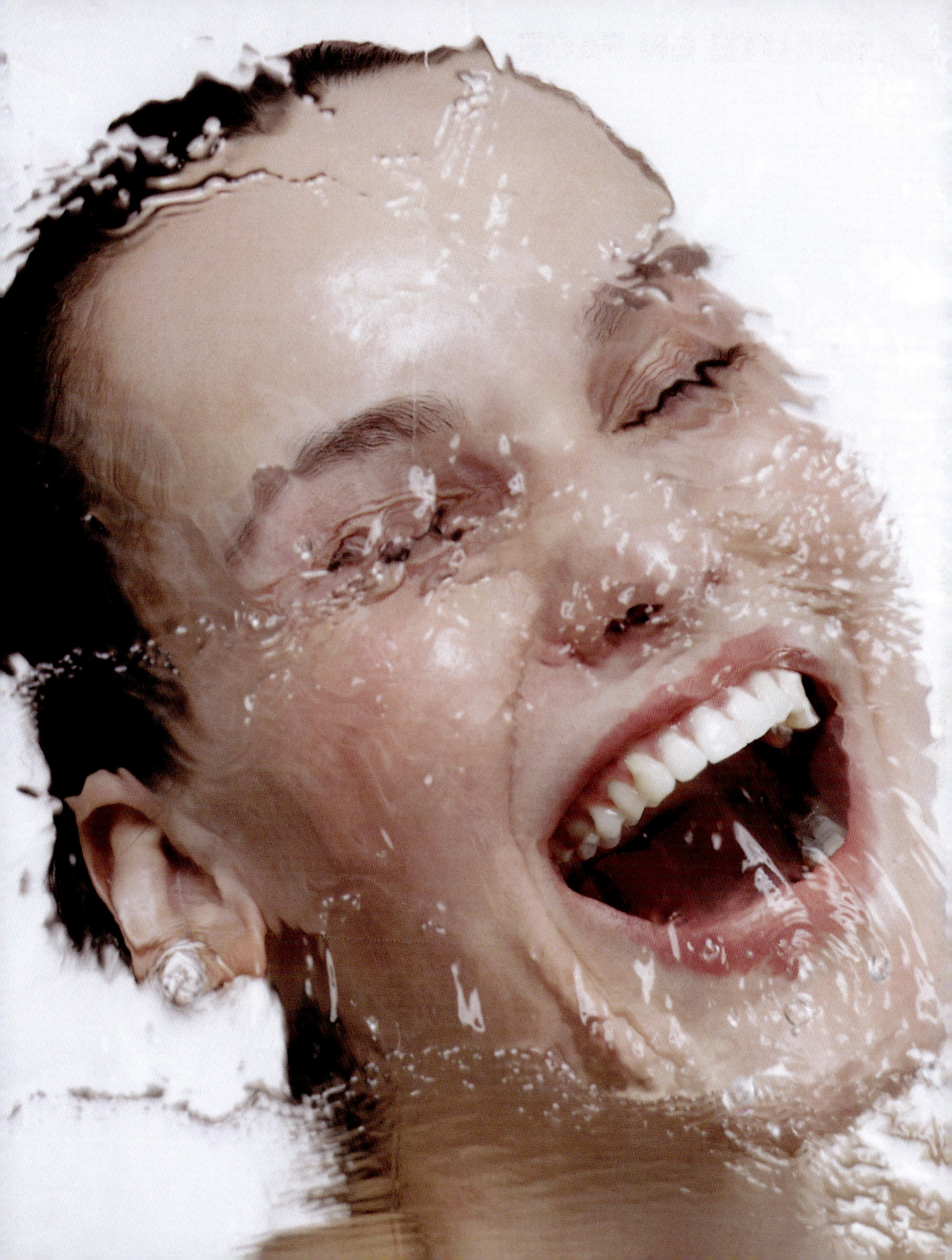

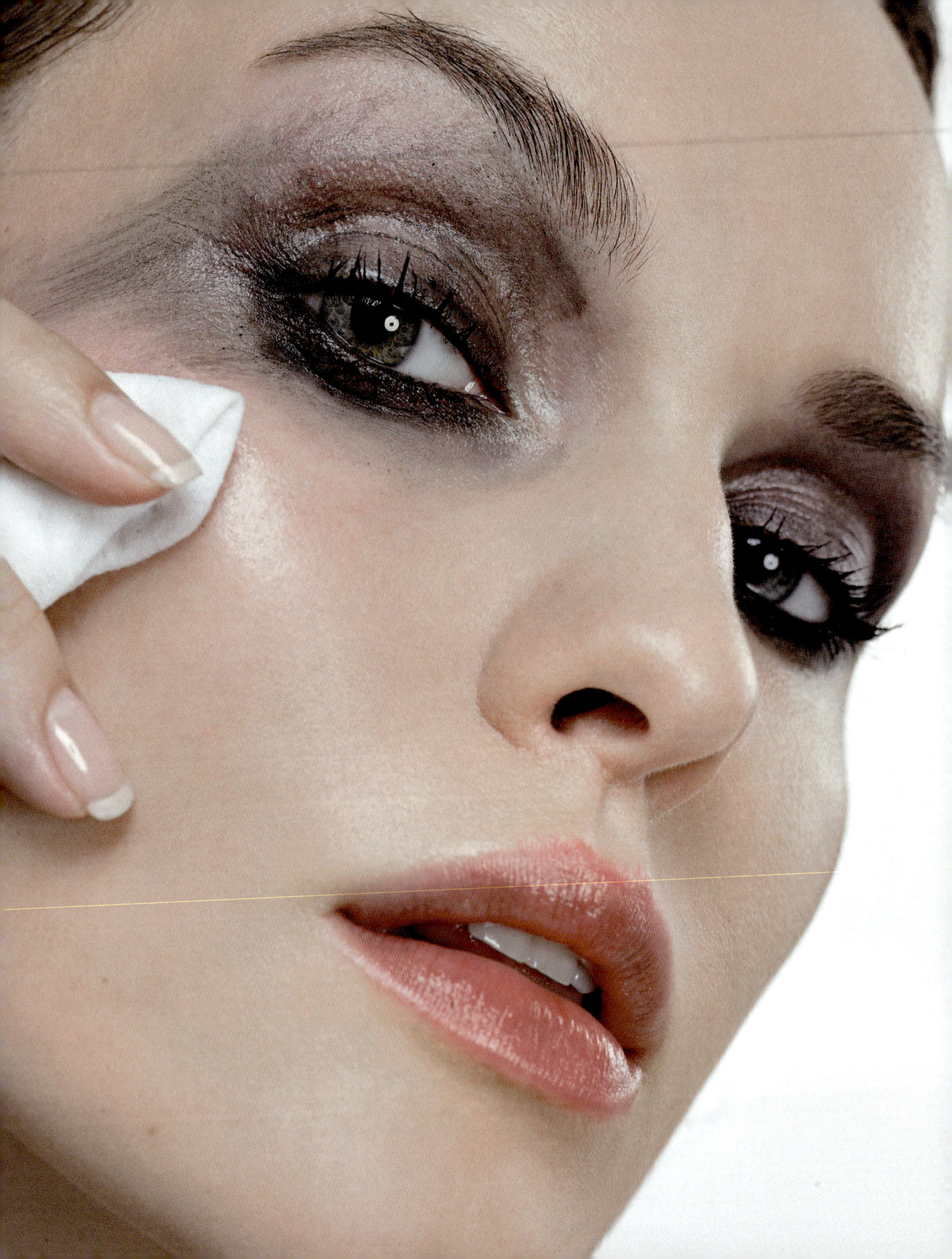

Le tour de l'œil en un clin d'œil

Particulièrement sensible, la peau des paupières mérite réellement un traitement à part...

ATTENTION LES YEUX : ZONE FRAGILE

La peau des paupières est extraordinairement fine et d'une complexité insoupçonnable : pas moins de sept couches, qui multiplient les risques de gonflements et autres poches – l'œil reposant sur un petit coussin de graisse qui a la faculté de se déformer à la moindre contrariété. Des muscles en mouvements perpétuels occasionnent les premières rides et ridules.

SUR MESURE ONLY

Soins spécifiques contour de l'œil (anti-rides, anti-cernes, anti-poches, anti-relâchement), ophtalmologiquement testés et adaptés à sa sensibilité particulière, sont à préférer aux produits formulés pour le reste du visage, quelles que soient leurs qualités. Même principe pour les lotions et laits démaquillants. D'ailleurs, ils précisent pour la plupart "en évitant le tour des yeux".

L'ART D'APPLIQUER

Toujours à petites doses, et avec une infinie délicatesse, on dépose une goutte de produit et l'on masse toujours en cercles et dans le sens des aiguilles d'une montre. **Anti-cernes, anti-poches** on draine par pression du bout des doigts en massant doucement de l'extérieur vers l'intérieur de l'œil pour relancer le système lymphatique et drainer l'eau emprisonnée dans les tissus.

DÉMAQUILLEZ-MOI

Enlever ses lentilles (si l'on en porte !) • une noix de produit sur un disque à démaquiller • on pose quelques secondes sur l'œil sans frotter pour bien l'imbiber de produit • on fait glisser le disque vers les tempes jusqu'à ce qu'il n'y ait plus aucune trace de fard.

L'AVIS DE LA DERMATO

GYM À L'ŒIL : pincer régulièrement la peau, de la racine du sourcil jusqu'à la tempe, pour stimuler la paupière supérieure, qui a tendance au relâchement.

CIRCULATION DIFFICILE seul un vaisseau sanguin sur trois travaille dans cette zone.

LE CONSEIL DE L'ESTHÉTICIENNE

Les disques imbibés d'huile restent imbattables pour éliminer toute trace de maquillage waterproof.

Démaquillage proprement dit

Tentant, parfois, d'aller se coucher sans se démaquiller... Et pourtant, ce serait un peu comme dormir toute habillée. Prenez quelques minutes... et votre peau vous dira merci !

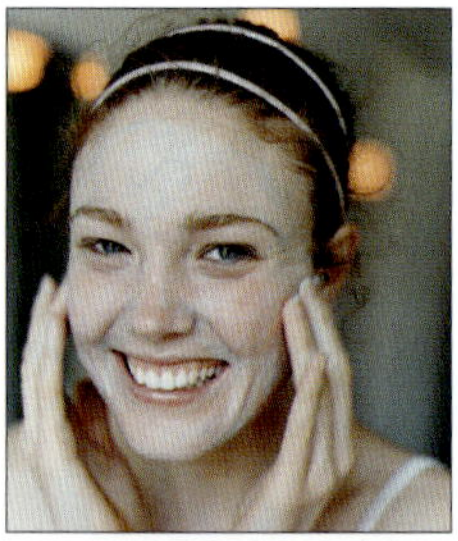
1

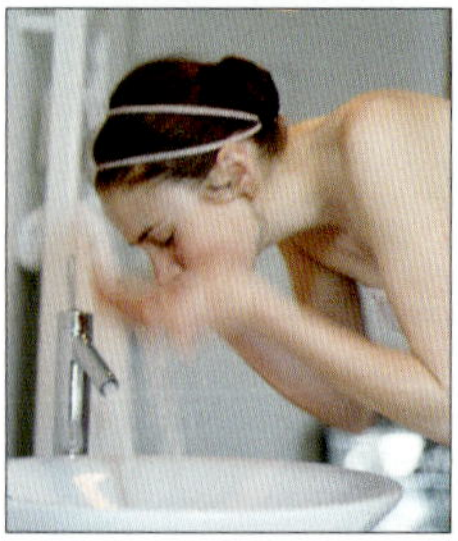
2

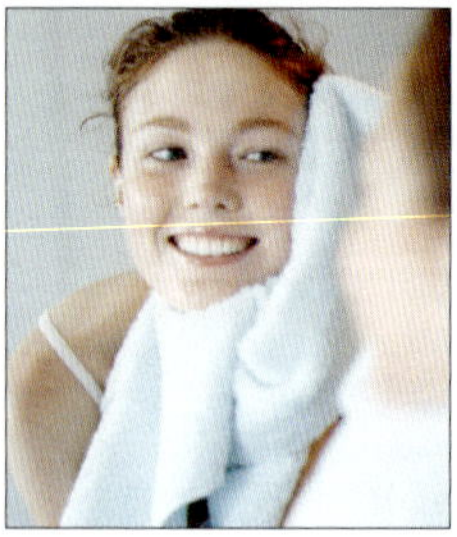
3

JE FAIS PEAU NETTE !

Avant de se coucher, une vraie priorité : toutes affaires cessantes, se débarrasser consciencieusement des impuretés, de la poussière laissée par les pollutions de tous ordres et des excès de sébum, afin de permettre (enfin) à la peau de respirer.

Sans démaquillage quotidien, l'excès de sébum risque d'entraîner la formation de comédons, **la peau va s'asphyxier** et l'apparition des rides va s'accélérer. Rien ne sert non plus d'appliquer sa crème de nuit sur une peau qui n'a pas été préalablement nettoyée.

TOUS LES FORMULES

Même dans le classique duo **lait et lotion**, les démaquillants jouent désormais les prolongations des soins de jour en s'adaptant à votre type de peau. Autre option, à appliquer généreusement, le **gel mousse à rincer** à l'eau et à sécher soigneusement (**1**, **2** et **3**).

Ultra pratiques, les **lingettes** imprégnées d'**eau nettoyante** hypoallergénique.

LE CONSEIL DE LA DERMATOLOGUE

L'eau n'est pas l'amie de votre peau, surtout si elle est à tendance sèche ou sensible. Il existe désormais de nombreuses formules sans rinçage, ou qui s'éliminent avec un simple coton.

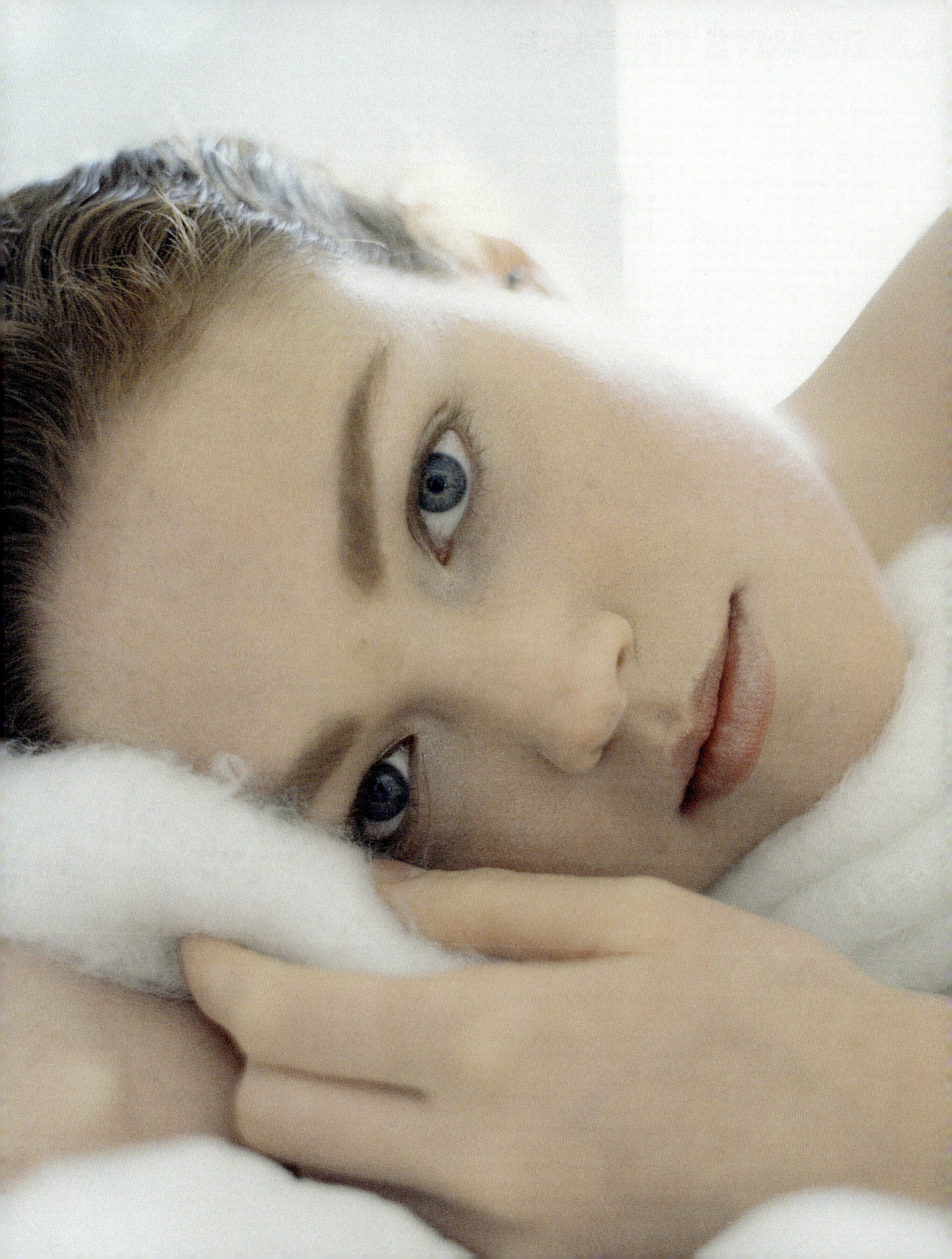

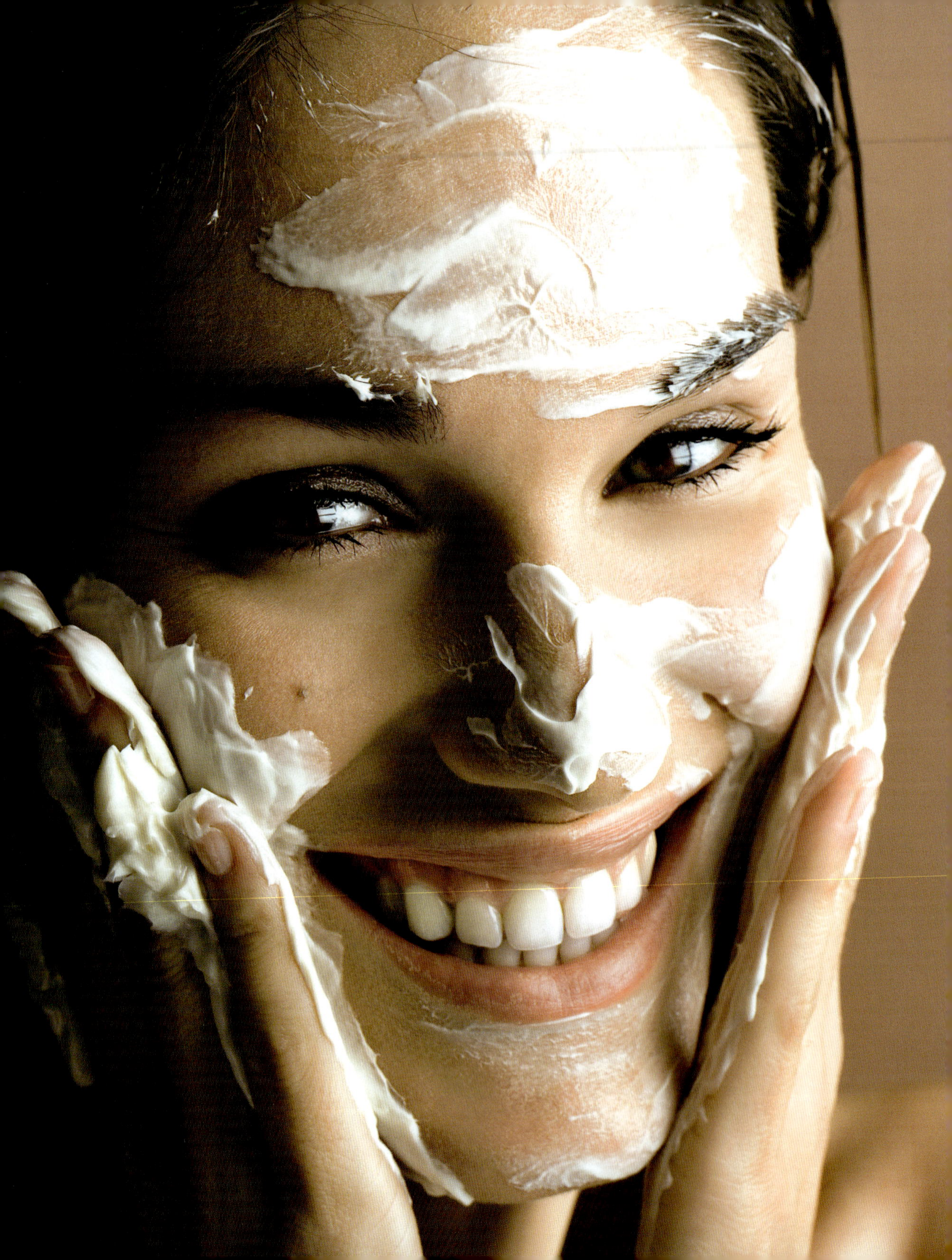

Hydratation jusqu'à plus soif

L'eau de notre peau lui confère sa souplesse et son élasticité, c'est notre meilleur passeport beauté. Seul problème : elle cherche sans cesse à s'évader !

EAU DE BEAUTÉ

Notre peau contient en moyenne 30 % de toute l'eau de notre corps... près de 9 litres ! Et pourtant, le travail quotidien de l'organisme est d'empêcher cette eau, qui est notre garantie belle peau n°1, de s'échapper. L'hydratation, qui permet aussi d'éliminer les toxines, emprunte un circuit d'irrigation extrêmement délicat, qui traverse toutes les couches internes et régule l'évaporation de cette eau en superficie. La **couche cornée** a en effet renforcé ses dispositifs de sécurité grâce aux **NMF (Natural Moisturizing Factors, facteurs naturels d'hydratation)**, qui piègent l'eau, la diffusant ou la gardant en réserve en fonction de la température.

Les signes de déshydratation (le seuil passe de 13 % d'eau, pour un épiderme normalement hydraté, à 10 %) ? Elle tiraille, manque d'éclat... Le test imparable : elle garde le pli de l'oreiller au réveil. Plus aucun doute, votre peau a soif !

HYDRATER, GESTE BEAUTÉ MAJEUR

Le soins utilisés vont juguler l'évaporation de l'eau en aidant l'épiderme à tricoter son film hydrolipidique et à renforcer l'effet barrière. À choisir en fonction de son type de peau, avec des actifs vedettes (glycérine, urée, lactate d'amonium...)

À boire !
La règle des 1,5 l d'eau minimum (2 l en cas de forte chaleur) est d'actualité !

L'AVIS DU DERMATOLOGUE

BOMBE : COMMENT ÇA MARCHE

Se vaporiser le visage d'eau thermale ou d'eau minérale naturelle n'a pas qu'un effet délicieusement rafraîchissant : cela contribue aussi à reconstituer mécaniquement le film hydro-lipidique en empêchant le dessèchement. Au lieu de l'eau de l'épiderme, c'est l'eau vaporisée qui va s'évaporer... L'eau d'imprégnation de la couche cornée provient principalement du derme et s'évapore progressivement : le phénomène de la perspiration insensible représente 20 % de nos pertes en eau quotidiennes.

Nourrir jour après jour

Faire peau neuve en quelques minutes : des réflexes fraîcheur, qui transfigurent le quotidien !

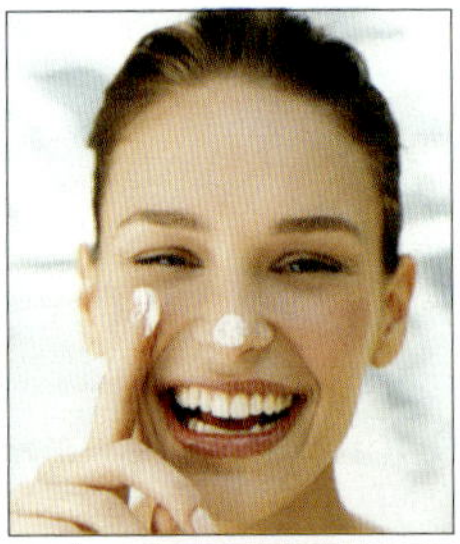
1

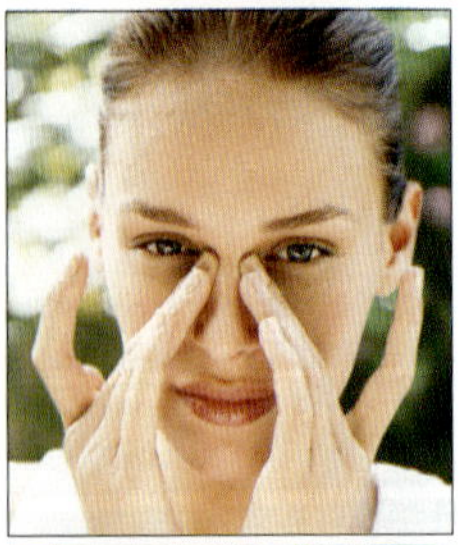
2

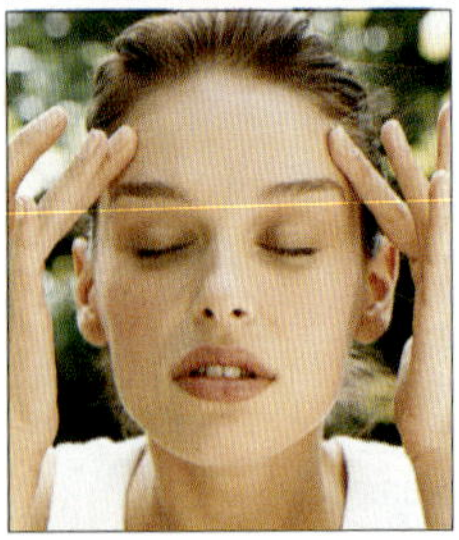
3

SOIN GOURMAND EN 3 TEMPS 3 MOUVEMENTS !

1 **ÉLIRE** la bonne formule : celle qui va vous apporter le plaisir de la texture, l'agrément d'un parfum (ou de l'absence de parfum), en plus du bénéfice spécifique lié à votre type de peau.

2 **DRAINER** On opère des pressions légères de la pulpe des doigts, pour décongestionner les zones critiques autour des yeux, à la racine des sourcils.

3 **LISSER** les traits en les remontant. La peau sait apprécier les soins qu'on lui procure en envoyant au cerveau les messages adéquats.

Côté crèmes de nuit, pour les peaux à tendance sèche, des crèmes riches, de texture huile dans eau…
Côté crèmes de jour, des formules légères, eau dans huile.

LE CONSEIL DE L'ESTHÉTICIENNE
Le massage du visage, extraordinairement délassant, va permettre d'activer en douceur la microcirculation sanguine et lymphatique. Et de renforcer spectaculairement les actifs des produits que vous appliquerez.

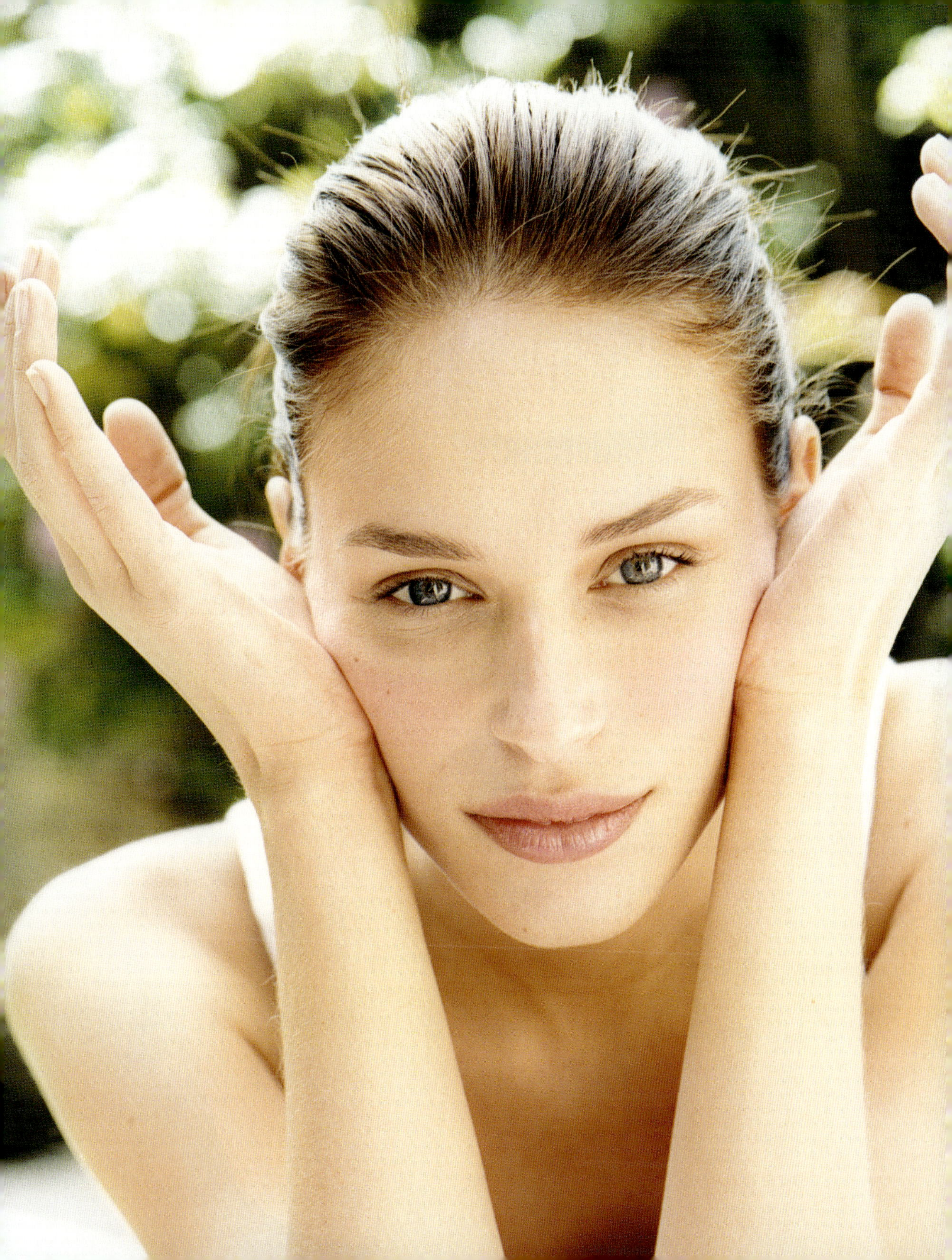

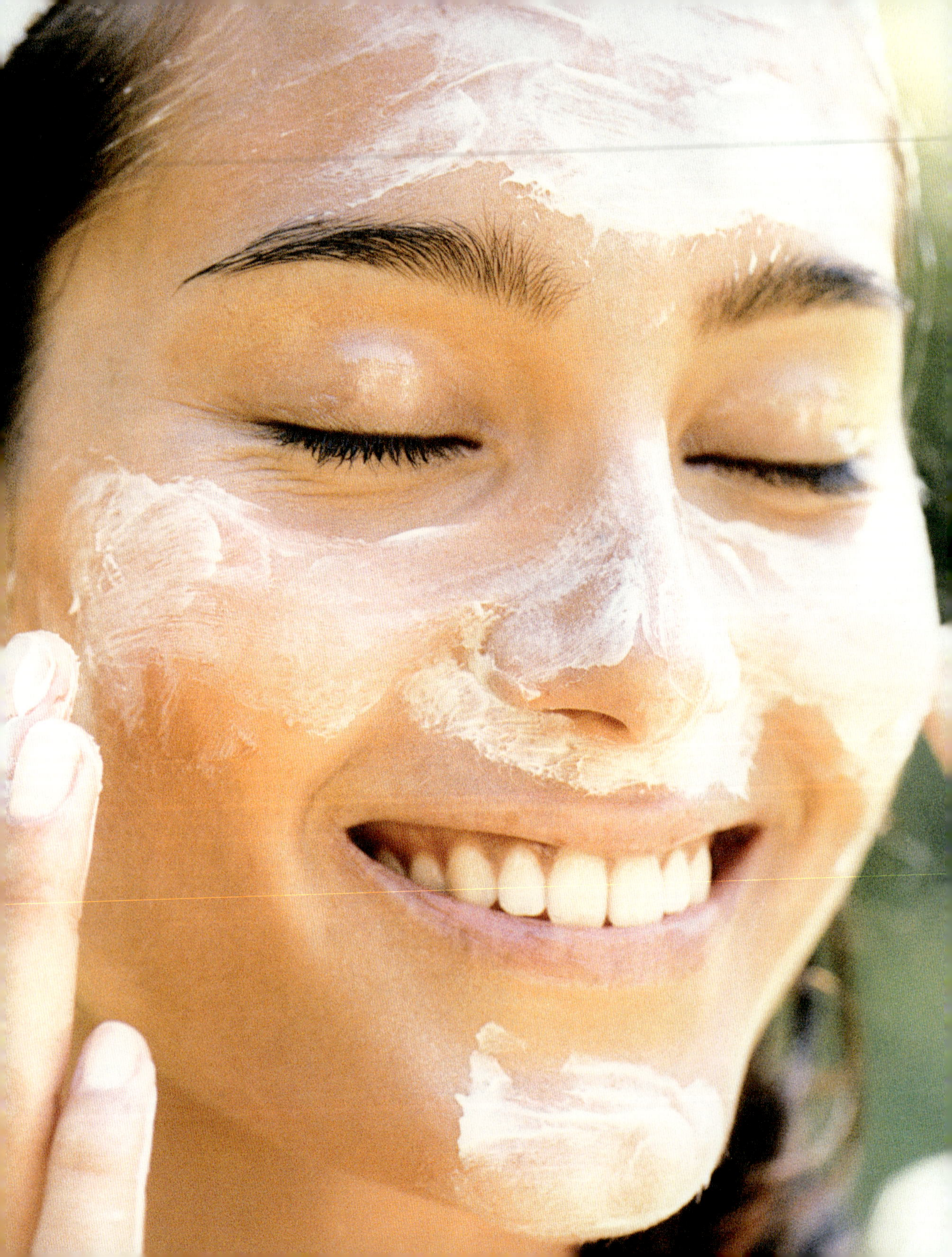

Gommage l'éclat c'est moi !

Faites un geste pour votre peau : les masques purifiants qui nettoient le visage en profondeur lui permettent d'apprécier les traitements de faveur que vous lui prodiguez.

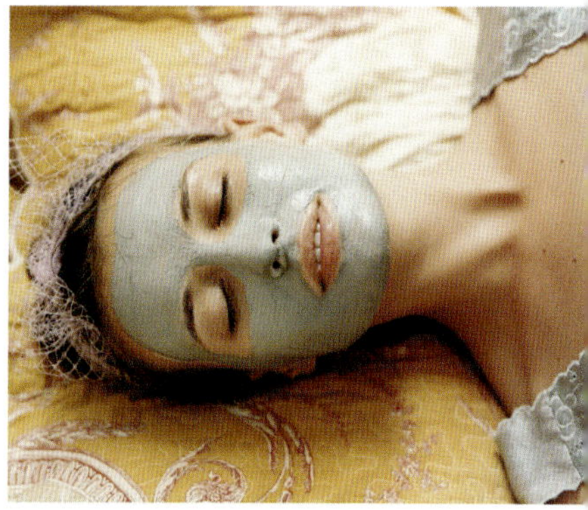

Pure argile l'incontournable classique des masques désincrustants.

J'EXFOLIE... À LA FOLIE !

Les gommages sont la seule façon de faire peau neuve sans passer par la case dermato. Microcirculation stimulée, le teint est éclairci, fin prêt pour dire merci aux actifs. Démaquillée à fond, on applique et on masse en douceur par petits mouvements circulaires, tour des lèvres, cou et décolleté compris (mais en évitant le contour des yeux). Séance hebdo : les abdos de la peau !

PEELING ET MICRO-ABRASION MAISON

Des formules ponçage douceur, qui offrent le luxe d'un soin de pro, des actifs de fruits pour microdesquamation.

BEAUX MASQUES

- **nettoyant** : absorbe et désincruste, élimine les impuretés et les cellules mortes.
- **régulateur peaux grasses** : absorbe l'excès de sébum et normalise l'équilibre acido-basique.
- **hydratant** : humecte et relance le processus d'hydratation pour réparer le film hydrolipidique.
- **fermeté** : stimule les tissus par vasodilatation.
- **liftant** : actifs tenseurs pour remodeler avec effet lissant.

ŒIL VIF

• gommage du visage ultra doux • tout autour des yeux, effleurer par de délicats mouvements circulaires pour débarrasser votre regard des scories de cellules mortes • tamponner les yeux avec une lotion oculaire ou de l'eau minérale • appliquer un masque anti-âge adapté à la fragilité du contour de l'œil.

L'AVIS DU DERMATOLOGUE
Des crèmes à base de vitamines E et C, au premier rang des actifs stars, vous ensoleillent le teint.

Rayon UV soleil apprivoisé

Renforcer les défenses naturelles de sa peau pour ne retirer que les bienfaits du soleil : une légende… dorée ? Non, une réalité, à condition de débusquer quelques contre-vérités.

Sans modération
En complément de la protection : autobronzants, terres de soleil, sublimateurs de teint et huiles de beauté ensoleillent le moral dès les premiers jours.

Lumineuse thérapie
Les radiations solaires visibles sont les championnes des antidépresseurs et des antistress.

L'AVIS DU MÉDECIN
Le soleil fixe le calcium des os, grâce à la synthèse de la vitamine D, un mécanisme vital, qui prévient aussi l'ostéoporose. Ration minimum recommandée pour un adulte : 15 minutes le midi au soleil !

LES BONS INDICES
Quelle protection ?
- **6 à 14 : faible**
- **15 à 29 : moyenne**
- **30 à 59 : haute**
- **60 + : très haute.**

RÈGLES D'OR POUR DORER EN SÉCURITÉ

- **se préparer** de l'intérieur (boosters de mélanine pour améliorer la tolérance cutanée) au moins dix jours avant… et pendant.
- **moins s'exposer**… s'exposer mieux : prendre son temps garantit un bronzage longue durée. Et jamais entre 12 et 16h (même sous un parasol : lunettes, chapeau et T-shirt obligatoires !)
- **vérifier** son phototype (page 18) en répondant à cette question : "Je brûle avant de bronzer ou non ?" mais en économisant, dans tous les cas, son patrimoine, que chaque exposition entame.
- l'**ISPF** (facteur total de protection solaire UVA et UVB) permet d'évaluer le taux de protection physique et chimique (contre les inflammations) mais aussi interne (les altérations cellulaires).
- **choisir** des indices de protection élevés en mettant tous les actifs de son côté (anti-inflammatoires), avec une préférence surtout au début pour le 50 +, plus transparent que le fumeux "écran total".
- **s'enduire** de crème de la tête aux pieds, mais sans la faire trop pénétrer pour que les filtres restent en surface et ne perdent pas de leur efficacité, sticks haute protection pour les zones fragiles, et **renouveler toutes les 2 heures**, quel que soit l'indice.
- "**water resister**" = deux bains de 20 minutes espacés d'un quart d'heure. Sauf que s'essuyer après chaque bain (essentiel pour ne pas griller en se transformant en loupe) oblige à remettre du produit.
- **cumuler** les bienfaits avec des formules anti-âge, antidessèchement, raffermissantes, anti-réactives, minceur ou régulatrices du sébum (pour éviter les mauvaises surprises du retour). Et garder sa crème de jour habituelle (à appliquer le matin avant les solaires), si elle n'existe pas en version solaire.

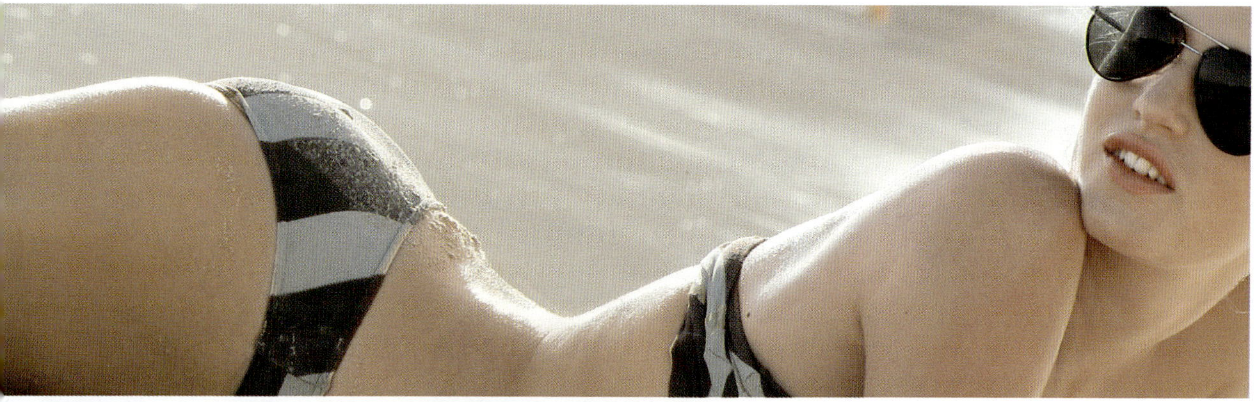

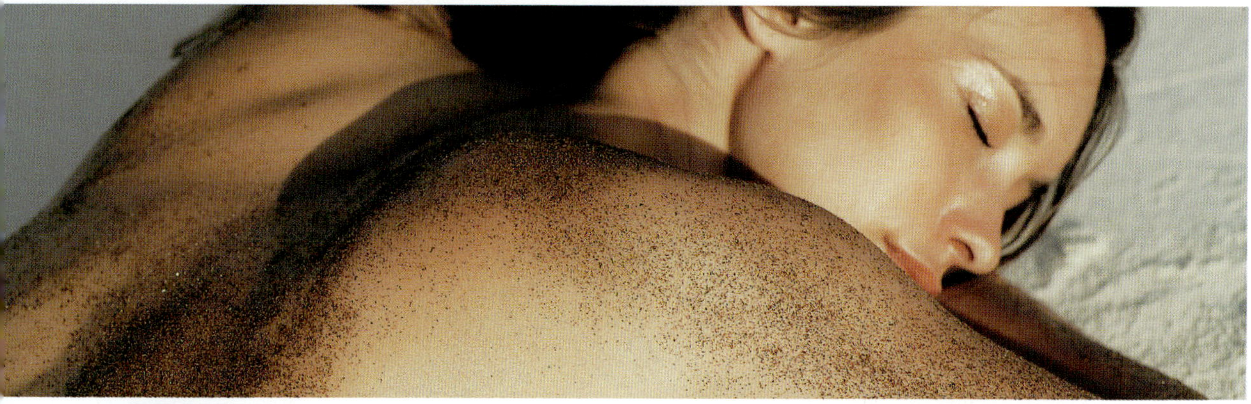

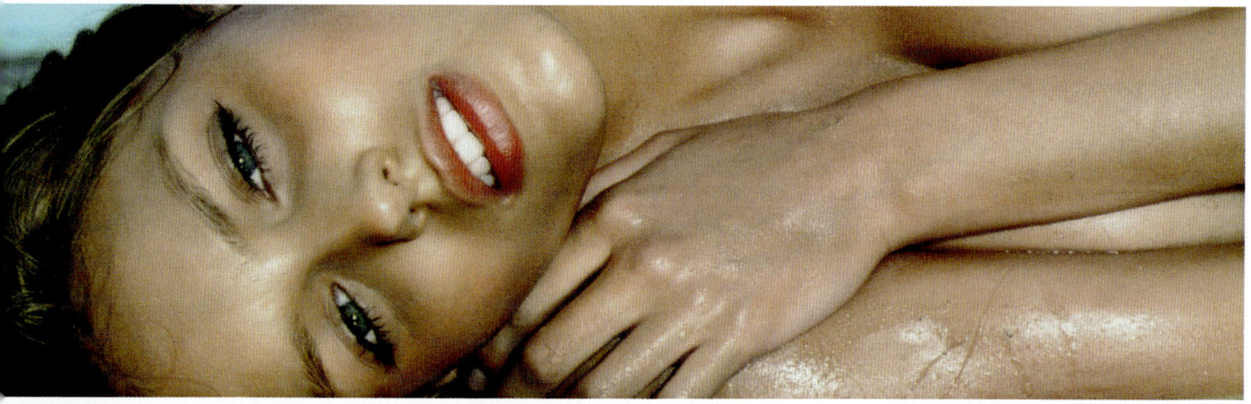

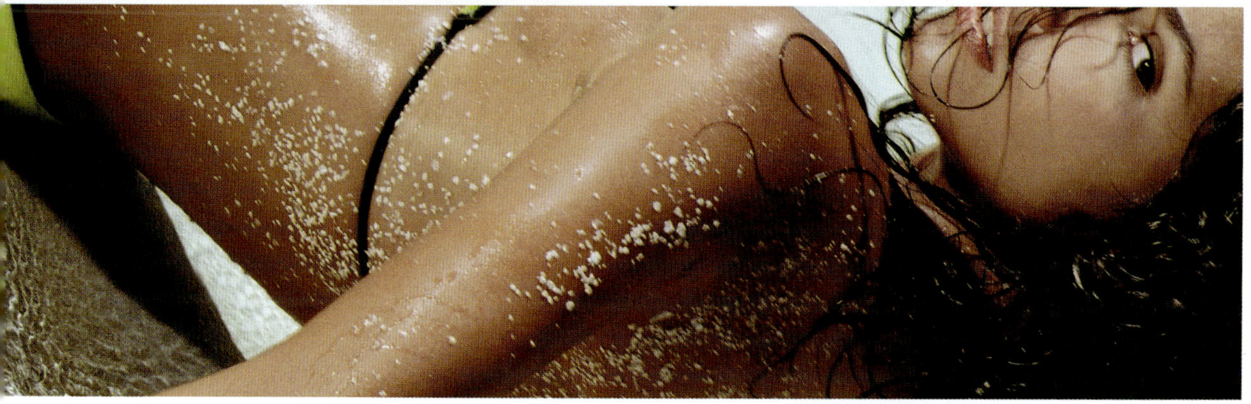

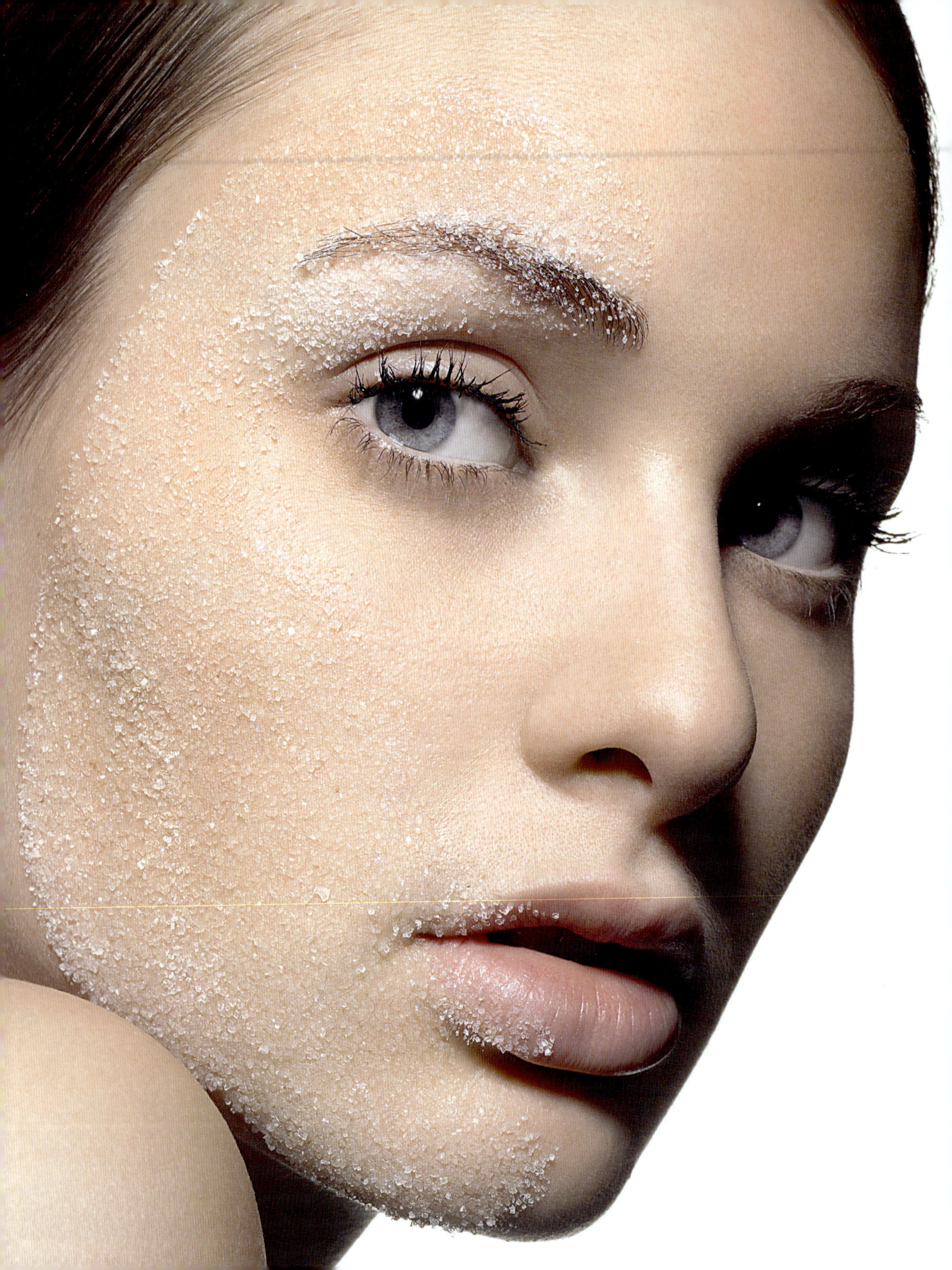

Anti-agression actions à réactions

Climat et UV en tête, notre peau vit en permanence sous la menace. Ciblés peaux sensibles et réactives ou formulations antipollution, les soins cosmétiques volent à son secours...

Froid, fatigue, soleil, chaleur, stress, pollution, eau du robinet et produits de maquillage inadaptés : ce sont, par ordre décroissant d'agressivité, les fauteurs de troubles identifiés dans une étude* commandée par *L'Oréal* pour *Mixa*.

Les signes d'origine neurosensorielle (échauffements, démangeaisons, picotements, rougeurs) évoquent chez les chercheurs la possibilité d'un mécanisme neurophysiologique de la sensibilité cutanée – en clair, ils seraient en partie d'origine nerveuse. Certains, comme la pollution (dont les effets néfastes sont visibles sur un simple coton à démaquiller), ont des conséquences délétères qui se ressentent indéniablement dès que l'on se retrouve dans une atmosphère citadine.

AI-JE UN TERRAIN ALLERGIQUE ?

- **Sensible ou réactive**, ma peau réagit plus intensément qu'une peau "normale" à un même stimulus.
- **Intolérante**, elle réagit très fortement à la pollution, à l'eau calcaire, au vent,au froid et au soleil et à certains produits de soin ou de maquillage.
- **Atopique**, sa perméabilité est anormalement élevée : la couche cornée laisse pénétrer facilement tout agent, irritant ou non.
- **Allergique**, ma peau a développé une sensibilisation spécifique à un ou plusieurs agents extérieurs (réaction immunitaire aux allergènes).

**Source Ipsos Health & Beauty - panel France 5 134 femmes de 12 ans et +*

L'AVIS DU DERMATOLOGUE

Une raison de plus d'arrêter de fumer ? Le tabac est misogyne ! Il affecte davantage les peaux féminines, en accentuant de façon encore plus marquée les syndromes visibles chez les fumeurs (rides autour de la bouche et des yeux, plis verticaux sur les joues, teint brouillé). Sans oublier que la nicotine, qui se loge dans les pores, noircit les comédons en les oxydant.

Dr Pascale Mathelier-Fusade
Dermatologue et allergologue

Attachée au centre d'allergologie de l'hôpital Tenon à Paris, à la pointe de la recherche sur les peaux sensibles et réactives, le docteur Pascale Mathelier-Fusade est aujourd'hui associée à Mixa pour appuyer de son expertise la démarche du spécialiste des peaux sensibles, référence en matière de protection de la peau depuis quarante ans…

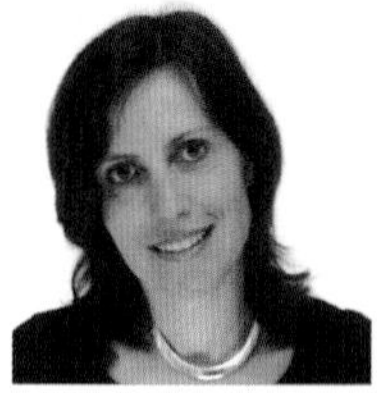

"Le fait que l'on demande en permanence à la peau de s'adapter risque de la fragiliser !"

LA PEAU SENSIBLE EST EN SENSIBLE AUGMENTATION !

Effet de mode ou conséquence de notre environnement devenu plus agressif ? Quelles qu'en soient les causes, les femmes sont de plus en plus nombreuses à déclarer une peau sensible… Difficile de cerner le phénomène – que l'on a longtemps qualifié de "peau fragile" – à cause de son aspect subjectif. Difficile en effet de quantifier un tiraillement, des picotements, une sensation de brûlure, même si l'on dispose, malgré tout, de paramètres objectifs. Des peaux très fines, qui rougissent à la première émotion… Des peaux sèches qui ne semblent tolérer aucun cosmétique… Des peaux naturellement intolérantes, très fines, souffrant fréquemment d'une légère couperose. Mais parmi mes patientes, de plus en plus ont des peaux qui n'étaient pas sensibles à l'origine… mais qui ont été fragilisées à la suite de traitements locaux (anti-acnéiques, exfoliations inadaptées ou répétées). Cette hypersensibilité résulte d'une altération de la barrière cutanée, ou *stratum corneum*, la couche supérieure la plus superficielle, infiniment fine, du film hydrolipidique.

LES PRINCIPAUX ENNEMIS DE LA PEAU ?

L'EAU est le premier agresseur : calcaire ou pas, minérale ou non, elle arrive juste devant les détergents (**savons, gels nettoyants…**). C'est largement démontré pour les mains, c'est vrai aussi pour le visage.

Les changements climatiques, l'exposition solaire ou le froid trop intense sont aussi à mettre au banc des accusés. Non seulement le froid est une agression, mais la peau souffre des écarts de température. Lorsque l'on passe du froid au chaud, les vaisseaux se dilatent facilement. Sur le visage, où le réseau veineux est si délicat, les rougeurs occasionnées peuvent persister quelques

minutes. De même, la climatisation a un effet délétère sur la peau en l'assèchant – on le sent à l'état de ses yeux, surtout si l'on porte des lentilles.
Les hyper-réactives, dont le nez et les yeux réagissent à tous ces facteurs, en savent quelque chose.
La pollution est évidemment un facteur aggravant.

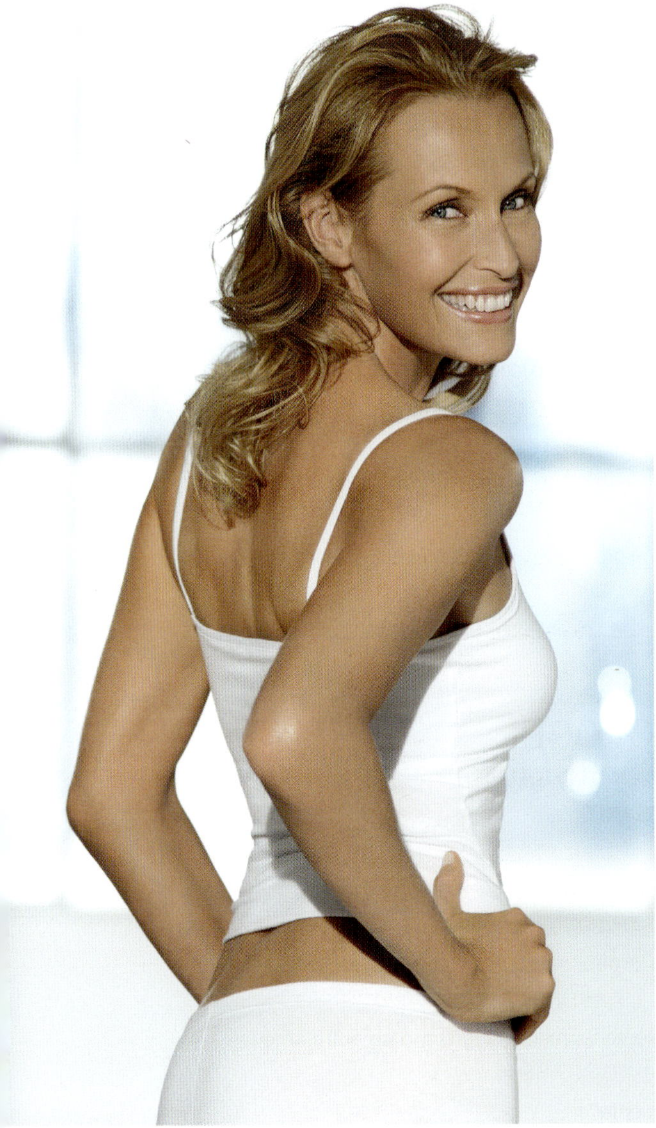

Estelle Lefébure, ambassadrice de charme symbolise parfaitement la fraîcheur et les valeurs du spécialiste de la douceur...

LA "PEAU SENSIBLE" : SIMPLE GÊNE OU MALADIE ?

À QUEL MOMENT PEUT-ON PARLER D'ALLERGIE ?

Quelle différence avec l'intolérance ? Quand une femme ne supporte plus rien, qu'aucun produit ne lui réussit, ni sa crème de jour, ni sa crème de nuit... elle en conclut : "Je dois être allergique !" Mais c'est plus compliqué ! On a une façon simple de faire la différence entre allergie et intolérance : l'allergie, ça gratte, ça démange – éventuellement ça desquame. Alors que la peau sensible, elle, génère des sensations de brûlure (de la même façon que le "feu" du rasoir), de tiraillements, de gêne, de picotements...
Comment teste-t-on cette sensibilité et quelles réalités recouvre-t-elle ? Des réalités d'autant plus diverses que le subjectif est la base de l'analyse... On sait dire si un produit est allergisant. Côté sensibilité, les seuls critères pour juger sont les dires du patient.
La peau est le miroir de l'âme, même si l'on n'a pas clairement fait le parallèle entre stress et peau sensible, sauf avec les allergies de contact – il est prouvé que les psoriasis et les dermites séborrhéiques (qui touchent le cuir chevelu, les sourcils, les ailes du nez) peuvent être déclenchés par des états de stress. On ne sait pas "objectiver", donc il est très difficile d'isoler des facteurs déclenchants.
Ce qui est certain, c'est que nous passons notre vie à nous adapter, à nous forger une armure pour résister aux agressions. Le fait que l'on demande en permanence à la peau de s'adapter risque de la fragiliser...

“On protège une peau réactive grâce à des formules bouclier apaisantes, nourrissantes…”

Quelle différence entre une peau sensible et une peau hypersensible ?

Une peau sensible ne tolère pas certains produits, alors qu'une peau hypersensible n'en tolère aucun !

Les peaux claires de type “caucasien” sont les plus exposées – les peaux asiatiques et noires, plus épaisses, étant a priori à l'abri. Aucune nature de peau n'est épargnée, même les peaux mixtes n'y échappent pas. Et le phénomène touche plus particulièrement les femmes entre 20 et 45 ans. Ensuite, on se focalise davantage sur les rides et la sécheresse de la peau.

La peau sensible n'est pas “héréditaire”, mais le facteur génétique est identifié dans certains cas comme dans les rosacées.

Une peau sèche est terne, elle tire, elle est inconfortable – alors qu'une peau très sèche va jusqu'à la desquamation.

Privilégier les produits non seulement adaptés, mais qui ne se rincent pas, est un gage d'efficacité et de sécurité supplémentaire.

LES CONSEILS DE LA DERMATOLOGUE POUR SOULAGER UNE PEAU SENSIBLE

CÔTÉ RÉPONSES COSMÉTIQUES, HYDRATER EST LE MAÎTRE MOT.

ET PUIS ADOUCIR, NOURRIR, APAISER…

Pour les peaux fines, se limiter aux masques hydratants – en bannissant les masques dits désincrustants, les exfoliants, beaucoup trop radicaux pour elles…

La **PROTÉGER** avec des formules “bouclier” ; utiliser des produits adaptés apaisants, nourrissants, hydratants, en limitant l'eau au maximum.

Le soleil peut soulager en calmant les sensations de tiraillements mais il aggrave d'un autre côté les peaux couperosiques, d'où la nécessité d'une protection.

ÉVITER D'EXFOLIER les conséquences sont pires que les bienfaits.

Sur le plan de l'**alimentation**, il n'existe pas d'interdit particulier, mais il est prudent de modérer ce qui va contribuer à dilater les vaisseaux : l'alcool, les épices, et le fait de manger ou boire trop chaud…

Dr Pascale Mathelier-Fusade

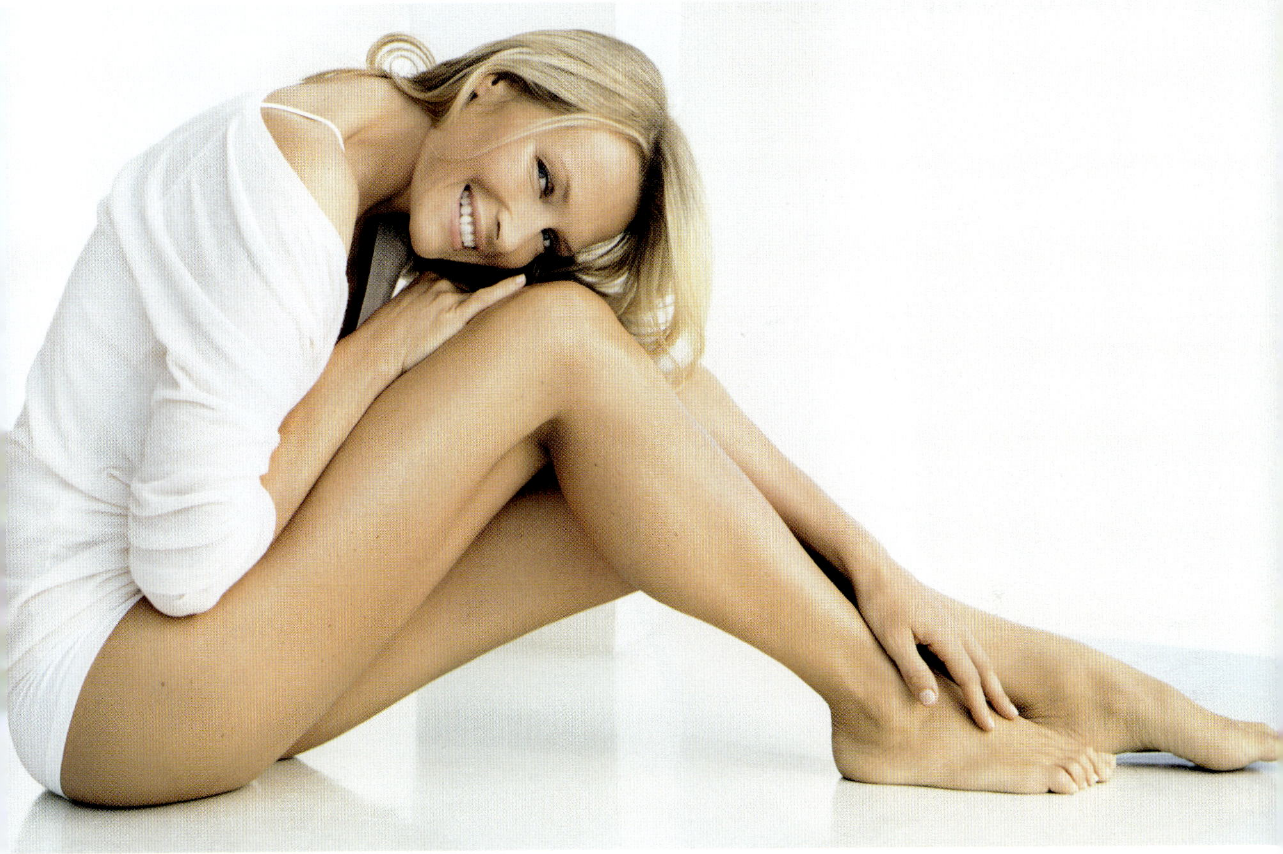

L'AVIS DU CHERCHEUR : QUE FAIRE POUR MÉRITER LE LABEL HYPOALLERGÉNIQUE

Nous avons une démarche d'excellence depuis 45 ans : prendre soin des peaux les plus fragiles n'est pas un mince défi. L'éthique *Mixa* induit **des formulations sous contrôle médical, rigoureusement testées sous contrôle dermatologique**. Une charte exemplaire dédiée à la conception de formules haute tolérance, au travers d'un principe strict : l'utilisation du minimum d'ingrédients (car les multiplier multiplie aussi le risque d'allergies), sélectionnés pour leur innocuité, selon des standards de pureté optimum, exigeant une totale traçabilité de toutes les matières premières utilisées. Chaque formule est analysée par un comité d'experts – dermatologues, toxicologues, pharmacologues. *In vitro* d'abord, sur des "peaux reconstruites" (technologie brevetée *L'Oréal*), qui calquent le mode réel de réaction de la peau, puis *in vivo* sur des volontaires sous contrôle dermatologique via les patchs-tests. Au moindre cas d'intolérance ou d'irritation, la formule est abandonnée. Mais *Mixa* met la barre plus haut : bénéficier du label hypoallergénique (pour minimiser les risques d'allergie sur ses gammes bébé et peaux très sensibles et réactives) rend ce parcours encore plus exigeant, avec multiplication des patchs-tests pour mesurer la capacité de la peau à ne pas développer d'allergie, même dans ces conditions d'utilisation extrêmes. Il suffit d'une seule réaction pour que la formule soit rejetée.

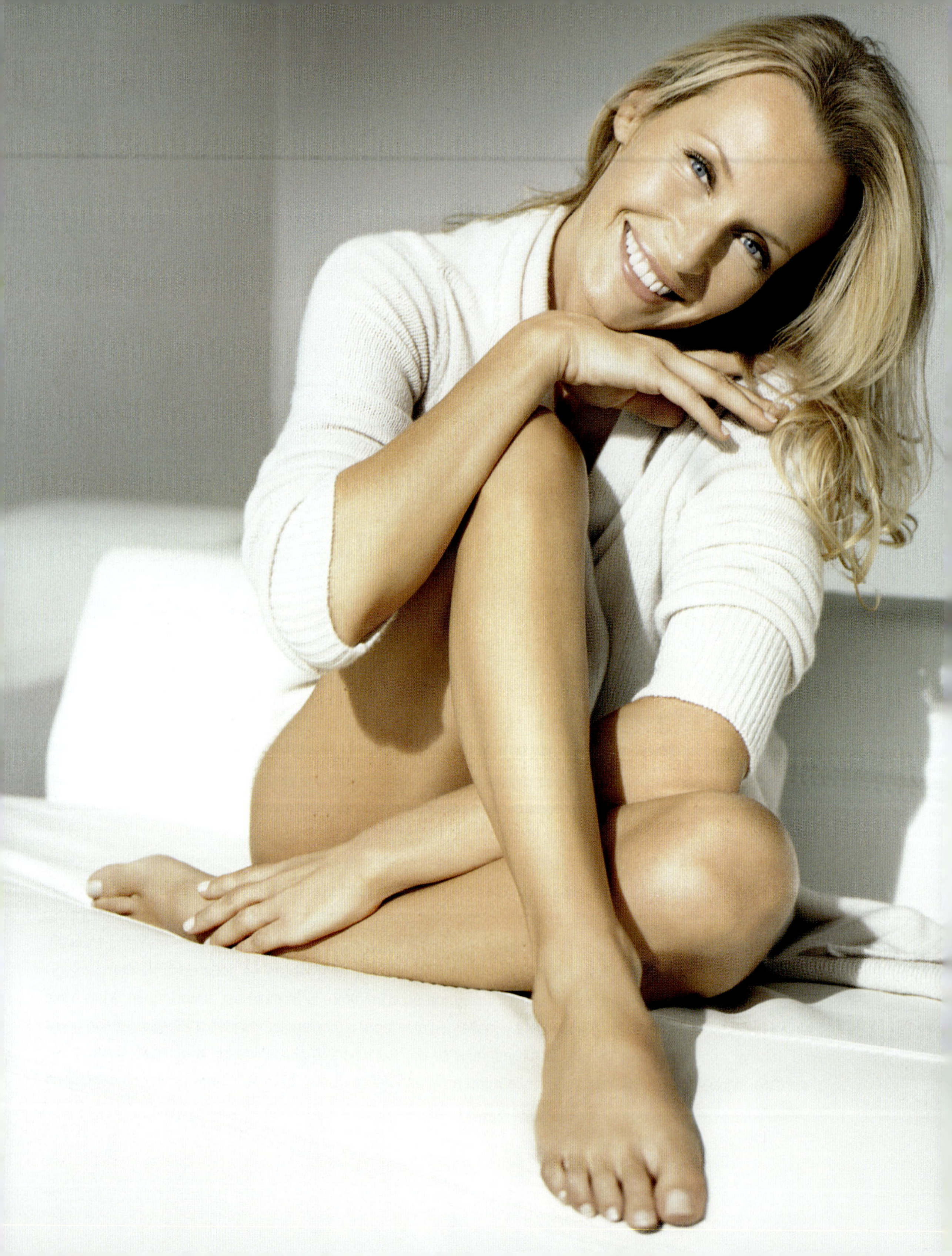

"La sensibilité, c'est quelque chose de très fin, de très doux, à fleur de peau !"

ESTELLE LEFÉBURE
TOP MODEL, COMÉDIENNE… ET MAMAN

MA DÉFINITION DE LA SENSIBILITÉ ?

La sensibilité, c'est une notion symboliquement très forte, avec des aspects très positifs, c'est quelque chose de très fin, de très doux – à fleur de peau…

On sent et l'on *ressent* tout. Chaque geste, chaque mot, chaque vibration… y compris celles qui sont négatives.

Même s'il est important de la canaliser, on en a tous besoin, de cette sensibilité, il faut apprendre à la cultiver – c'est un peu cette innocence qui reste de l'enfance, quelque chose de la virginité, de très pur, qui peut se perdre peu à peu, au fil des années.

Mes filles ont 12 et 10 ans, j'essaie de les rendre sensibles à des choses simples, afin qu'elles gardent leur fraîcheur – qu'elles ne réagissent pas seulement à des choses "extra-ordinaires".

Je suis porte-parole depuis des années de l'association *L'enfant bleu, enfance maltraitée*.

Un engagement au sens fort, puisque l'on porte littéralement la parole de ces enfants – un sujet douloureux qui me touche plus que tout. C'est tellement poignant quand on voit les dessins de ces enfants… Je suis aussi partie prenante d'actions pour l'éducation des jeunes filles au côté de *Marie Claire*, et en Afrique, avec l'*Unicef*. Autant de causes qui me tiennent à cœur, en tant que mère et en tant que femme : étant tellement entourée, tellement choyée – je trouve tout naturel de rendre de cette richesse de vie, sans rien en attendre en retour.

MES GESTES DE BEAUTÉ

Ils sont toujours liés chez moi à une hygiène de vie… Chacune d'entre nous détient un capital beauté. Pour essayer de le préserver au mieux, au-delà des gestes, il y a des règles de vie à respecter.

Ma règle d'or : une bonne alimentation, beaucoup de légumes, très peu de viande et du poisson… Je suis très thé vert, ma boisson favorite, très bio, bourrée d'antioxydants.

Je m'offre des petits moments de nettoyage complet : je suis une **inconditionnelle de la peau nette**.

Je me maquille très peu – je me contente de me pincer les joues pour faire un effet blush. Je ne force surtout pas, même le soir. Une touche de gloss, une ombre d'ombre, un peu de mascara et les sourcils dessinés parce qu'ils sont clairs, jamais de fond de teint, je dissimule juste les petites imperfections

“La plus jeune de mes filles adore se mettre du *cold cream*, pile au milieu des joues, c’est super mignon !”

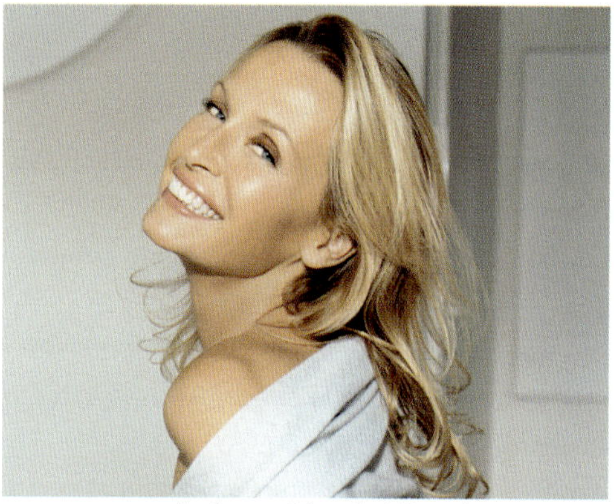

Ambassadrice de Mixa depuis 1996, la carrière d’Estelle au cinéma ne laisse pas non plus insensible. Dans Le bal des actrices, *où Maïwenn rend hommage aux grandes comédiennes françaises, elle trouve son plus bel emploi… dans son propre rôle !*

et je mets de la poudre pour les photos.

Je privilégie toujours le nettoyage de la peau…

Et, avant d’aller me coucher, j’ai mon petit rituel : crème sur les mains, baume autour des lèvres, et eau parfumée au gingembre. De temps en temps, un masque hydratant ou purifiant. Je prends du temps pour un massage, un soin hydratant plus intense.

SPORTIVE ACTIVE !

Je pratique des étirements en salle de sport, je fais beaucoup d’équitation, du dressage, un vrai bonheur, pas forcément bon pour le dos, mais tellement recommandé pour la tête !

Je crois beaucoup aux réflexes que l’on apprend très jeune. J’apprends à mes filles des gestes de protection, elles adorent le cold cream *Mixa bébé*, il est génial, elles en mettent le matin.

La plus petite le pose en rond, juste au milieu des joues, c’est super mignon ! Et au moins, je sais que même avec le froid et la pollution, ses petites joues sont protégées !

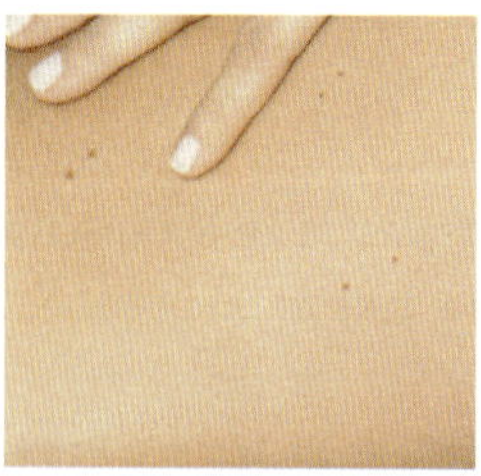

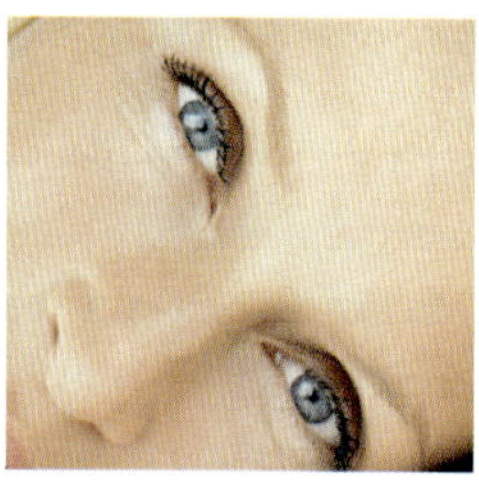

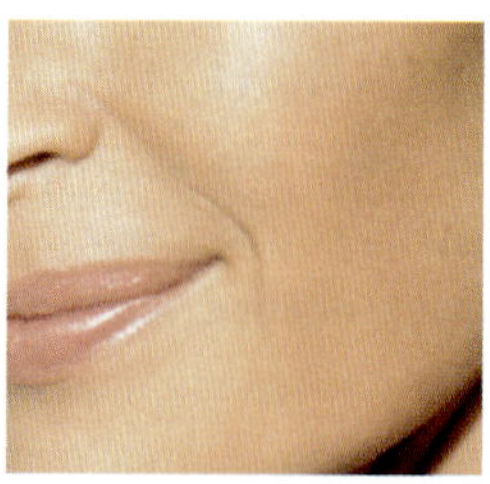

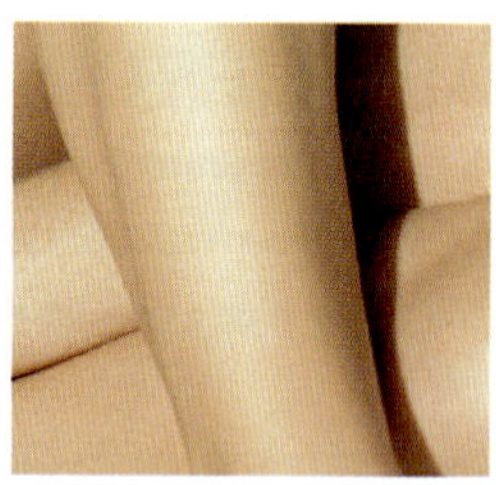

Matin et soir nettoyage complet, mais en douceur, avec l’Eau Démaquillante Apaisante. J’adore cette sensation de frais, de nettoyage à l’eau – et quelquefois si je sors d’un tournage, j’utilise un lait démaquillant entre deux nettoyages à l’eau.

Le jour, je suis accro à ma crème Mixa Effet Soleil, elle me donne bonne mine et elle est très facile à appliquer. Et puis le soleil, j’y vais piano piano, même si, paradoxalement, ma peau de blonde s’y habitue vite.

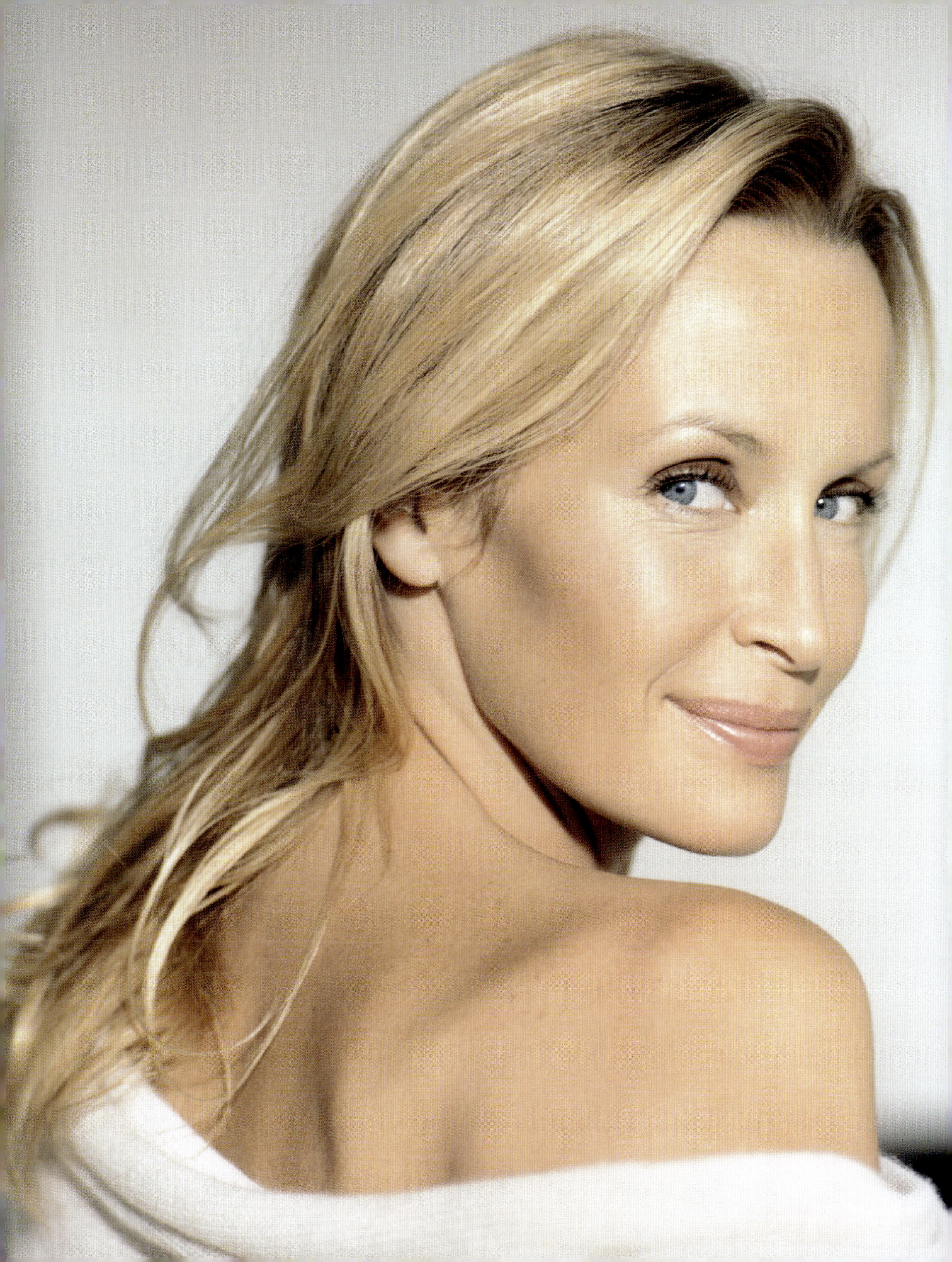

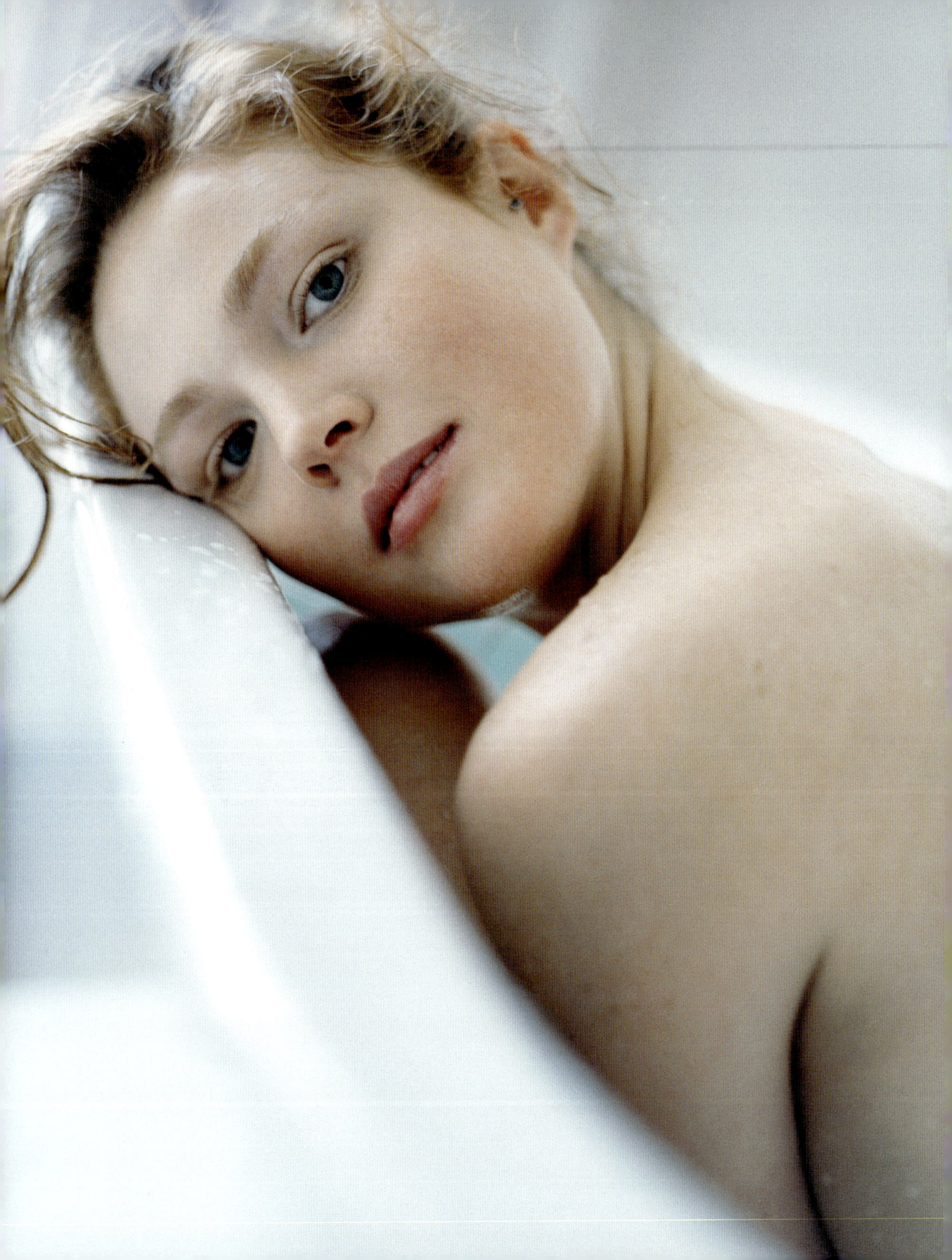

Soins de soi : corps accord

Bain plongée dans la sérénité

Plage privée et moment privilégié, c'est beaucoup plus de détente que d'hygiène qu'il s'agit. Bon à savoir avant de s'y immerger avec délices...

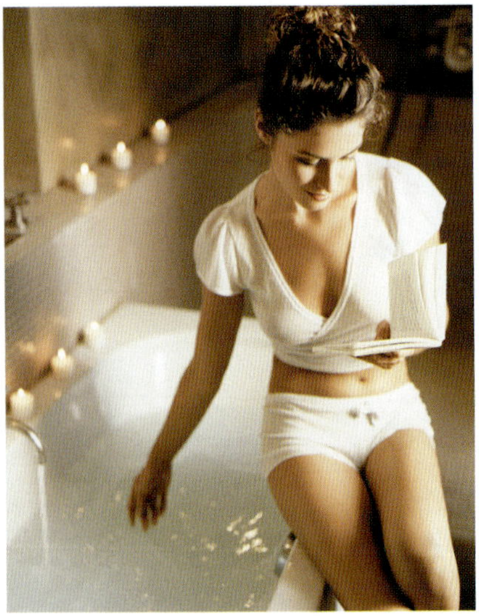

LA BONNE TEMPÉRATURE

Si un bain chaud combat les courbatures, il ne doit pas l'être trop pour ne pas fatiguer le cœur ni avoir des conséquences désastreuses sur les veines des jambes. Maximum 37°C donc, en préférant 33°C, surtout avant le coucher (pour faire baisser la température du corps), en laissant les jambes hors de l'eau (elles adorent être en hauteur) et en terminant idéalement par une douche fraîche. **Les huiles essentielles** préservent le film hydrolipidique, en vous offrant les multiples bienfaits des plantes, des algues, des oligoéléments, relaxants ou toniques, minceur ou purifiants : on s'en imprègne autant par les pores de la peau que par les effluves qu'elles dégagent. C'est aussi le moment rêvé pour un **masque de beauté**, pour un **ponçage en douceur** des genoux, des coudes et des pieds.

VINGT MINUTES EN APESANTEUR

Décoller du quotidien en se laissant flotter, une forme de thérapie extrêmement facile à pratiquer chez soi. Dégager le temps nécessaire, en coupant le téléphone et en chassant les pensées désagréables. Un petit coussin gonflable sous la nuque si la baignoire n'est pas suffisamment ergonomique, dos dénoué, genoux souples, on détend les mâchoires et on laisse les ondes apaisantes des endorphines nous envahir.
En se limitant à vingt minutes maxi, pour éviter à la fois de claquer des dents... et de ressortir toute fripée.

L'AVIS DU CHERCHEUR
En faire une bulle de détente, avec bougies parfumées, bonne littérature et musique douce.

Pour éviter tout excès, il est prudent de limiter à 55 °C le thermostat de son chauffe-eau.

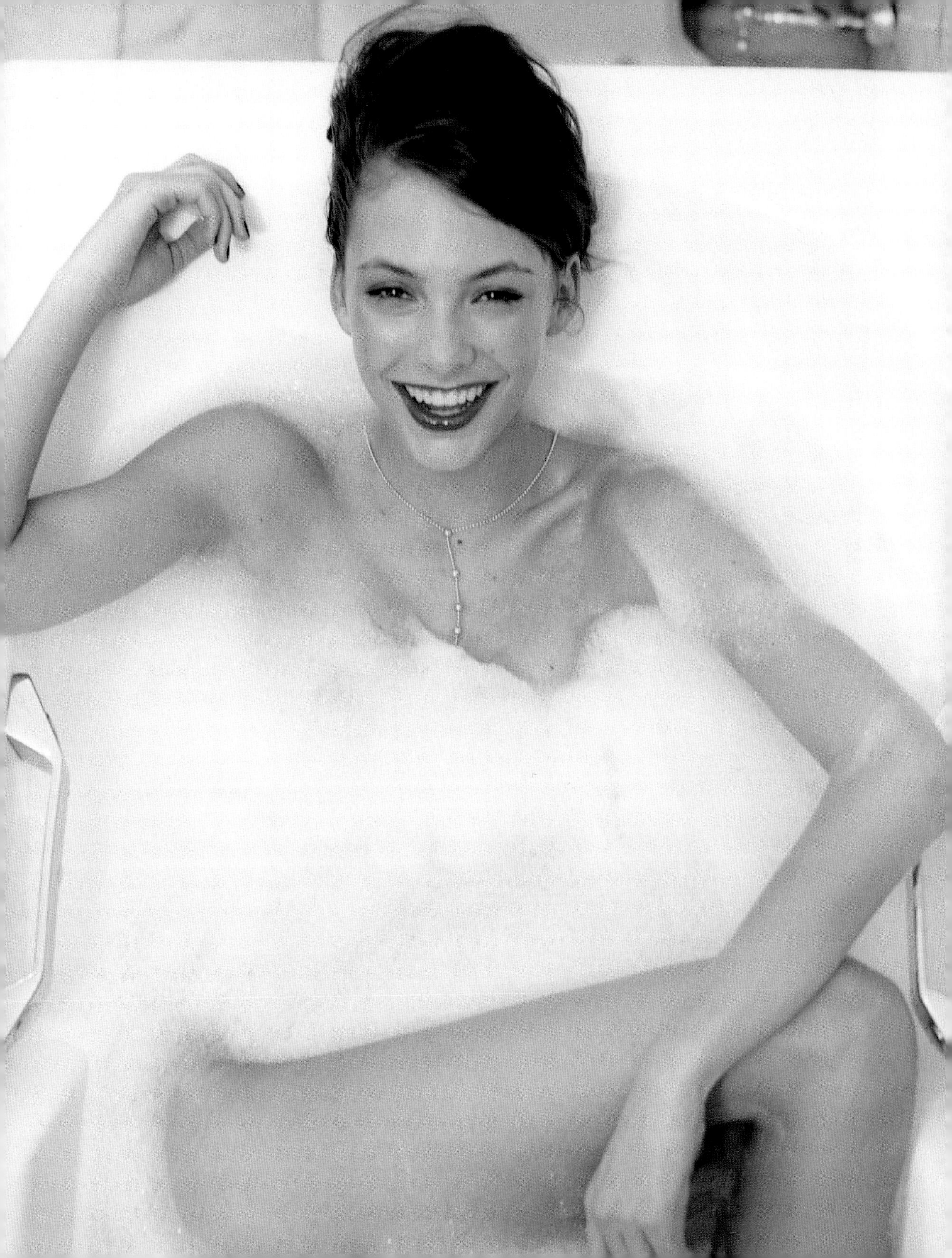

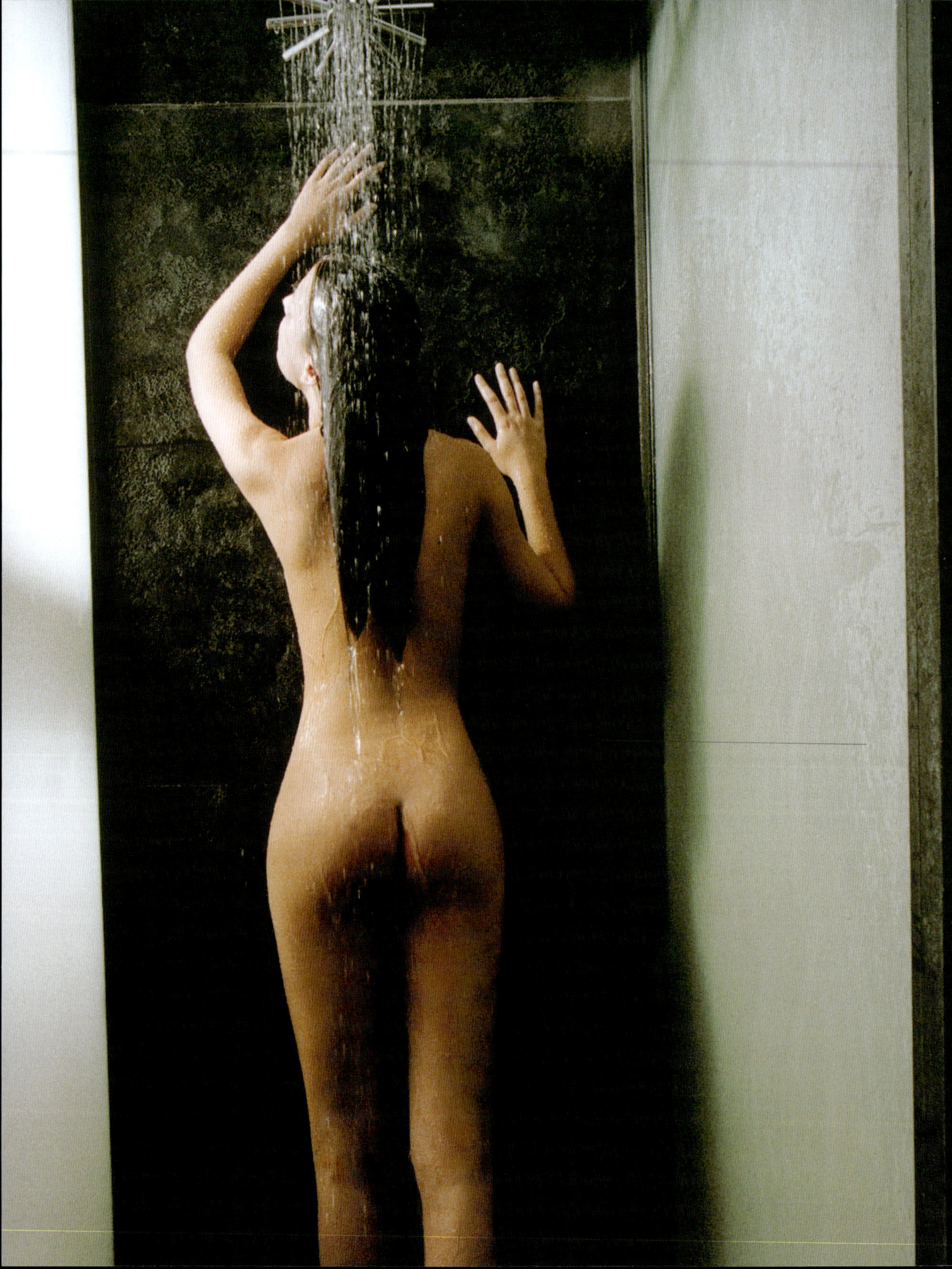

Énergie douche

Tonique par excellence, elle sait remettre les réveils à l'heure, clarifier les idées, gommer la fatigue et les tensions. En prime, on n'a rien trouvé de plus efficace… pour se laver !

LE MATIN... bonus tonus !

C'est le moyen d'évacuer les tensions liées à une mauvaise position de sommeil, aux contractures et autres maux de dos : hydromassage et jets bien dirigés savent détendre la musculature et donner le coup de fouet nécessaire pour relancer la machine grippée par la mise en veille nocturne.

FIN DE JOURNÉE

l'été… elle débarrasse de la transpiration, du sable et du sel, de retour de la plage ou de trekking, ou des scories de la ville caniculaire. Particulièrement bienfaisante et relaxante, elle permet au corps d'oublier la chaleur de la journée et allège les jambes (à condition de régler le jet final en position froid).

l'hiver… elle délasse de la pollution et des fatigues accumulées, et permet de se ressourcer avant une soirée. Éviter les douches trop chaudes qui rendent l'endormissement problématique.

APRÈS LE SPORT, LE RÉCONFORT

Elle élimine les nœuds musculaires et la sueur de l'effort, le chlore de la piscine…

HYDROTHÉRAPIE MAISON

Jets multiples, massages, cabines hammam, l'imagination des fabricants n'a spa… de limites. Et la salle de bains devient de plus en plus une pièce à vivre à part entière.

60 litres pour une douche contre 150 litres pour un (grand) bain… L'écologie semble avoir choisi son camp… Sauf si l'on reste 20 minutes sous la douche.

La douche écossaise, devenue synonyme de faire passer son interlocuteur du chaud au froid, au sens figuré, vient réellement des pratiques d'hydrothérapie de l'Écosse du XIXe siècle.

L'AVIS DU DERMATOLOGUE
La douche lave, mais dessèche la peau. Huiles de corps et gels douche nourrissants sont de rigueur… avant de passer à l'étape hydratation !

Années, fatigue… on gomme tout !

Exfolier pour faire peau neuve est "le" réflexe de survie pour nos petites cellules … Là encore, le corps ne doit surout pas être en reste !

LES PLUS

Non seulement on **affine le grain** de la peau, mais le fait d'exfolier va aussi offrir une voie royale aux actifs des produits appliqués (minceur, relaxants, nourrissants, hydratants) et les rendre **plus efficaces**, sur une peau plus perméable.

ON ATTAQUE PAR LE HAUT

Une dose généreuse de *scrub* pour les **épaules** et les **bras**, que l'on frotte en mouvements circulaires. **On met la gomme** sur l'arrière des bras et surtout sur les **coudes**, zones clés qui deviennent facilement rêches avec un désagréable aspect crevassé. On est plus timide sur le décolleté, qu'il ne faut pas négliger pour autant, et surtout sur les seins, à ménager dans tous les gestes du quotidien.

JAMBES SATINÉES On remonte depuis les **chevilles** le long des **mollets** (parfait avant une séance d'épilation) en insistant sur les **genoux**, puis les **cuisses** et les **fesses**, toujours en gestes circulaires pour une douceur incroyable.

QUAND ?

Idéalement, une fois par semaine (pas plus de deux, en tout cas, au risque d'agresser l'épiderme), sous la douche, pour profiter de la peau humide… et pouvoir rincer intégralement, sans avoir la moindre trace des petites billes de *scrub*.

L'AVIS DU DERMATOLOGUE

BIENVENUE AUX SCRUBS !

Le scrub, ou crème de gommage, est un alliage extrêmement efficace de petits grains ponceurs enrobés dans une crème qui apporte toute la douceur nécessaire. Les formules spécial corps sont légion et proposent des plus spécifiques en fonction de leurs actifs.

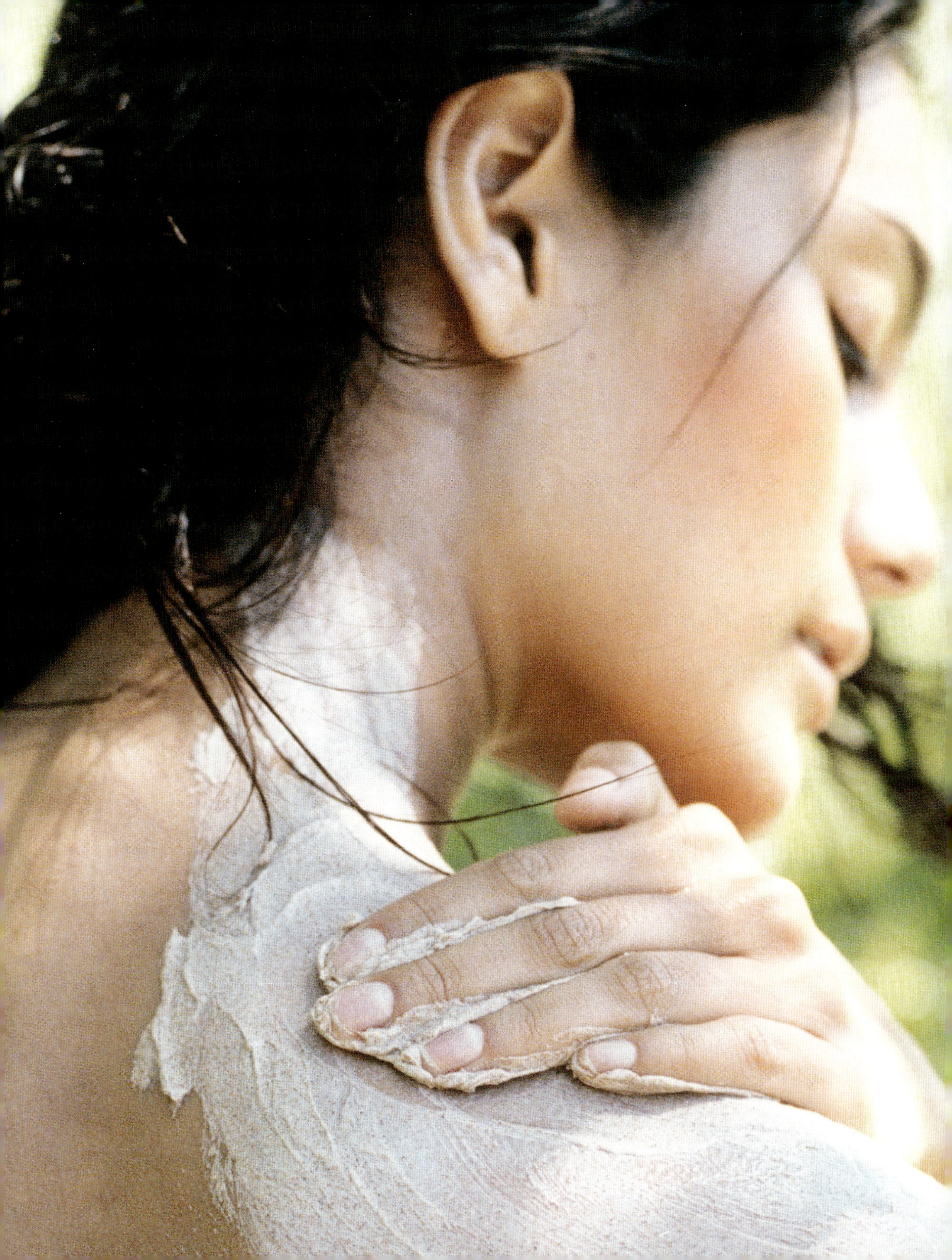

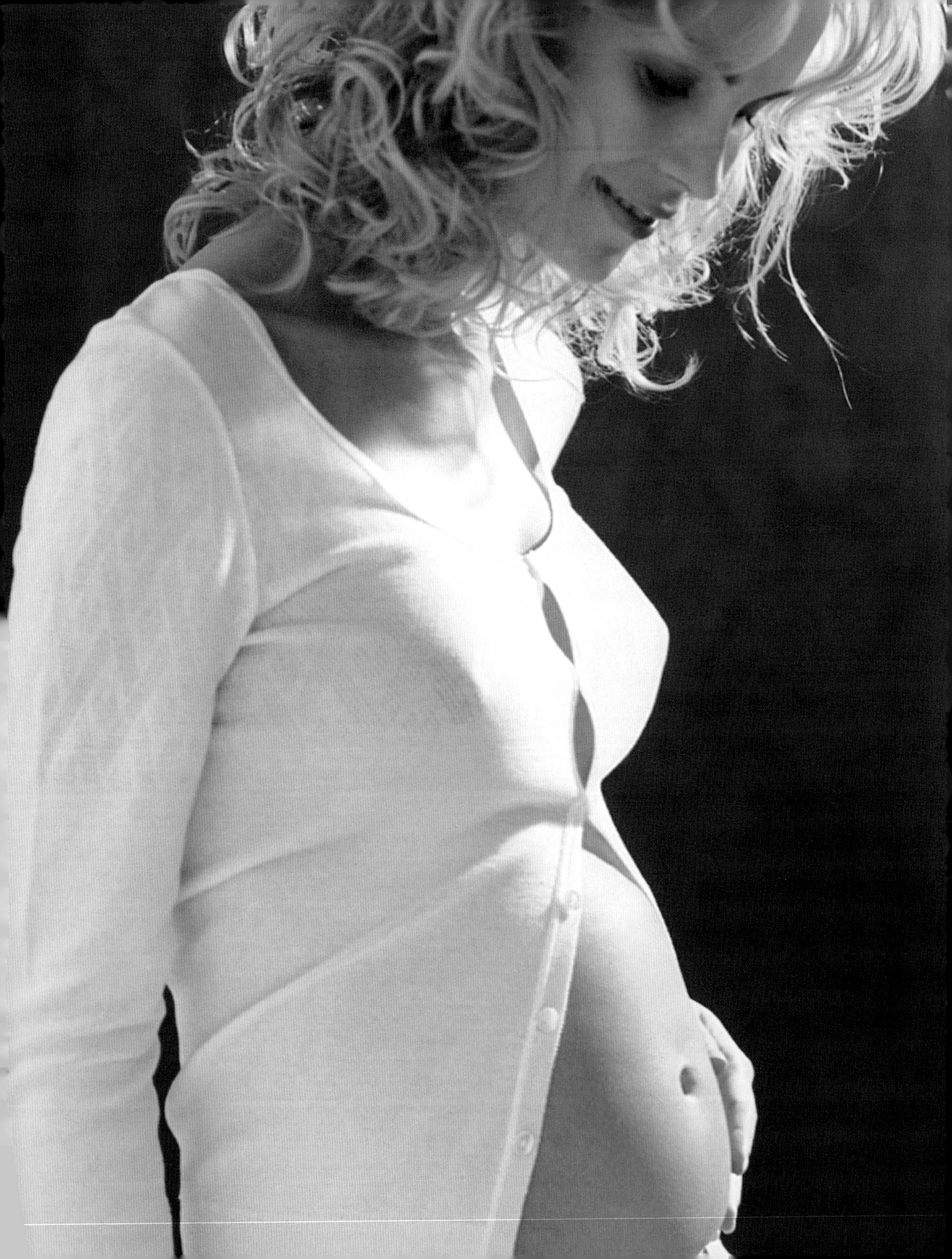

Future et jolie maman

Une incroyable parenthèse physiologique, une traversée sereine qui nous comble de bienfaits… mais où il est, plus que jamais, question de se chouchouter. Mode d'emploi.

AVEC 100 000 FOIS PLUS D'HORMONES… votre peau est gorgée d'eau, stockée avec le sel au niveau du derme. Traduction simultanée de cette ultra hydratation : un incroyable éclat. Les estrogènes font aussi le ménage : excès de séborrhée et acné vont être très améliorés dans 99 % des cas…

PRÉVENTION ANTI-VERGETURES Les fibres, soumises à une pression trop forte, peuvent craquer, chez certaines, au niveau du derme, là où se nichent collagène et élastine. Pas d'autre solution que d'hydrater sans relâche ventre, seins, hanches et haut de cuisses, au moins matin et soir. Ultra nourrissantes, les formules spécial vergetures vont capturer les molécules d'eau.

À BAS LE MASQUE la synthèse de la mélanine étant elle-même boostée, écran total sans exception.

LA PRISE DE POIDS doit être limitée et contrôlée. Si une grande partie des problèmes pourra être rectifiée après, il vaut mieux que la peau n'ait pas été trop distendue. La cellulite superficielle (la peau d'orange) résulte aussi de l'imprégnation hormonale importante. Pendant la grossesse, la lutte est un peu inégale. Boire beaucoup d'eau, manger peu salé, et pratiquer quelques massages drainants vous aidera.

RESTER FERME… EN DOUCEUR

Petit catalogue des activités recommandées (soutien-gorge de rigueur !) : **marche**, **natation**, **gym douce**, **yoga**, **stretching**, **gym aquatique**, **vélo (d'intérieur !)**.

J - une semaine
épilation + coupe
manucure + pédicure.

À glisser dans la trousse beauté maternité
- shampooing sec
- lingettes hydratantes
- déodorant doux sans parfum
- brumisateur d'eau minérale
- terre de soleil anti grise mine
- mascara… waterproof !

L'AVIS DE L'ANGIOLOGUE
- Vigilance : 20 % des varices apparaissent à la première grossesse, 40 % à la seconde…
- Être plus ou moins sujette aux vergetures est héréditaire. Votre maman en a eu ? Et alors ? Vous tenez peut-être votre capital génétique de votre père !
- Les “graisses de réserve” s'accumuleraient pour nous permettre d'allaiter.

À la source de l'hydratation

Une attente quotidienne pour le corps comme pour le visage : restaurer l'équilibre en eau de la peau est une priorité de santé privée.

C'EST POUR MIEUX NOUS PROTÉGER

... que notre peau est imperméable à l'eau ! Sinon, on ne pourrait pas prendre un bain sans se transformer en éponge géante ! Mais l'eau que nous buvons quotidiennement (et qui compose nos aliments) nous échappe sans cesse (c'est la perspiration) : d'où la nécessité d'inventer des moyens pour la préserver naturellement en renforçant nos mécanismes de défense passive.

AU SECOURS, ON M'OUBLIE !

À part l'été (plage oblige), nous avons beaucoup trop tendance à négliger d'hydrater notre corps, pourtant en première ligne face aux agressions (en tête de liste, l'eau, mais aussi les variations de température, l'abus de soleil, le stress...).

LE FROID DÉSHYDRATE... autant que le chaud !

La peau des jambes et des bras, particulièrement dépourvue de glandes sébacées, souffre justement l'hiver. On protège son corps avec des vêtements chauds... mais il faut aussi offrir à sa peau une "garde-robe" cosmétique adaptée.

L'utilisation quotidienne d'un soin nourrissant et hydratant aide la peau à renforcer sa protection. Cette microcouche protectrice a une action comparable à celle du sébum, base de la fine pellicule hydrolipidique dont notre peau ne peut se passer.

Eau secours
Si l'on se plonge dans l'eau jusqu'au cou, même si l'on est totalement déshydraté, on perd toute sensation de soif !

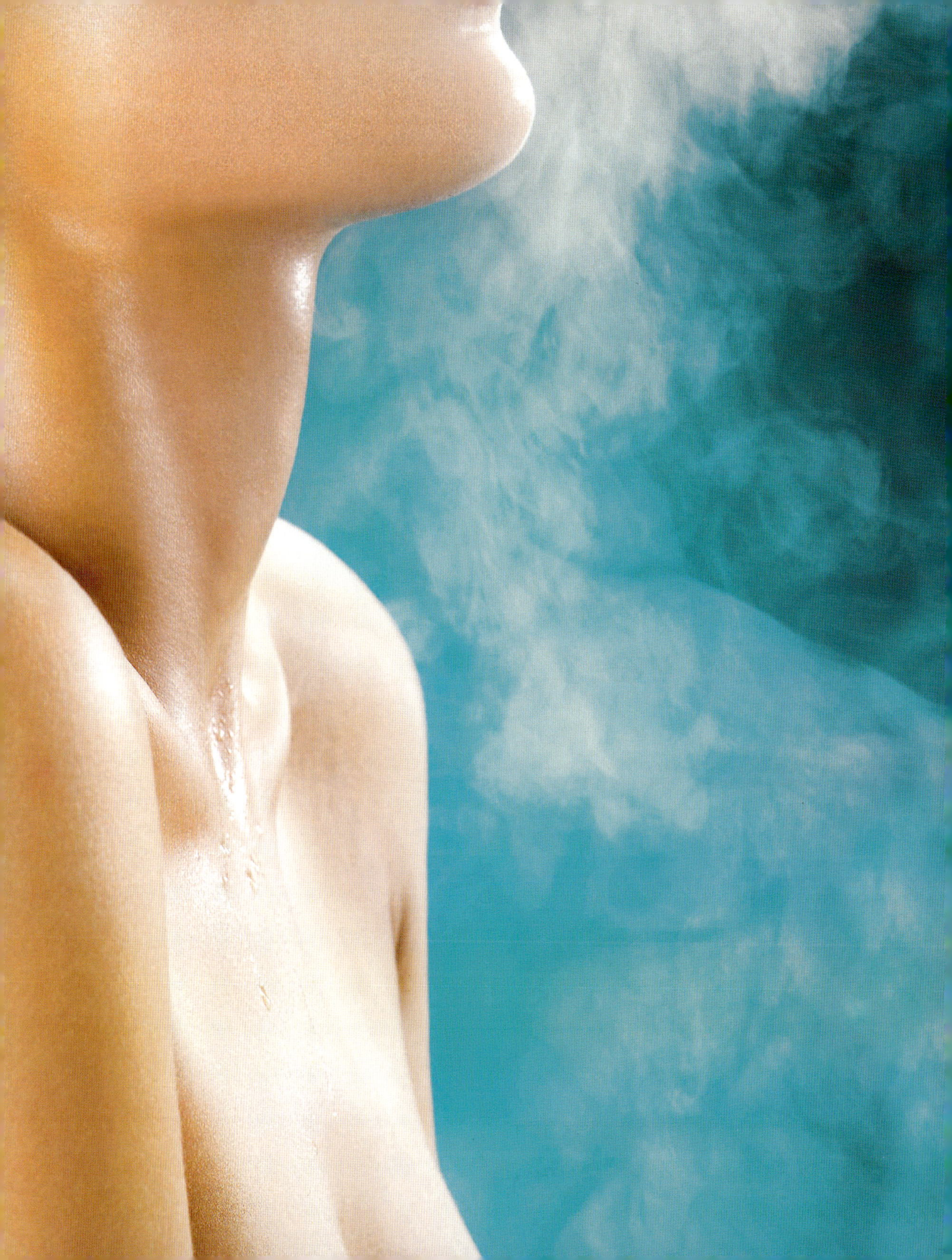

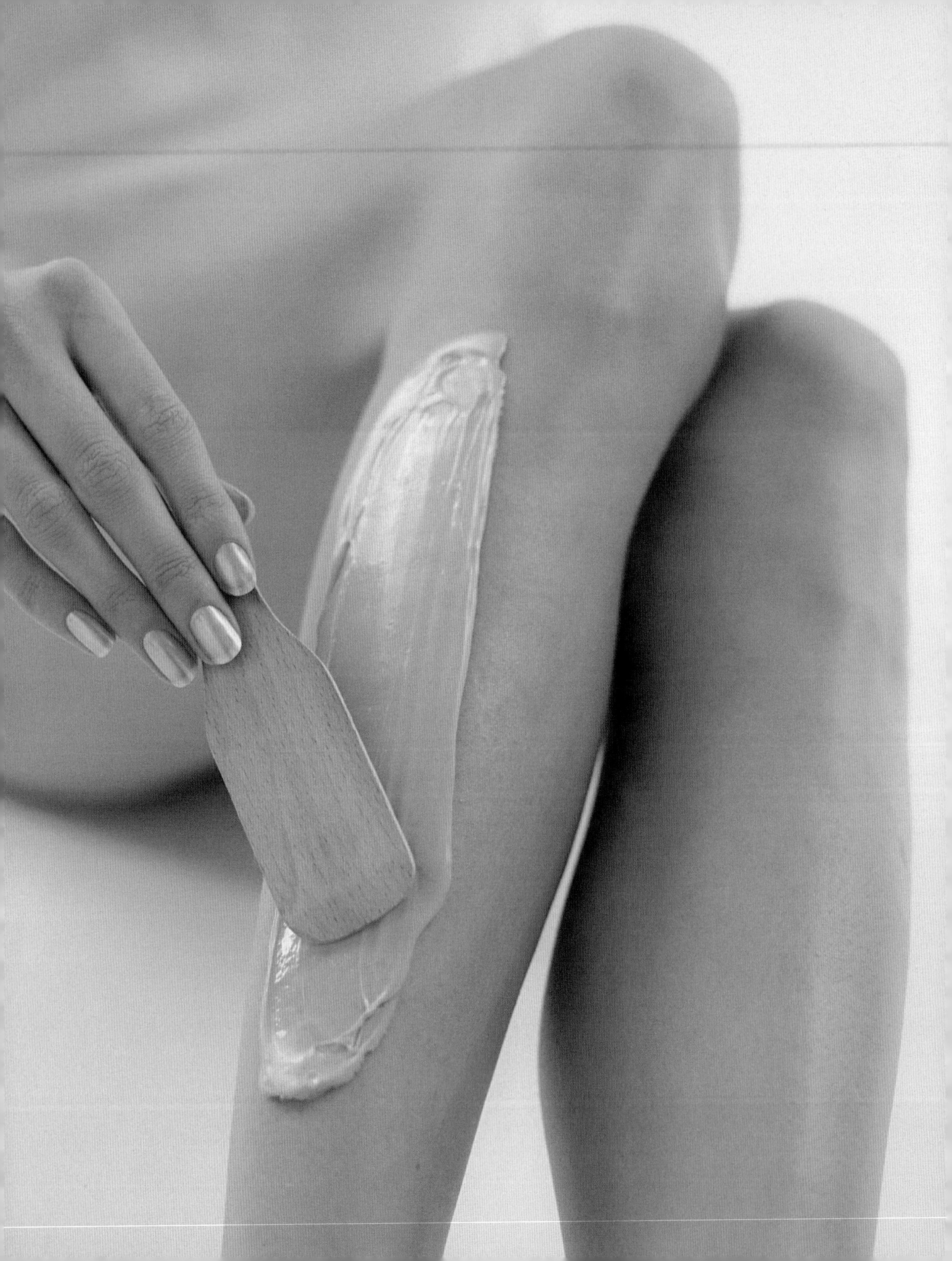

Lissée, épilée : table rase des idées reçues

Jambes satin, maillot et aisselles que j'aime… nettes. Des réponses qui tombent pile pour une peau lisse.

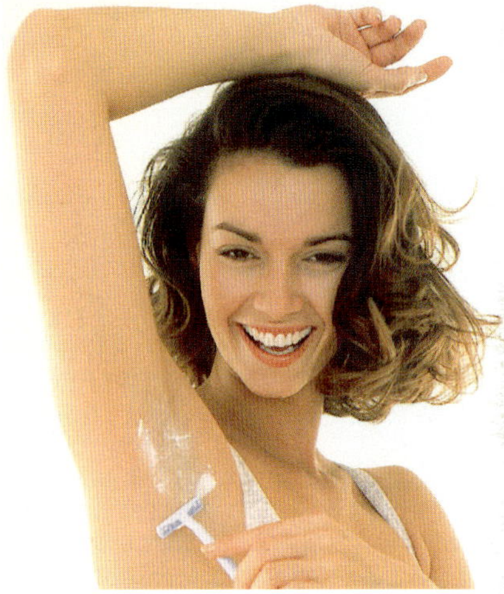

LA CIRE La palme de la longévité et de l'efficacité, avec des textures souples en net progrès. Maison pour les expertes ou en institut, de préférence, pour la dextérité (et l'arrière des jambes !). Deux impératifs : une cire jetable à usage unique (hygiène oblige) appliquée tiède (pour éviter tout problème veineux). Du talc entre chaque bande protège des irritations.
Pour limiter les poils sous la peau : gommage avant la séance (jamais au gant de crin) et hydratation à répétition après, avec des formules spécial anti-repousse. Et **pince à épiler** pour les raccords. Options hammam : un délice oriental tout sucre tout miel.

LE RASOIR pour les urgences, il garde toute sa légitimité. Mais s'il ne stimule pas la repousse, le fait qu'il coupe le poil au ras de la peau, le rend plus épais… et ça pique ! Côté confort, adoucissants intégrés ou mousse, jetable ou à lames, il s'accessoirise au féminin : profiter du bain pour une peau mieux préparée.

L'ÉPILATION CHIMIQUE à utiliser avec précautions, et après un test (touche d'essai 24 h avant). À rincer sous la douche, mais en évitant de savonner pour prévenir les irritations.

L'ÉPILATEUR ÉLECTRIQUE une très intéressante alternative au rasage dans le mesure où il arrache (une partie) des racines. Il est aussi beaucoup plus sympathique, avec des versions anesthésiantes (froid, gel). On imite en passant un glaçon avant !

LA DÉCOLORATION à préférer pour le visage et les bras, sauf cas extrêmes.

Le bon âge pour commencer ? Le plus tard possible, pour éviter de transformer un duvet adolescent en vrais poils.

L'AVIS DU MÉDECIN ESTHÉTIQUE

Côté épilation longue durée (on n'emploie plus le terme "définitive") l'épilation à lumière intense pulsée va pénétrer la mélanine du poil et détruire la racine. Plus efficace et moins douloureuse que les générations précédentes (laser compris) sur les poils pigmentés, elle reste un travail de longue haleine, sur plusieurs mois, avec des séances de rappel annuelles.

Quelle formule pour qui ?

Comment s'y retrouver, dans la profusion de pots et autres flacons ? Petit guide des textures, afin qu'elles vous donnent le meilleur d'elles-mêmes !

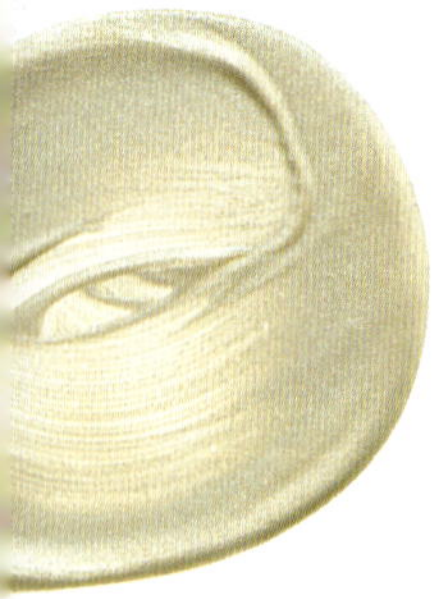

MASQUES

Les pros du soin à domicile : temps de pause plus long, actifs surpuissants, ils gèrent les problèmes de fond en relais ou cure.

SÉRUMS

Très concentrés en actifs, rapidement absorbés, ils complètent ou boostent l'action du soin qu'on va leur superposer. À utiliser toute l'année ou en cure, quand la peau est fatiguée.

CRÈMES

Texture-star, reine des soins hydratants et anti-âge… Plus ou moins généreuses et fondantes, elles se déclinent dans de multiples propositions pour un confort sur mesure.

LAITS

Plus liquides que les crèmes, ils pénètrent rapidement. Idéal pour le corps : on peut s'habiller tout de suite après l'application.

FLUIDES

Dits aussi émulsions. Fins et légers, les fluides sont destinés aux peaux à tendance mixte ou aux climats chauds.

GELS

Le plus souvent transparents, ils ne laissent pas de film gras sur la peau et assurent une sensation de fraîcheur.

HUILES

Idéales pour un rendu satiné sur le corps (effet glossy very sexy). Les huiles sèches pénètrent rapidement sans résidus gras.

SPRAYS

Légers et frais, utilisables en un clin d'œil. Parfait pour les produits solaires que l'on applique à répétition et pour des zones difficiles d'accès comme le dos. Les hommes aiment.

L'AVIS DU PHARMACIEN BRIGITTE LEROUX (Lierac)

Il vaut mieux ne pas juger trop vite : il faut de 21 à 40 jours pour mesurer l'efficacité d'un soin, soit le temps du renouvellement cellulaire. La déception est parfois liée à une mauvaise utilisation ! La multiplication des formes galéniques n'est pas qu'un argument marketing : les formulations ne sont pas interchangeables. Ainsi, côté produits solaires, avec le même indice, une crème sera plus efficace en termes de couverture qu'un spray.

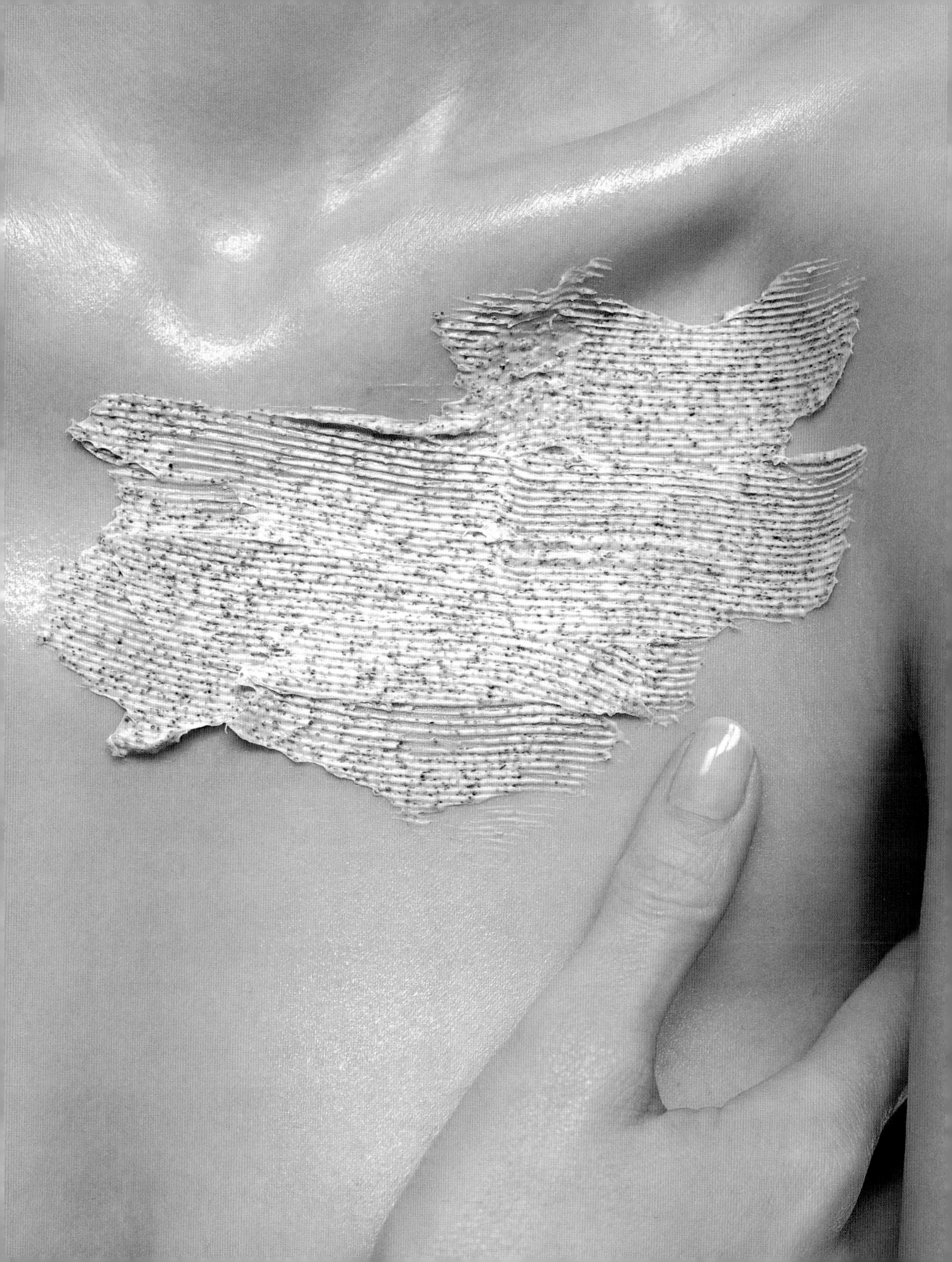

équilibre 4

MA LIGNE…

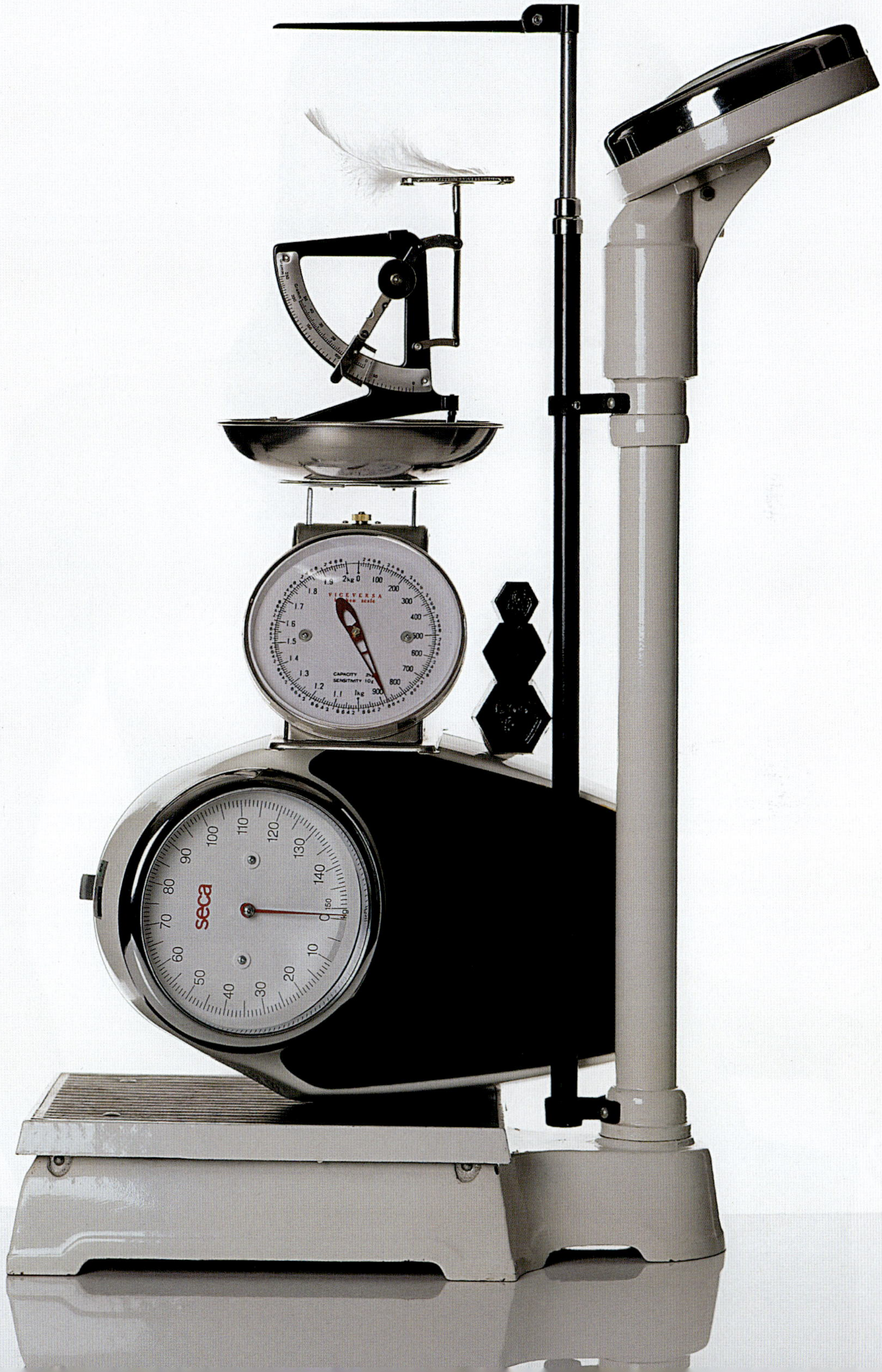
VICEVERSA
seca

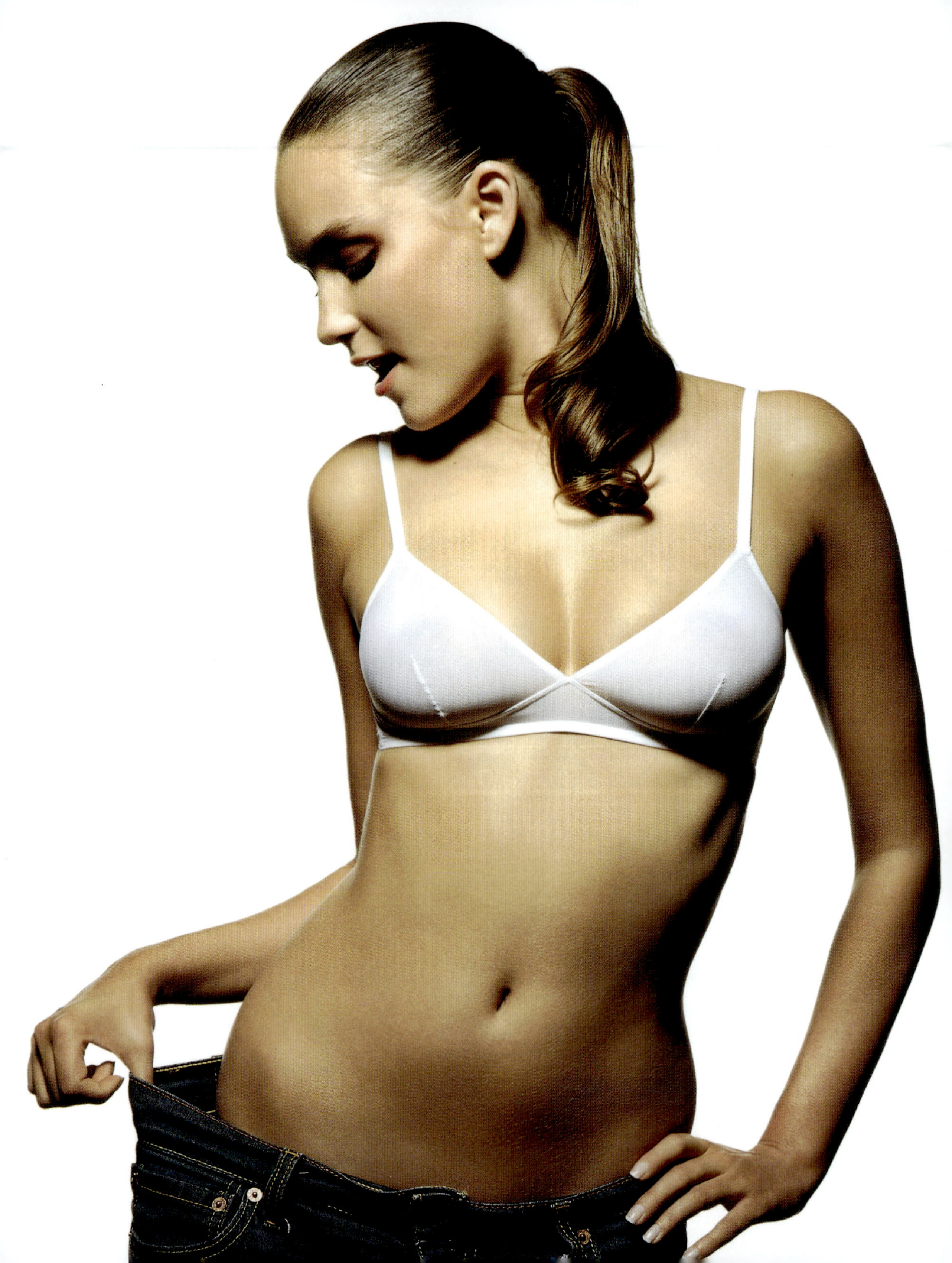

L'harmonie en ligne de mire

Ferme sur les objectifs

Traquer notre ennemi héréditaire N°1, la cellulite ? Certes, mais en gardant sa raison et sa féminité : se délester d'une graisse disgracieuse et inconfortabe n'a rien à voir avec la recherche obsessionnelle du malheureux gramme de trop.

Un petit capiton sur le ventre ? Il suffit de pincer la peau entre deux doigts en appuyant jusqu'à la paroi musculaire, de mesurer et de diviser par deux pour obtenir l'épaisseur de la couche de graisse. À partir d'1,5 cm, la réponse est oui !

L'AVIS DU MÉDECIN LE DOCTEUR CLAUDE GARDE
De nombreuses définitions de la cellulite ont été proposées par les médecins histologistes. La plus précise : l'hydrolipodystrophie, qui évoque à la fois l'accumulation des cellules graisseuses et le gonflement dû à l'eau piégée dans les tissus.

LA GRÂCE DES FORMES

La **graisse des formes** est sous dépendance hormonale, comme les veines. Les cellules graisseuses des zones exposées vont se remplir sous la ceinture (c'est le type "gynoïde", alors que les hommes se développent... à l'estomac !) avant de gagner le reste du corps. Elle n'épargne pratiquement aucune femme, même les plus minces ont droit au capiton.
Selon notre métabolisme, cette masse grasse représente **10 à 25 % de notre poids**. Elle est constituée de cellules à teneur lipidique élevée, les adipocytes, regroupés en globules graisseux emprisonnés dans un réseau de cloisons conjonctives et parcouru de vaisseaux sanguins lymphatiques et de fibres nerveuses. Elle contient 10 à 15 % d'eau.
L'**adipocyte** est une cellule extensible, capable de stocker une quantité importante de graisse, puisque **son volume peut augmenter 27 fois**. Le stockage des graisses dans les adipocytes se fait sous la forme de **triglycérides**, molécules synthétisées dans l'adipocyte à partir de glucose et d'acides gras libres. C'est le principe de la lipogénèse ; à l'opposé, la **lipolyse** effectue le déstockage des graisses. Mais, sous l'influence de divers facteurs (hormones, apports alimentaires supérieurs à la demande énergétique de l'organisme...), la **lipogénèse** augmente. Il se crée un déséquilibre stockage/déstockage, à l'origine de la formation et de l'installation de la cellulite. ▶

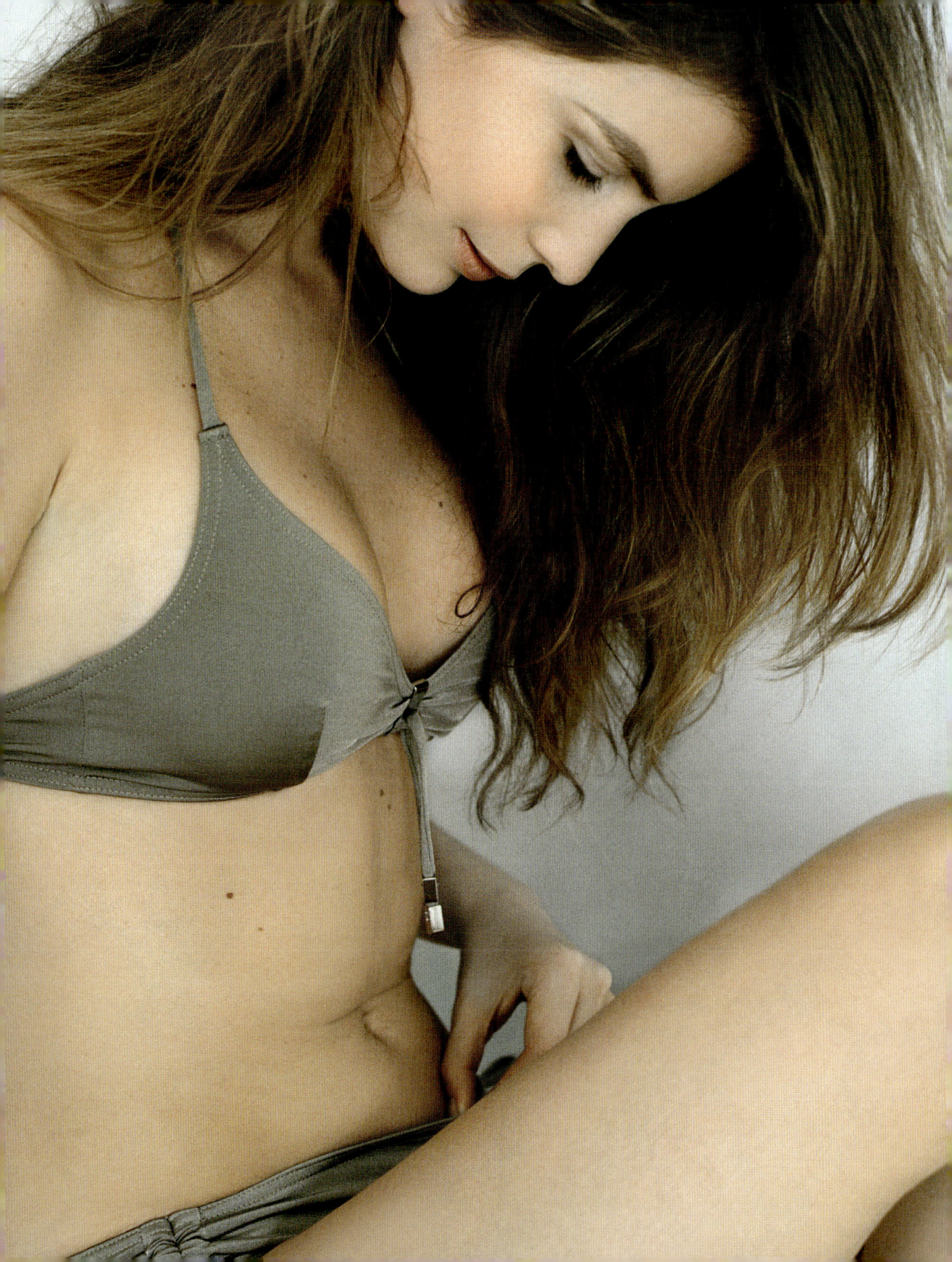

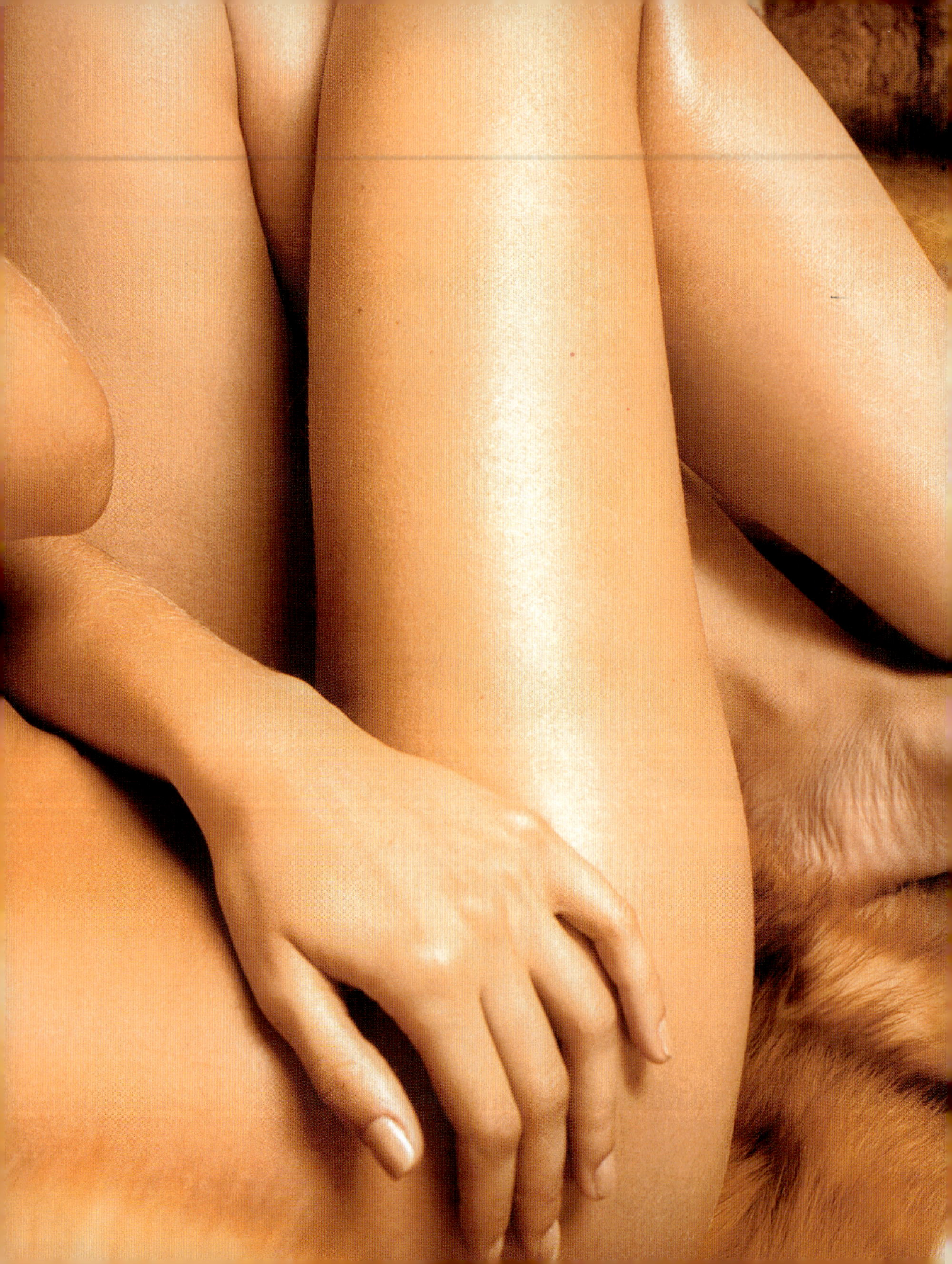

▶ LA CELLULITE À LA LOUPE

La cellulite touche toutes les femmes, dans une plus ou moins grande mesure : le moindre déséquilibre hormonal peut jouer un rôle de starter.

C'est souvent la première pilule contraceptive qui déclenche ou accroît le capiton. Les grossesses ont tendance à favoriser l'apparition de culotte de cheval ou de cuisses plus fortes. Les adipocytes sont pourvus de récepteurs de régulation, qui favorisent la synthèse de la graisse sur les cuisses et les fesses. La répartition différente à la ménopause, sur les hanches et le ventre, est liée à une production moindre d'hormones féminines.

La **cellulite superficielle** évolue selon le même rythme, souvent stimulée par les hormones contraceptives, puis substitutives.

Mais elle est plus sensible aux variations de la quantité d'eau dans les tissus, ce qui explique que le capiton soit très fluctuant, parfois même au gré du cycle.

Facteurs aggravants, l'âge, qui réduit progressivement le métabolisme (l'organisme consomme moins et, si les habitudes alimentaires n'évoluent pas, il y a surstockage), mais aussi des facteurs héréditaires ou ethniques (la générosité des formes méditerranéenne n'est pas une légende)...

L'IMC : TOUJOURS UN BON INDICE ?

L'IMC (indice de masse corporelle) = le poids divisé par la taille au carré (on vous le calcule sans problème sur Internet) :

- inférieur à 24,9 : normal (moins de 18,5 : alerte anorexie !)
- entre 25 et 29,9 : surpoids
- supérieur à 30 : obésité.

Une jeune femme d'1,65 m peut peser en moyenne de 50 à 65 kilos. Elle sera considérée comme obèse au-dessus de 80 kilos. **Attention, ces paramètres varient en fonction de l'âge**.

Nous sommes loin des canons de beauté des siècles passés où les silhouettes callipyges étaient signes de bonne santé. L'égalité n'est plus ce qu'elle était... au royaume des jambes fines et des jupes courtes. Du coup, la médecine s'est découvert une autre vocation, au service de la beauté... à condition que beauté et santé suivent le même chemin. La résolution de problèmes d'apparence esthétique améliore le pronostic fonctionnel et vital : vivre mieux, plus beau et plus longtemps.

L'AVIS DU COACH

Les balances impédancemètres permettent d'évaluer sa masse grasse (ainsi que d'autres précieuses données biologiques) au lieu de se cantonner à la stricte mesure du poids.

Je me prends en mains

Prendre le problème à bras-le-corps, ça donne des résultats. À condition de ne rien lâcher : prise en charge quotidienne de rigueur. La clé ? Des massages ciblés, pour une peau lissée, tonifiée, et un authentique impact sur la cellulite (et les varicosités) !

Baisser le chauffage
L'organisme dépense davantage s'il a besoin de lutter contre le froid.
L'eau représente seulement 30 % du poids des tissus adipeux : perdre du poids, c'est épuisant. D'où la nécessité de boire plus pour faciliter le travail des reins en éliminant les impuretés.

L'AVIS DU MÉDECIN
LA PEAU D'ORANGE
On l'appelle aussi cellulite superficielle, en opposition à la cellulite profonde ou graisse des formes. Elle constitue un véritable "capiton" qui recouvre assez uniformément les membres inférieurs, le bassin et aussi le haut du corps. Elle regorge d'eau et se trouve emprisonnée dans des logettes de tissu fibreux, qui empêchent la microcirculation de se faire parfaitement. Elle est très sensible aux hormones féminines et particulièrement à la progestérone. C'est elle qui donne l'aspect cutané capitonné.

POUR QUE LES CAPITONS CAPITULENT !

4 semaines d'application minimum, tous les jours après la douche, **crème ou gel amincissant** riche en actifs drainants déstockants (caféine, orange amère, lierre, marron d'inde, ginkgo biloba, calcium, extrait de soja) qui favorisent la diminution de la rétention d'eau et l'élimination des toxines, **à booster par le massage.**
Le bon starter : compléments alimentaires anti-gras et anti eau (cassis, thé vert, pissenlit…).

MASSAGE CLASSIQUE

Par **mouvements circulaires**, on remonte des chevilles jusqu'en haut des cuisses, en terminant par les hanches et les fesses.

ULTRA PRO : LE DRAINAGE VEINEUX MANUEL

Il consiste à mieux chasser l'eau prisonnière des tissus dans les veines, en rétablissant les différences de pression afin que le flux sanguin retrouve un sens logique. Le réseau profond (dans les muscles) et le réseau superficiel (entre muscles et peau) communiquent via des "siphons" (perforantes), que l'on va stimuler.
Assise, jambes allongées, on replie la jambe à masser pour débuter sur la face interne du pied, puis on remonte vers l'aine à l'intérieur de la jambe et de la cuisse. Répéter 10 fois, en allongeant la jambe lorsque l'on arrive à l'aine. **Pour le devant de la cuisse**, on remonte de l'extérieur du genou jusqu'à l'aine. **Pour l'extérieur de la cuisse**, on part de la culotte de cheval en descendant vers l'arrière du genou. **Pour la jambe - mollet, genou et cheville -**, on procède toujours de bas en haut et **pour les hanches**, du dehors au dedans en direction de l'aine. On finit **les pieds au mur**, allongée sur le dos, en répétant des mouvements d'essuie-glace.

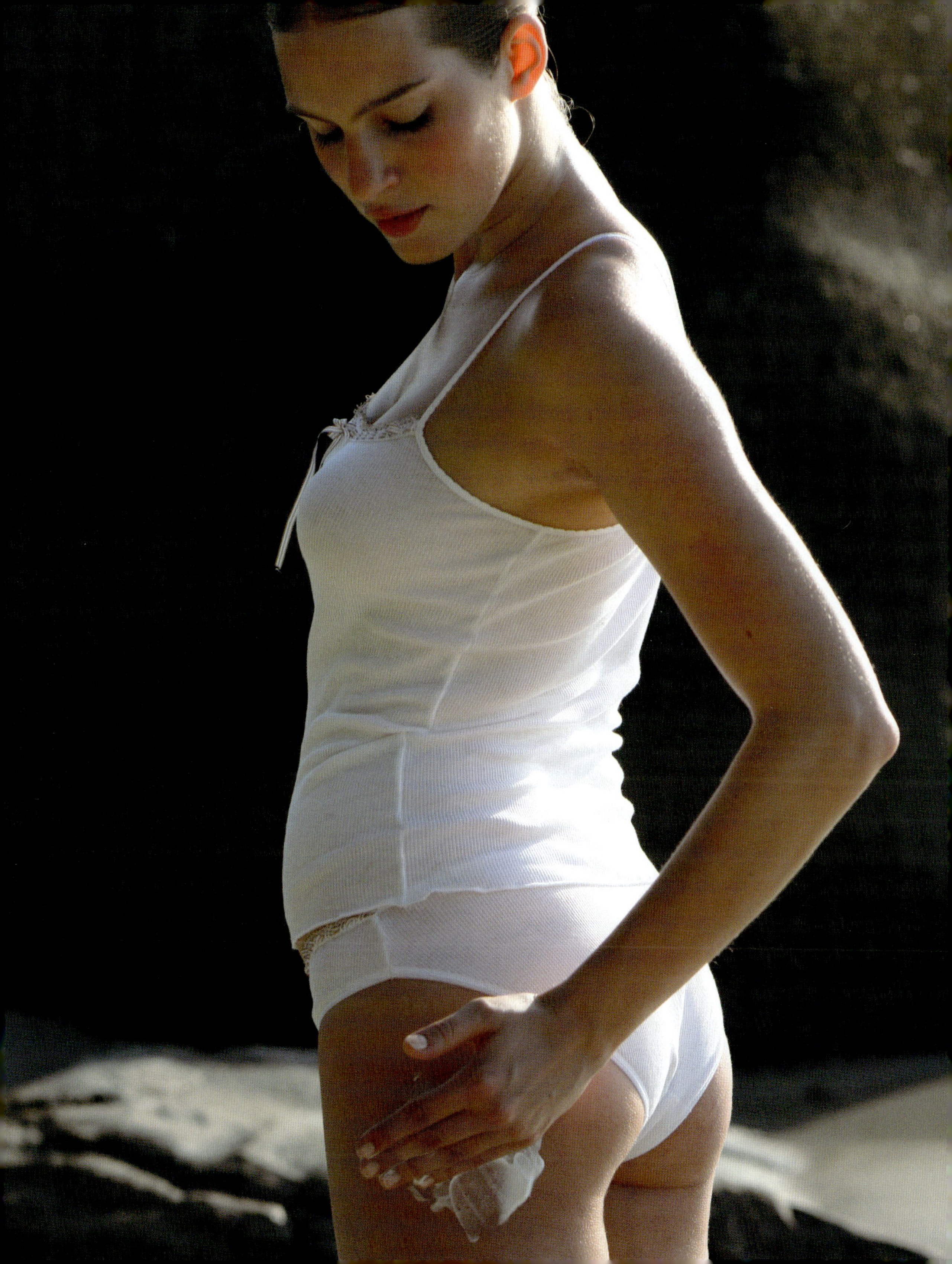

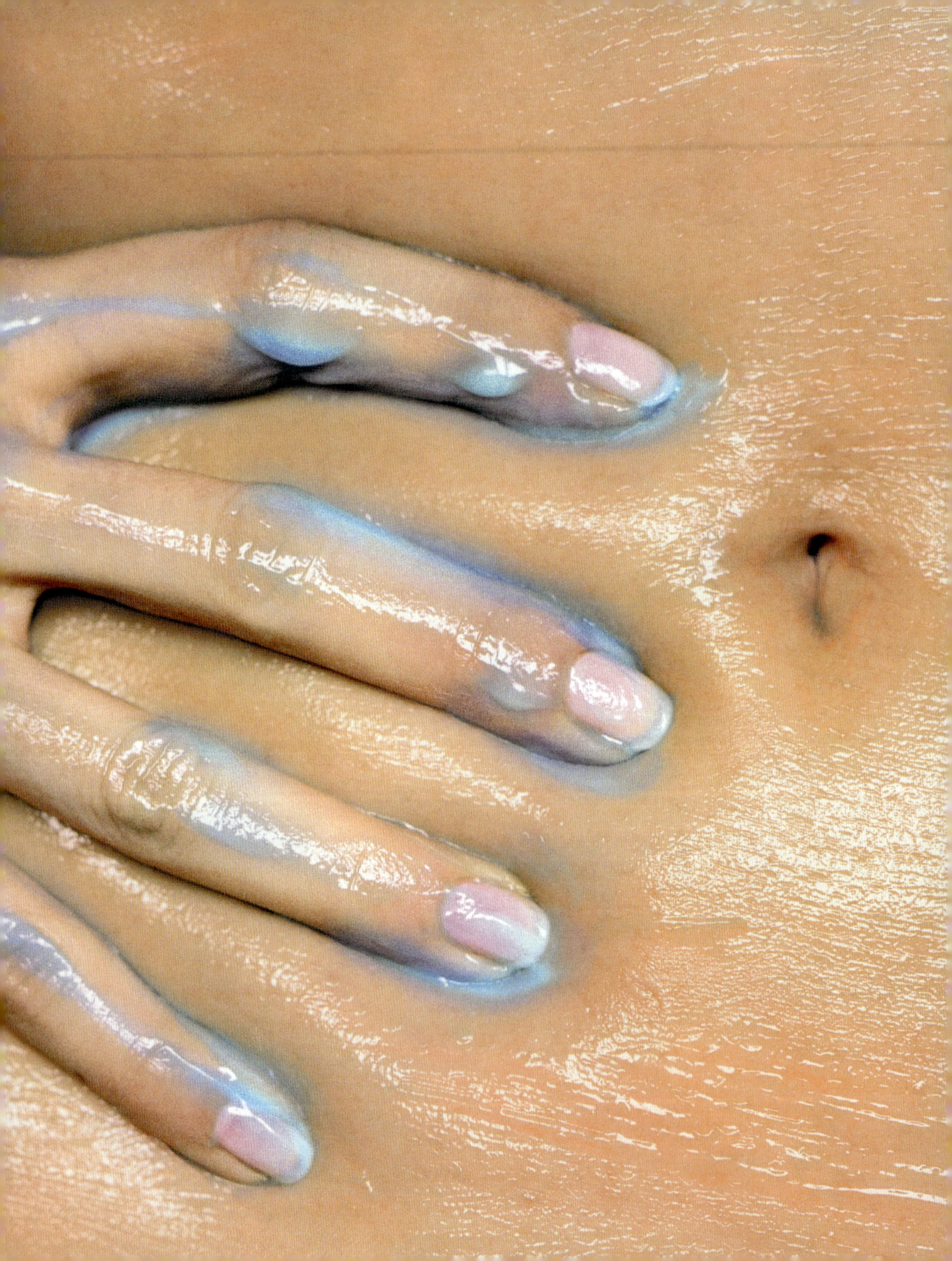

Lipo en toutes hypothèses

Des techniques éprouvées, une approche résolument esthétique mais rigoureusement médicale : petit catalogue des options commentées.

On commence par se débarrasser de tout ce qui peut aggraver votre cas (problèmes d'**hormones,** de **circulation**...).

Injections, ultrasons, palper-rouler, drainage lymphatique... Outre la gym et le sport, on fait le tour des traitements qui détruisent la barrière scléreuse. La **mésothérapie** (injection de produits avec une aiguille très courte) est efficace dans les cellulites localisées.

LE VENTRE, lieu de prédilection des petites réserves de graisse, est aussi celui de toutes les tensions (et dystensions) : en tête, les grossesses, qui parfois distendent la peau et l'enveloppe musculaire. Une échographie évaluera clairement l'état des lieux.

Que faire ? S'il s'agit d'un petit bedon, une **liposuccion** sous anesthésie locale résoudra efficacement le problème mais on peut comprendre que la chirurgie semble lourde et devra plutôt être réservée aux gros volumes. L'**hydrotomie** (ou **lipoclasie** ou **lipolyse**) propose le même résultat sans bistouri, sans hospitalisation – même ambulatoire – et sans suites. Le **lipolaser** ou **laserlipolyse**, mis au point depuis plusieurs années, a maintenant ses indications reconnues par tous, en ambulatoire, sans suites, sans arrêt de travail.

Quand il y a cumul des problèmes (paroi et peau distendues, épaisseur de graisse conséquente), une **plastie abdominale** est nécessaire. On retire la graisse, le plus souvent par **liposuccion**, on resserre les muscles si besoin et l'on retire la peau en excès. Une intervention lourde, non sans risques, et qui laisse une belle cicatrice. Bien réfléchir avant de s'engager ! ▶

L'AVIS DU CHIRURGIEN

QUAND L'ENVELOPPE MUSCULAIRE EST RELÂCHÉE : cela se traduit au milieu de l'abdomen par un élargissement de la zone de jonction gauche-droite (diastasis des droits), qui repousse le ventre en avant alors qu'il n'y a pratiquement pas de graisse à perdre ou enlever. La solution consiste à resserrer cette zone centrale de l'abdomen grâce à une incision, qui sera cachée sous le maillot. Lorsque la graisse est à l'intérieur de l'abdomen (ventre proéminent, tour de taille supérieur à 80 cm), on est devant un syndrome métabolique, généralement associé à des problèmes de sucre et de graisse en quantité trop élevée dans le sang et à une hypertension. C'est un problème médical à prendre en compte.

Les fesses
Elles doivent toujours être mises en valeur. C'est la zone la plus complexe, mais aussi la plus passionnante pour le médecin. Toute la difficulté des traitements vient du fait qu'elles sont "suspendues" sur un cadre fixe et soumises à la pesanteur (elles sont toutes belles, allongées sur la plage).

Une poche aux genoux ?
Redoutable zone de stockage, sous dépendance hormonale, une inflammation peut favoriser la transformation de certaines cellules en adipocytes, en stimulant la lipogénèse (gonflement de ces réservoirs par une fabrication de graisse).

L'AVIS DU MÉDECIN
Avant toute intervention, une consultation approfondie, comme tout acte qui passe par une anesthésie, et qui n'est pas anodin.

▶ UN CAS D'ÉCOLE : LA FESSE

Perdre du poids veut dire vider l'enveloppe qui contient les kilos en trop : attention à la **ptose** (fesse qui descend), qui peut paradoxalement lui donner un aspect plus lourd. L'opérer s'apparente à de la sculpture : elle peut être travaillée sur une table inclinée à 35/45° pour tenir compte de la pesanteur, avec participation de l'intéressée (contraction des fessiers) et faisceau de techniques : **lipolyse** ou **lipolaser** s'il s'agit de réduire un volume, **lipofilling** s'il s'agit de remplir une zone, **lipolaser** pour retendre une zone. La **liposuccion** sous anesthésie générale... après avoir bien pesé le rapport bénéfice risque.

OBJECTIF JAMBES : LIPO SANS STRESS

La **liposculpture progressive ambulatoire** ou L.P.A. associe l'efficacité de la liposuccion (élimination par aspiration) à la légèreté d'un acte pratiqué sous anesthésie locale sans arrêt de travail, mais en milieu chirurgical. **Lipolaser** pour cellulite profonde ou cellulite des formes : moins lourd à mettre en œuvre que la liposuccion, il jouit d'un essor grandissant. La **lipolyse** peut être proposée sur les petites cellulites des formes (culotte, genoux), très intéressante sur la peau d'orange (il n'y a pas d'aspiration) associée à l'endermologie afin de régulariser la surface.

La **liposuccion classique** n'est pas un moyen de perdre du poids, mais des centimètres sur des zones anormalement développées. La liposculpture est réalisée à l'aide d'une canule reliée à une source de vide. En fin de session (2 h 30 maximum), bandes collantes ou panty à porter au moins trois semaines. L'intérieur des cuisses est le plus délicat à traiter : il faut être très attentif à la qualité de la peau.

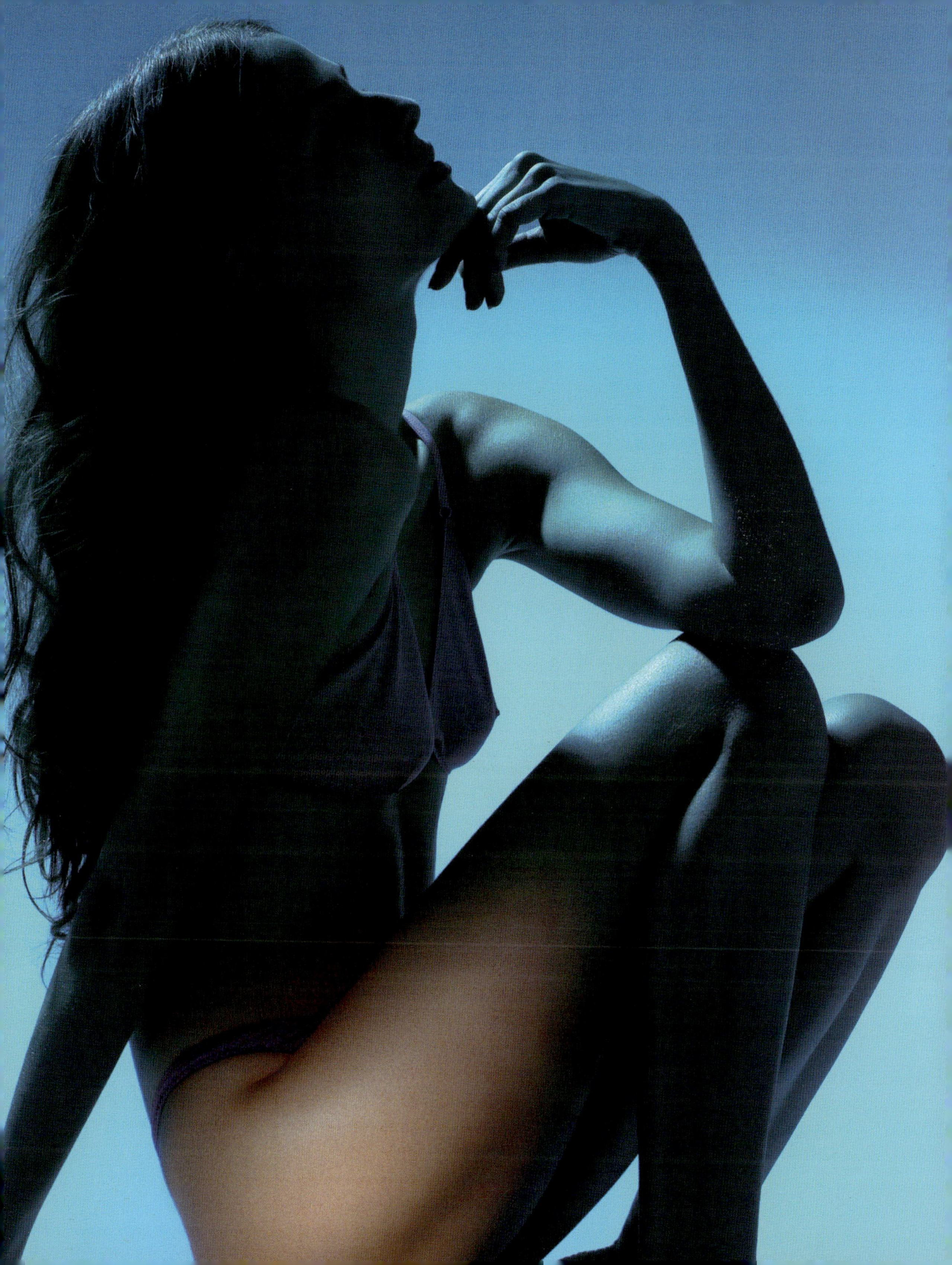

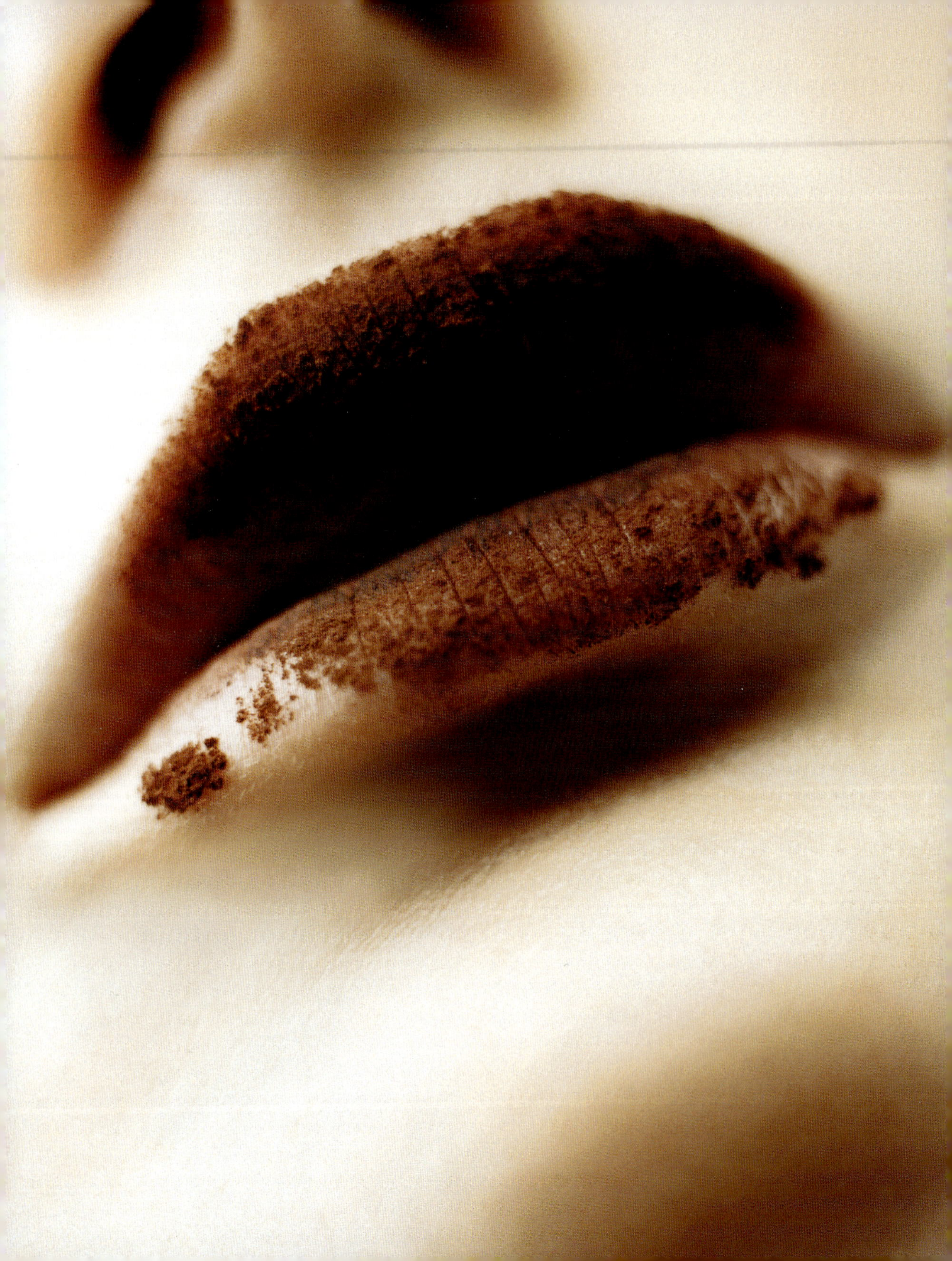

Croquer
dans la vie
me nourrir
de plaisir

Tabler sur la santé !

C'est la base de tout : une alimentation équilibrée permet de faire carburer l'organisme… en beauté.

Maigrir d'où je veux ? C'est l'objectif de la morphonutrition :
• trop de sucre et de légumes donnerait des seins et des cuisses
• trop de féculents donnerait du ventre
• trop de protéines développerait la poitrine et les muscles.

Mincir ? À la bonne heure ! Le principe de la chrono-nutrition : retrouver un rythme alimentaire en fonction de la demande. Du "bon" gras le matin, accompagné de protéines qui punchent pour bien démarrer, dense le midi, léger l'après-midi. Et le soir : ultra-léger !

L'AVIS DE LA DIÉTÉTICIENNE

LES ÉPICES REINES

La cannelle aide à abaisser le taux de sucre dans le sang. Le gingembre échauffe les sens avec plus de 40 composés antioxydants. Il facilite la digestion de l'ail et de l'oignon, à cuisiner dans le même plat, pour un effet optimisé des molécules bénéfiques. Et le curcuma (voir page 117).

PLUS QUESTION DE SE PRIVER

On a eu une indigestion de régimes affameurs ou de diètes farfelues. Aujourd'hui, une seule priorité : choisir le meilleur pour nourrir notre (belle) machine, ce qui sera tout bénéfice pour son moteur : le cerveau. Esprit sain dans un corps sain… va plus loin et plus longtemps.

Le mot d'ordre, **manger moins mais mieux** : des produits riches en substances protectrices (fibres, antioxydants, magnésium, vitamines et minéraux, phyto-œstrogènes, avec du bon gras (oméga 3). On prend soin de son intestin (deuxième cerveau et premier signal d'alerte), ce qui va permettre d'assimiler et de "profiter" de toutes ces délices.

PRO PROBIOTIQUES ?

Les probiotiques sont des "micro-organismes vivants qui, lorsqu'ils sont administrés en quantité adéquate, produisent un effet bénéfique sur la santé de l'hôte"… C'est-à-dire nous !

L'intestin a d'indispensables fonctions de digestion, d'assimilation, de défense et de tolérance. Une flore bactérienne déséquilibrée (stress, alimentation mal tolérée, médicaments…) entraîne un inconfort immédiat et des risques sur la santé à plus long terme. Les probiotiques restaurent la flore, améliorent les troubles fonctionnels intestinaux et permettent une meilleure assimilation des nutriments.

DIS-MOI CE QUE TU MANGES…

Notre **morphotype** serait en partie dû à notre alimentation.

Tout ceci doit être tempéré par le rôle des récepteurs hormonaux localisés sur les adipocytes, de l'hérédité, de l'ethnie… ▶

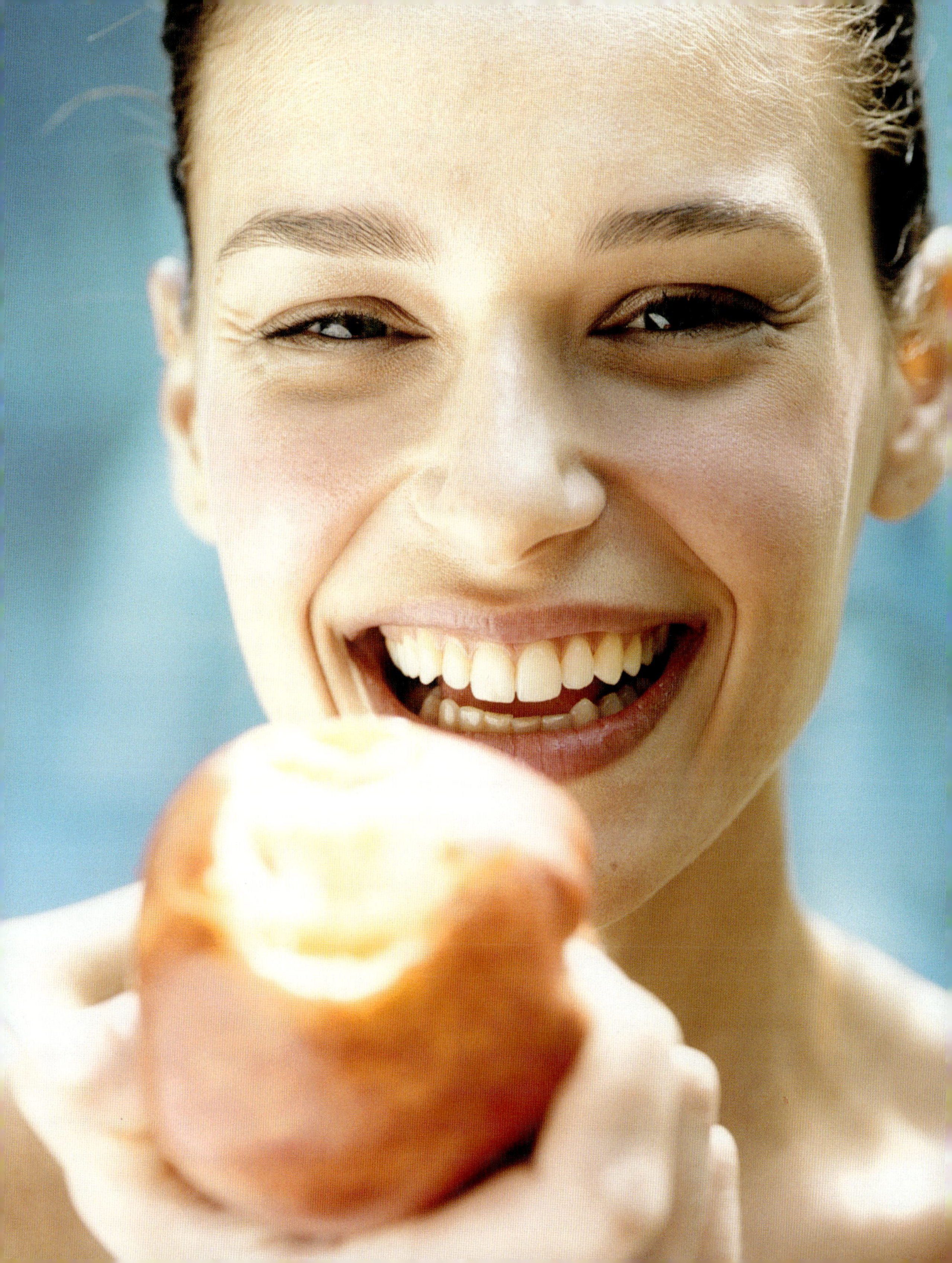

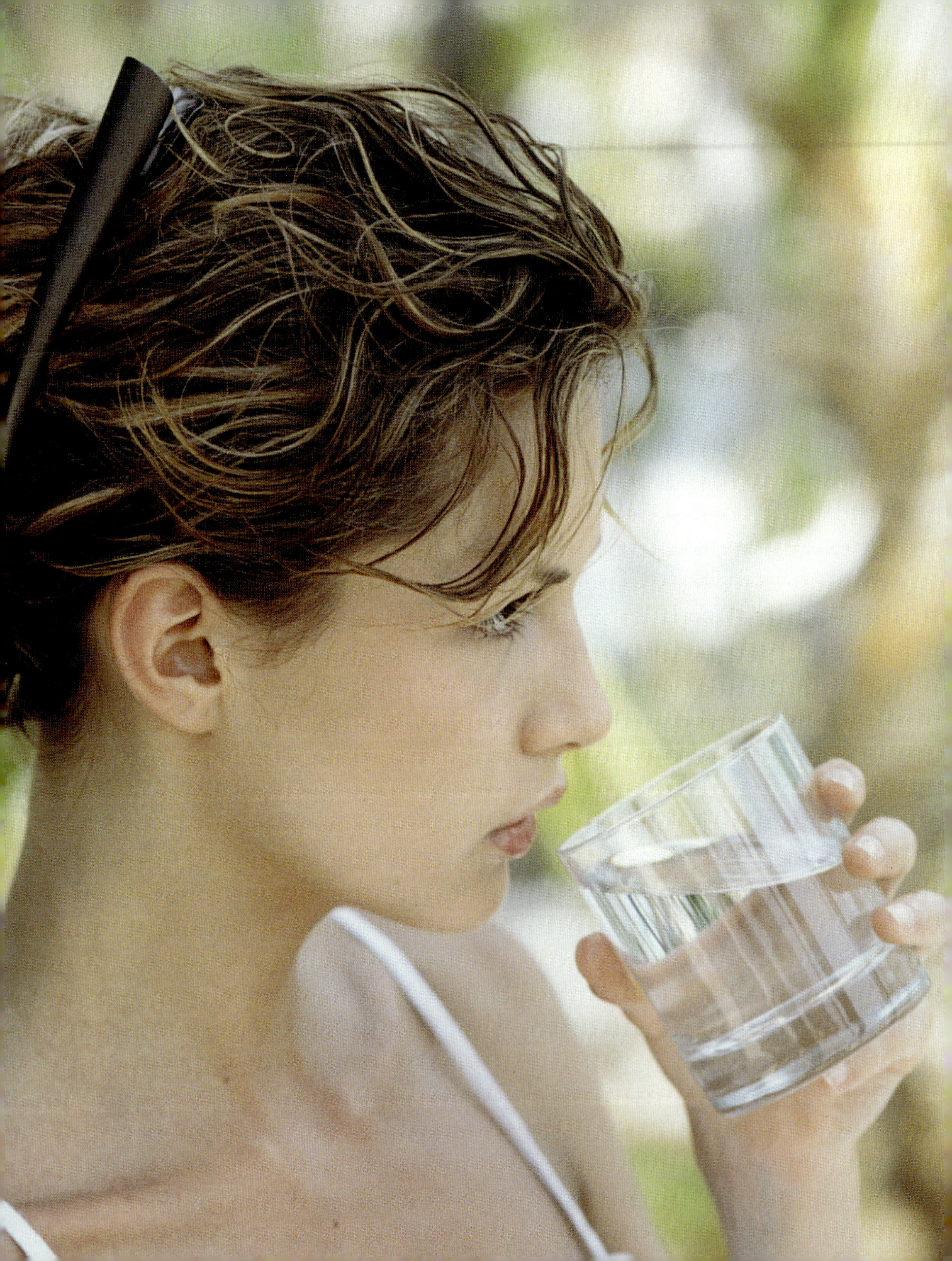

▶ **OKINAWA, LA LONGÉVITÉ AU MENU...**

Tous les **bienfaits de la cuisine japonaise, en mieux** (plus variée et moins salée). Depuis près de trente ans, on étudie le mode de vie et l'alimentation des habitants de cet archipel, situé sur la route des épices, au large du Japon. Réputés pour leur longévité et leur santé proverbiale, ils mangent peu, mais beaucoup de légumes, des poissons gras, des produits issus du soja, des algues, du riz complet, des patates douces, des légumes secs, peu de viande, pas de produits laitiers ni de blé (donc pas de gluten), pas de sucre, peu de sel. Enfin, ils ont une très bonne gestion du stress (voir Tai-chi page 162)...

Épice cousine du gingembre, le curcuma, inconnu des Japonais, y est très utilisé. La curcumine est "multi-anti" : anti-inflammatoire, anti-microbienne, anti-virale, anti-infectieuse, anti-tumorale, anti-parasitaire.

Les régimes de type crétois, assez proches, y ajoutent le vin rouge (avec modération, pour les bienfaits du **resvératrol**) et de l'huile d'olive (et ses antioxydants de type **flavonoïdes**).

LE B.A.-BA DES OMÉGA

Plus de 60 % de notre cerveau est constitué de lipides, dont plus de 70 % d'oméga 3, puisque les graisses sont formées de différents acides gras. Un bon équilibre entre eux est indispensable pour se maintenir en bonne santé. La bonne proportion : le minimum de saturés... et **5 fois plus d'oméga 6 que d'oméga 3**.

Acides gras saturés : viandes grasses, charcuteries, viennoiseries, fromages.

Acides gras monoinsaturés : huile d'olive.

Acides gras polyinsaturés Oméga 3 : huile de colza, poissons gras.

Acides gras polyinsaturés Oméga 6 : huile de tournesol (mais les Oméga 6 sont très présents dans les plats industriels, les margarines, les biscuits...).

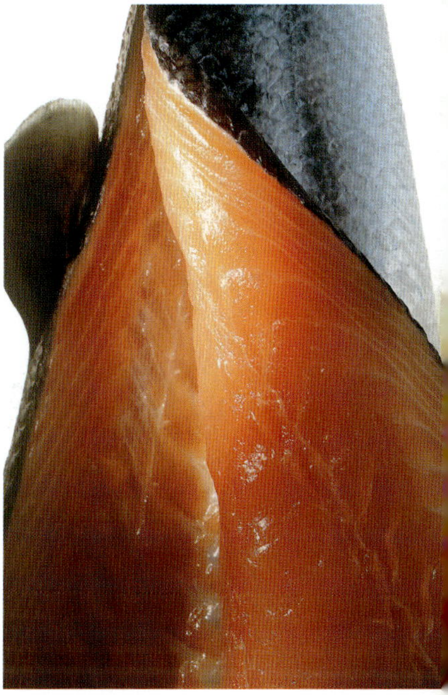

L'AVIS DE LA DIÉTÉTICIENNE

MES RESSOURCES À LA SOURCE

1,5 litre d'eau riche en calcium et en magnésium.

• Se priver de féculents est une vraie erreur. Ce sont d'indispensables pourvoyeurs d'énergie via les glucides complexes, qu'il suffit de doser.

Fibres, vitamines et délices anti-âge

Faire provision de bonnes habitudes, c'est aussi bon pour le moral que pour l'éclat de la peau, la beauté des cheveux et des ongles... et pour l'harmonie de la silhouette.

À INVITER TOUS LES JOURS À SA TABLE...

• fruits et légumes : en soupes variées, en salades, en gratins, en compotes...

• une petite crudité à l'un des repas pour les huiles indispensables (olive à 60 % et colza à 40 %, bio et première pression à froid).

• des protéines (viande, poisson, œufs) le matin ou à midi. Du poisson gras deux à trois fois par semaine.

• noix et autres fruits secs – figues, pruneaux, abricots secs... – agrémenteront les salades.

• du thé vert, riche en polyphénols.

• un repas léger le soir; mais contenant surtout des féculents

• un verre et demi de bon vin rouge par jour. Peu de café mais du bon (plutôt bio : les pesticides se concentrent dans la tasse).

LES ANTIOXYDANTS : UN FESTIN DE COULEURS

Les **rouges, jaune et orangé** (poivrons, pommes, tomates, agrumes, pêches, carottes...) : pour les **caroténoïdes**, le **lycopène** et la **lutéine**.

Les **pourpres et les violets** (chou rouge, betteraves, figues, pruneaux, raisin noir, mûres, cassis...) pour les **anthocyanes**.

Les **verts** (salades, épinards, choux) pour la **chlorophylle** : le vert cache les couleurs chaudes, mais elles sont là, et leurs bienfaits aussi.

CHOCOLAT : NOIR PLAISIR ?

Certaines de ses molécules entraîneraient une dépendance... mais on est surtout accro au plaisir de le croquer !

L'AVIS DE LA DIÉTÉTICIENNE PATRICIA DUROU

Les fruits secs oléagineux non grillés non salés (noix, noisettes, amandes, noix de cajou, macadamia, pistaches) sont riches en bonnes graisses, en calcium et en magnésium et ne font pas grossir (en quantité raisonnable) : leurs fibres et sels minéraux empêchent une partie de l'absorption des graisses.

Et les légumes surgelés ?

Sauf à faire son marché tous les jours, la déperdition en vitamines est si rapide – la moitié s'est évaporée en deux jours ! – que ce serait dommage de se priver d'excellents légumes nature... qui n'attendent que le dégel !

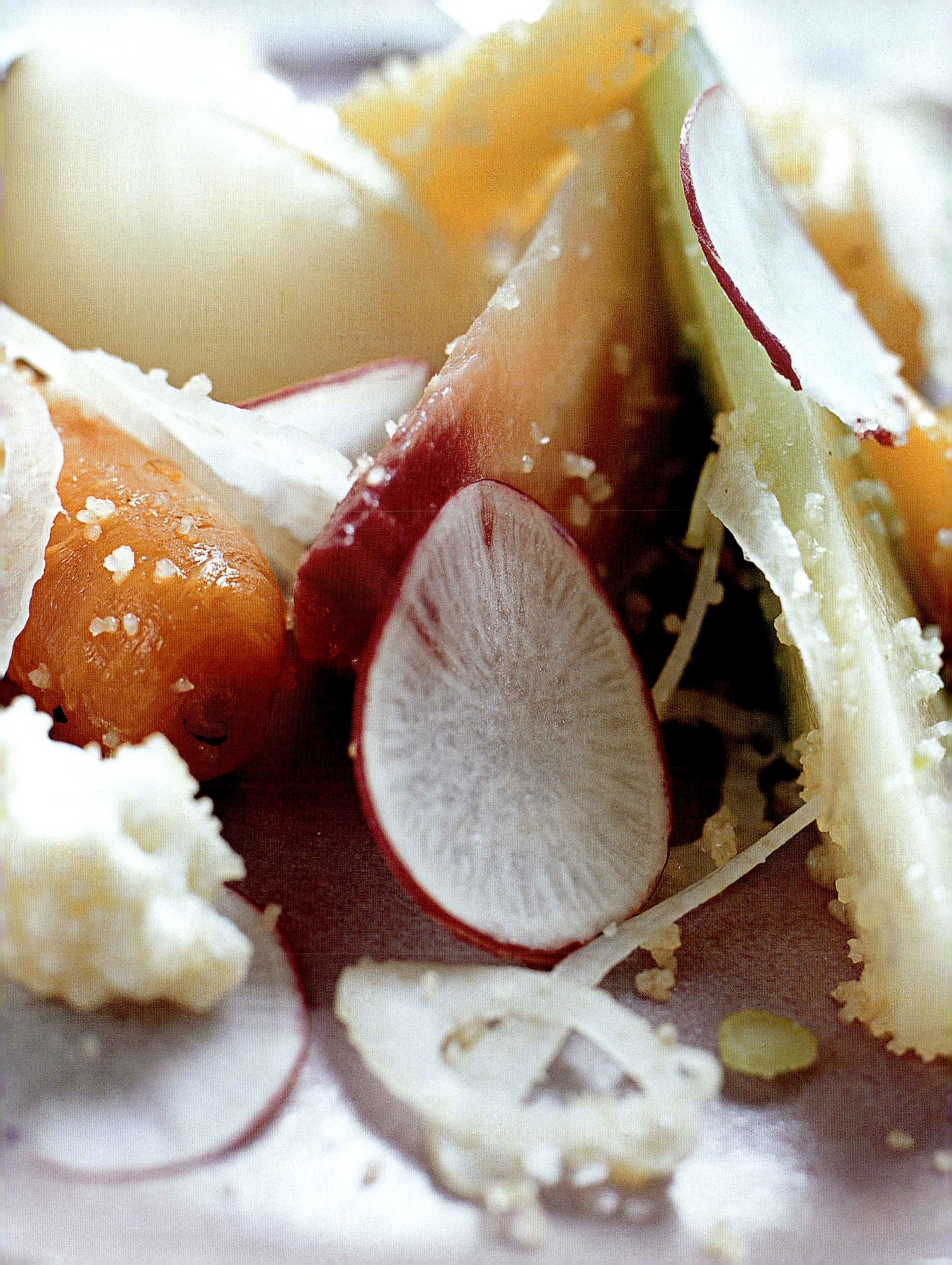

5

anti-âge

LE TEMPS APPRIVOISÉ

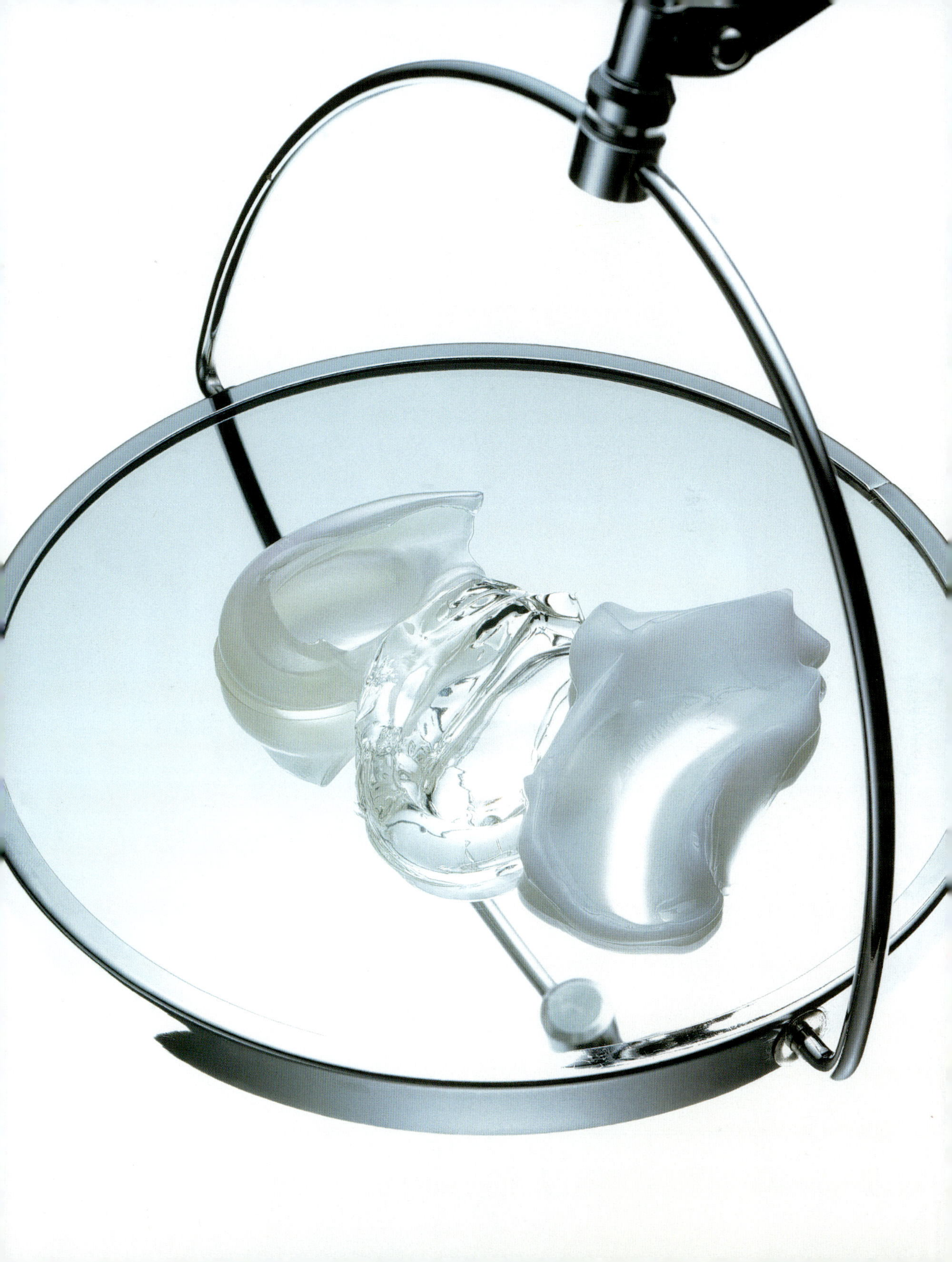

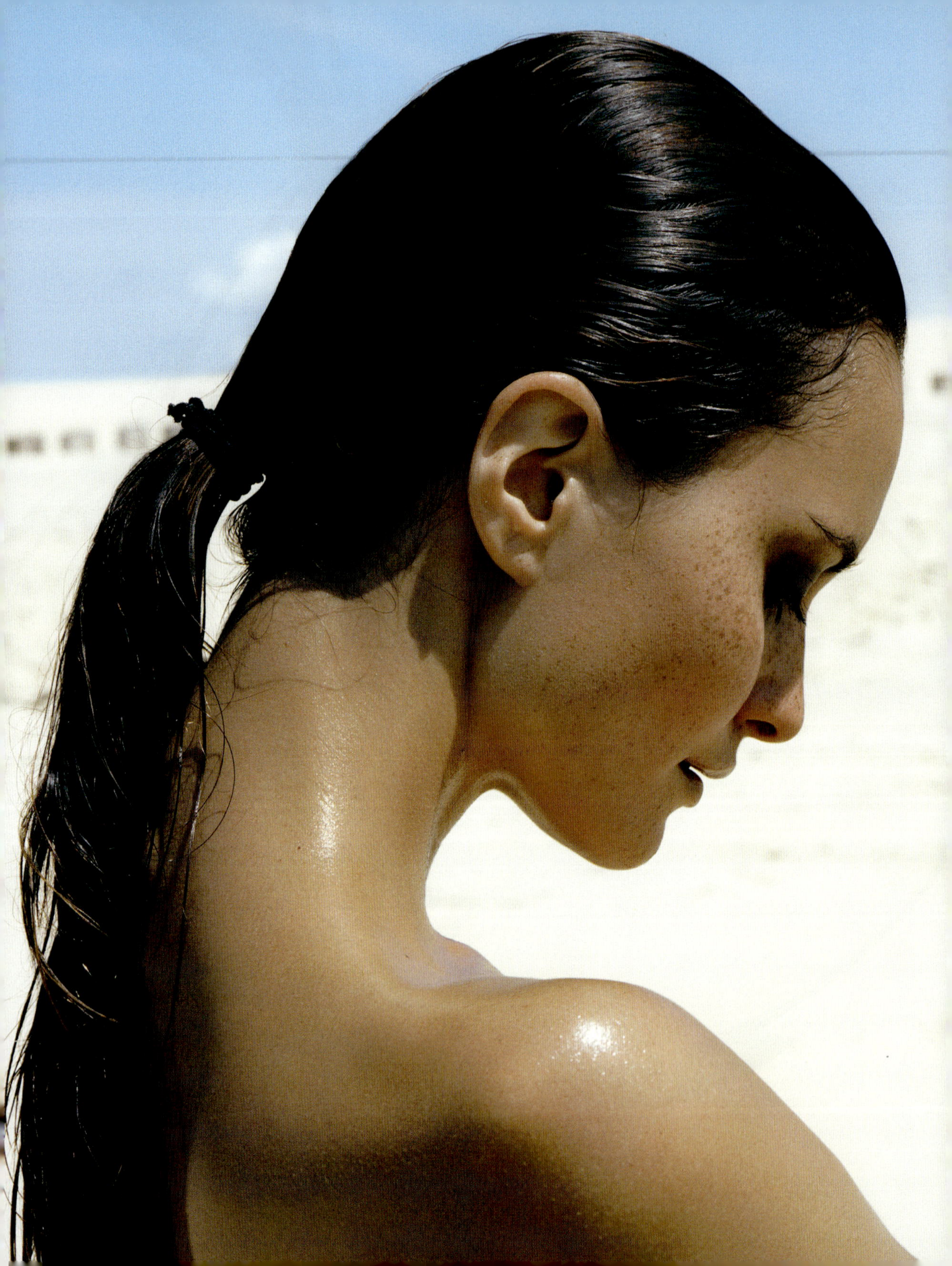

Conjuguer et conjurer le temps

plénitude

Quel âge a ma peau, docteur ?

Une première, le laboratoire de biologie cutanée que dirige le professeur Philippe Humbert, chef du service Dermatologie du centre hospitalier Saint-Jacques, à Besançon, permet une approche personnalisée du vieillissement.

Un diagnostic de la peau et du corps aussi précis qu'un diagnostic médical ? On sait calculer le relief de la peau, évaluer ses propriétés "mécaniques" (en fonction du terrain génétique et de l'âge). Ptoses et bajoues pour l'une, rides ou poches sous les yeux pour l'autre... Ai-je besoin de plus de collagène, faut-il plutôt réactiver ma micro-circulation ou stimuler ma production d'élastine ? Grâce aux instruments d'analyse d'image, on va caractériser le type de vieillissement, cadrer la bonne approche thérapeutique afin de répondre précisément à chaque cas, y compris dans le choix de tel ou tel cosmétique. On ne conseillera pas le même principe actif à toutes les femmes de 45 ans !

L'**élasticité de la peau** se réduit avec l'âge alors qu'augmente son **extensibilité** (d'environ 5 % tous les 10 ans).

- **relief** cette mesure permet de caractériser la rugosité de la peau, de compter les sillons et les plateaux à sa surface.
- **teint et éclat** se mesurent au moyen d'un appareil optique, *l'éclascope,* qui étudie la réflexion de la lumière sur la peau.
- **microcirculation** elle est quantifiée par l'analyse des petits vaisseaux cutanés visualisés par *vidéocapillaroscopie.* Une petite caméra observe par *transillumination* les vaisseaux capillaires à travers la peau. De leur nombre et de leur répartition dépendent en partie **la couleur de la peau, et le teint**.
- **taux d'hydratation** une mesure électrique, la *capacitance*, classe les peaux sèches selon leur indice (IH < 40 = peau très sèche).
- **taux de sécrétion de sébum** un *sébumètre* utilise une méthode basée sur l'analyse d'image. ▶

La dermatologie esthétique, reconnue par la Société Française de Dermatologie et l'IST, exercée par des médecins, se doit d'être rigoureuse et scientifique. Elle dispose de moyens efficaces de traitement. Il était indispensable qu'un diagnostic précis puisse être effectué pour définir le type de vieillissement et aussi suivre les effets des traitements mis en œuvre. Les cabinets dermatologiques vont peu à peu être équipés en outils de diagnostic, basés sur des méthodes de bio-ingénierie, de biométrologie et d'imagerie quantitative.

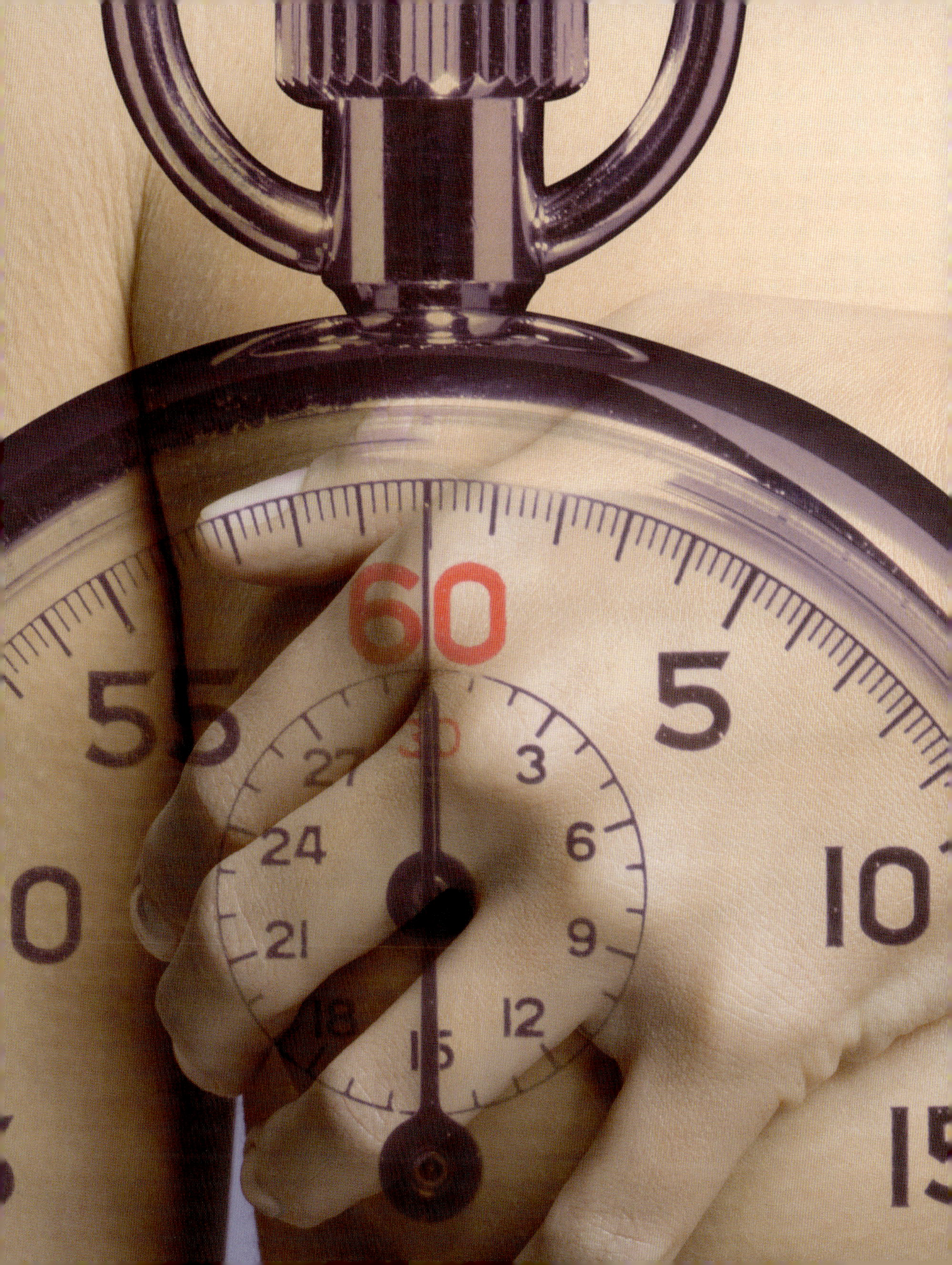

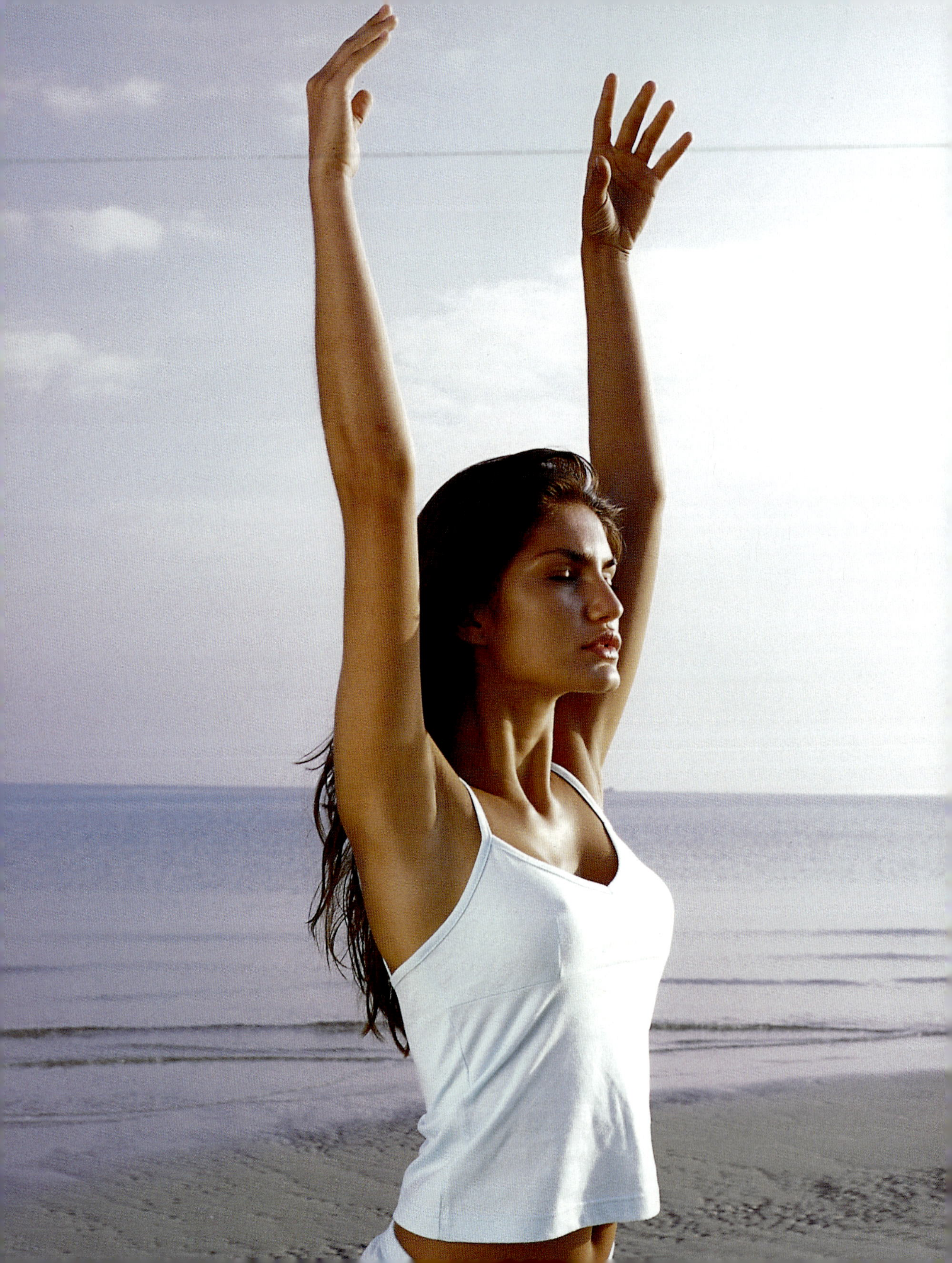

▶ LES RÈGLES D'OR DE LA PRÉVENTION ANTI AGRESSIONS DU TEMPS

La prise en charge du vieillissement, c'est avant tout la protection et la prévention. Protection solaire, éviction du tabac, élimination du stress... C'est prendre soin de sa peau, l'hydrater au moyen de crèmes, la masser en utilisant des cosmétiques ayant fait la preuve de leur efficacité.

Il doit s'agir d'une prise en charge globale, pour rétablir l'équilibre de toutes les fonctions (homéostasie) – dont l'équilibre nutritionnel fait partie intégrante.

Il faut agir simultanément sur tous les plans. Sinon, cela reviendrait à regonfler un seul pneu d'une voiture à plat !

La **cosmétologie** reste la base, agissant à la fois sur des fonctions simples comme la fonction barrière ou l'état d'hydratation de la peau. Elle est capable d'agir grâce à des principes actifs particuliers, sur différentes fonctions cellulaires permettant la réactivation de cellules comme les fibroblastes, ou accroître la synthèse de collagène.

Leur action ne peut se concevoir qu'après une utilisation sur un temps suffisant, et il faut savoir combiner les principes actifs dans le temps.

On observe **une tendance à utiliser la thérapie cellulaire comme moyen de prise en charge du vieillissement**. Elle existe déjà dans les faits lorsqu'il s'agit de prélever à une patiente du tissu adipeux (tissu sous-cutané graisseux) et à le réinjecter dans certains territoires pour modifier les volumes. On s'oriente vers des thérapies cellulaires utilisant les fibroblastes, cellules qui fabriquent le collagène dans le derme.

Les **cellules souches**, compte tenu de leur multiples potentialités, sont des cellules particulièrement bien étudiées, dans de nombreux domaines, mais aussi dans celui du vieillissement de la peau. Cependant ces méthodes restent difficiles à mettre en œuvre, coûteuses et encore peu évaluées.

La Vitamine C essentielle au maintien de la structure de collagène.
On a démontré, au laboratoire de biologie cutanée, la diminution du taux de vitamine C dans la peau en fonction de l'âge. Les courbes de mesure montrent par exemple qu'à 80 ans, les taux de vitamine C dans la peau sont diminués de 50 % par rapport à une peau à 40 ans.

Un biomarqueur du stress oxydatif, l'isoprostane, permettrait bientôt de prévenir une prédisposition à des maladies comme l'Alzheimer...

Fleur de l'âge on en recueille les fruits

Si l'on ne sait les extraire que depuis le XIXe siècle, on connaît depuis l'Antiquité les fabuleux actifs des plantes. Quelques-uns des fruits des dernières recherches en nutrition…

L'AVIS DU PROFESSEUR MARIE-THÉRÈSE LECCIA

Contre le vieillissement cutané, la seule molécule qui a vraiment démontré ses actions, via la recherche scientifique, chez l'homme, c'est la vitamine A acide (trétinoïne). De nombreux produits cosmétiques, qui revendiquent notamment des propriétés antioxydantes, ont en laboratoire, in vitro, de réels effets très intéressants (stimulation du collagène, diminution de la dégradation des fibres d'élastine…). Mais in vivo chez l'homme, c'est plus difficile à prouver. Les actifs extraits de plantes comme le thé vert présentent des intérêts multiples, mais là non plus il n'y a pas d'évaluation dans le vieillissement cutané chez l'homme.

RESVÉRATROL 20 SUR VIN !

Une des explications du **french paradoxe** serait le rôle bénéfique du vin rouge à doses modérées. On plaide la richesse du vin rouge en **resvératrol**, dérivé phénolique présent dans les plantes et antioxydant, antiagrégant plaquettaire, anti-inflammatoire, vasodilatateur et empêcheur de prolifération cellulaire. Il fait les joues roses (consommé avec modération) et prolonge de 70 % la vie des levures ! Un chercheur de l'université de Québec, Frédéric Le Cren, porte-drapeau de la révolution des antioxydants, le recommande au quotidien, soit sous forme de complément, soit d'une grappe de raisin, ou 1/2 litre de jus ou… un verre et demi de vin rouge. Santé !

LE THÉ VERT, PAS BIDON

Pour arroser ses sushis ou commencer la journée en beauté, pas question de se modérer : le thé vert lutte contre la redoutable accumulation de graisse sur le ventre, aussi disgracieuse que délétère (elle accélère le vieillissement et influe sur le diabète).

LA GRENADE, UNE BOMBE ANTI-ROUILLE

Le jus de grenade, contenant un puissant antioxydant, serait susceptible de freiner certains cancers, dont celui du sein.

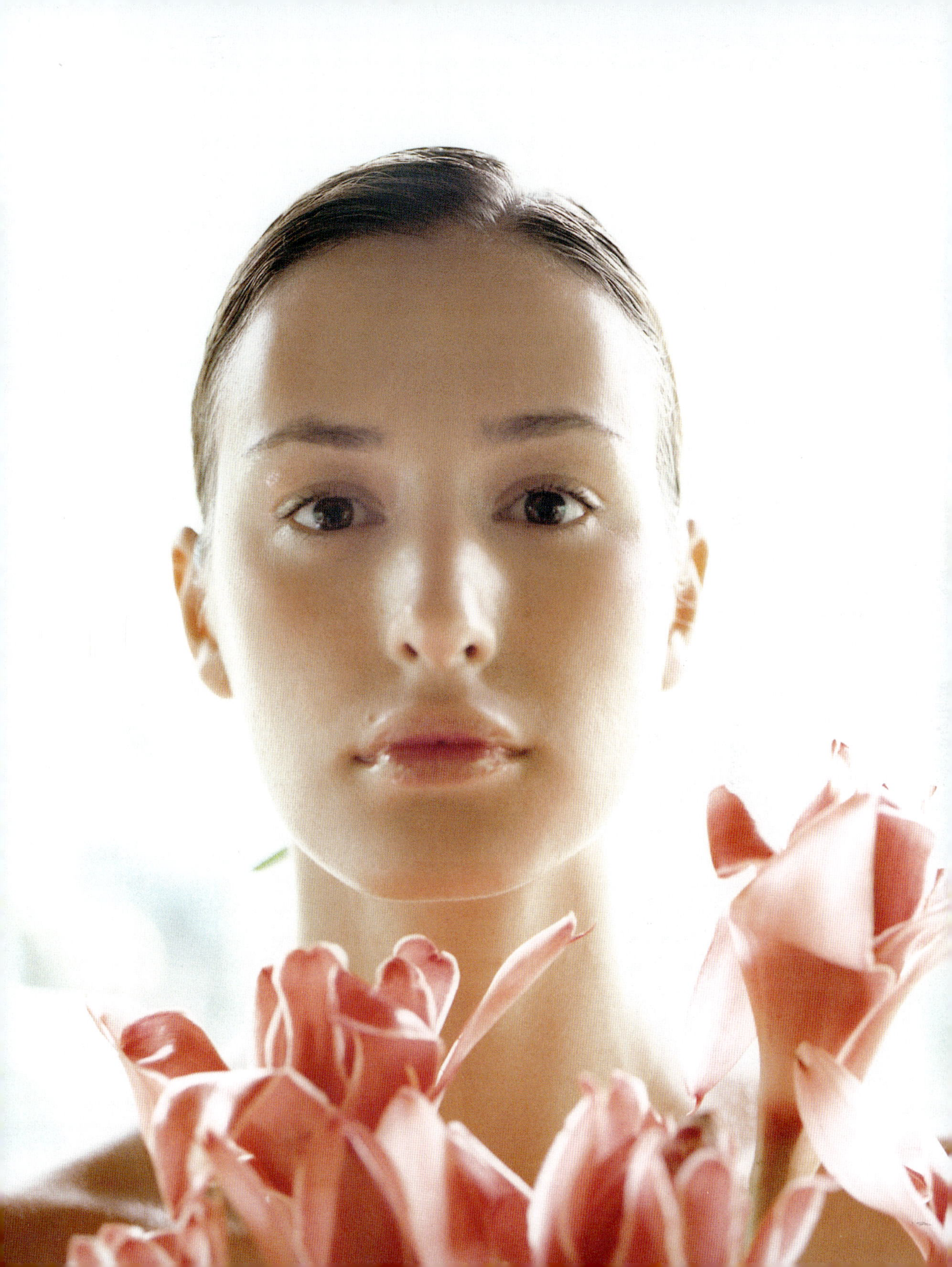

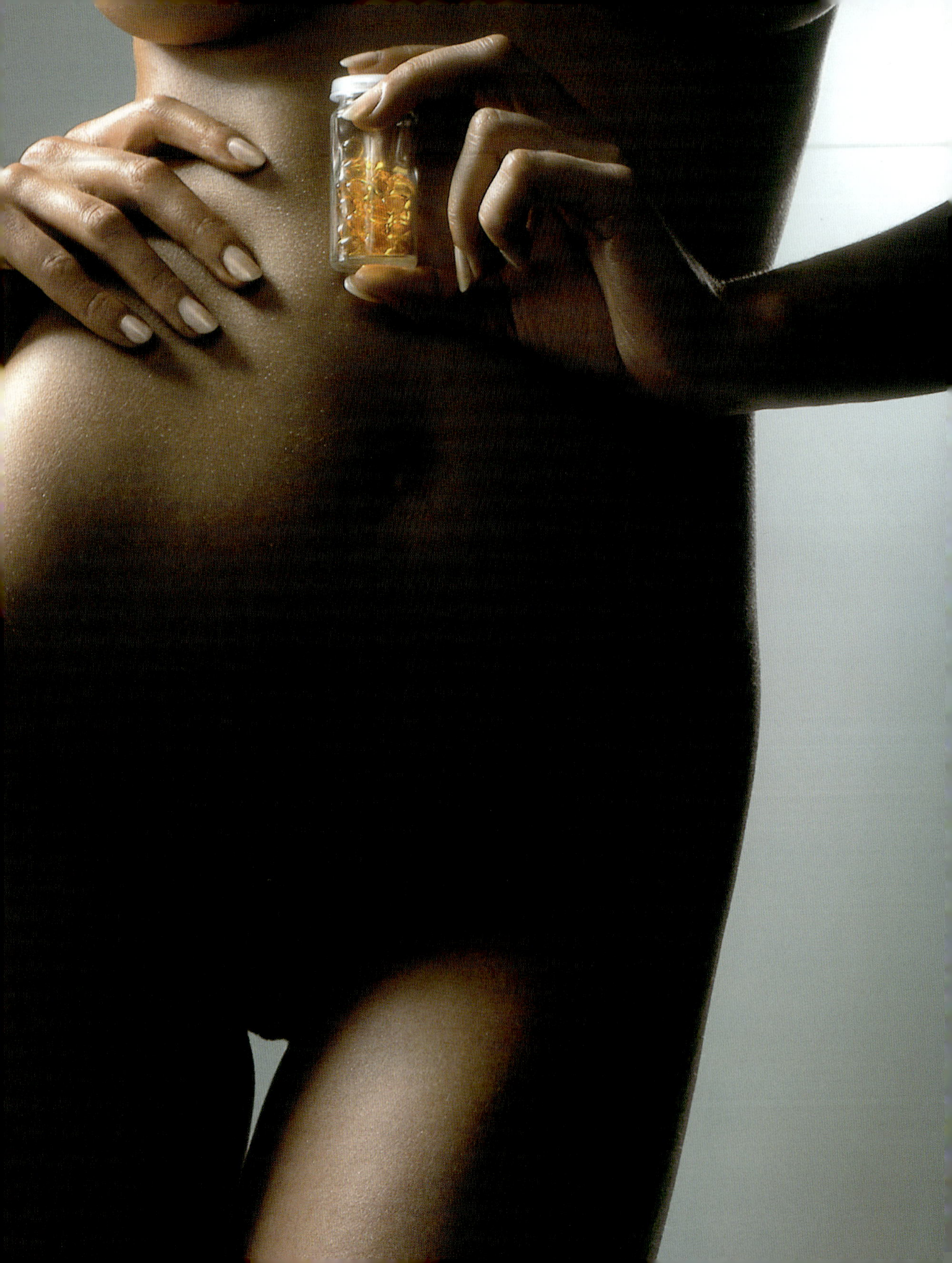

Des suppléments en complément

Ils sont de plus en plus présents pour recharger nos batteries en période de régime ou pour compléter nos apports. Les stars du genre avec, en prime, les aliments dans lesquels on les trouve sans passer par la case gélules !

Un médicament antioxydant, à l'étude pour prendre le relais des compléments alimentaire, fait déjà ses preuves chez les animaux. En attendant, ceux-là ont le vent en poupe.

LES "AMINES DE LA VIE" C ET E

Vitamine C nous sommes incapables de la synthétiser et pourtant elle nous est indispensable dans la lutte contre les infections et les maladies dégénératives (acérola, cassis, persil, agumes, kiwi, poivrons, chou fleur et chou rouge).

Vitamine E elle freine le vieillissement cellulaire (huile de germe de blé, de soja, d'arachide ou d'olive, céréales, poissons gras, amandes et noisettes). Une molécule de vitamine E inhiberait la peroxydation de mille molécules d'acides gras polyinsaturés (oxydo-économe ?).

DUO DE CHOC ANTI-USURE : SÉLÉNIUM ET ZINC

Le sélénium l'enzyme qui participe à la stabilisation des molécules de kératine au niveau de la peau et protège contre la toxicité des UVA. Son efficacité est accrue lorsqu'il est associé à la vitamine E (huîtres, œufs, champignons, poulet, carottes).

Le zinc participe à la synthèse du collagène (comme le manganèse) et de l'élastine. Il stimule l'immunité et améliore certains problèmes de peaux, dont le psoriasis et l'acné (huîtres, viandes, céréales complètes, lentilles, poissons gras, noix, noisettes).

• **Opter pour les formulations naturelles** (lire l'étiquette) : les formules synthétiques sont moins bien assimilées.

• **Attention : le fer et le cuivre**, pro-oxydants notoires, sont strictement réservés à des prescriptions médicales.

L'AVIS DU PR MARIE-THÉRÈSE LECCIA

Les antioxydants, peuvent être intéressants à condition de ne pas les prendre n'importe comment : il faut être bien conseillée, et surtout prendre un complexe de plusieurs antioxydants d'efficacités complémentaires et pas de façon continue. Une cure sur une durée courte (trois semaines) avant une exposition solaire, a priori, ça n'est pas risqué. Mais il n'est pas recommandé de les prendre pendant des mois, surtout lorsque l'on a un régime alimentaire équilibré ! Certaines femmes en prennent en permanence – pour avoir du tonus, le ventre plat ou les jambes légères, ce sont le plus souvent les mêmes molécules d'antioxydants dans toutes les spécialités. Or, si l'on a trop, on peut devenir pro-oxydatif et générer ses propres agressions ! C'est ce que démontrent les résultats récents de l'étude SUVIMAX.

Anti-stress
Anti-fatigue

Gérer ses énergies en économisant son moteur émotionnel et physiologique, cela passe aussi par une alimentation ciblée et des coups de pouce judicieusement dosés.

Certaines plantes peuvent aider à réguler notre appétit de bien vieillir.

Le guarana, stimulant physique et intellectuel, ralentit l'évacuation de l'estomac et aide à "brûler" les graisses. **Le caralluma** régule la satiété, stimule le métabolisme de base et apaise les troubles du comportement alimentaire de type compulsif.

L'AVIS DU CHERCHEUR

Les excitants sont des faux défatigants ! Le café et le thé, tout comme les boissons alcoolisées, ne font rien qu'à nous énerver et renforcent l'excitabilité des muscles.

MAGNÉSIUM : OPTIMUM

Élément clé de la transformation de l'énergie, impliqué dans plus de 300 réactions biochimiques, il est indispensable à l'équilibre nerveux et musculaire. Or, **le stress pompe nos réserves** en magnésium… dont les carences seraient la première cause de fatigue. Les aliments les plus riches en magnésium sont les fruits et les légumes frais mais surtout secs, les céréales complètes, le cacao. Une supplémentation au moment des changements de saisons est recommandée par de nombreux nutritionnistes.

LE SUCRE APPELLE LE SUCRE

et ce n'est pas le vrai carburant de l'effort…

L'**insuline** est sécrétée par le pancréas pour permettre l'entrée du glucose sanguin dans les cellules. Un taux d'insuline élevé accélère le vieillissement. On en déduit alors qu'il faut éviter le sucre pour ne pas stimuler sa sécrétion ! C'est vrai, mais pas si simple : l'index glycémique (IG) d'un aliment (sa capacité à faire augmenter le sucre dans le sang) dépend beaucoup des autres composants du repas. Et les céréales raffinées – le pain blanc, la purée… – se révèlent hyperglycémiants. On privilégie donc les aliments à IG bas : les légumes secs et riches en fibres, céréales et riz complets, et bien sûr dans des repas variés, équilibrés et colorés… Histoire de ne pas grignoter, sous forme de douceurs sucrées, son capital santé/jeunesse…

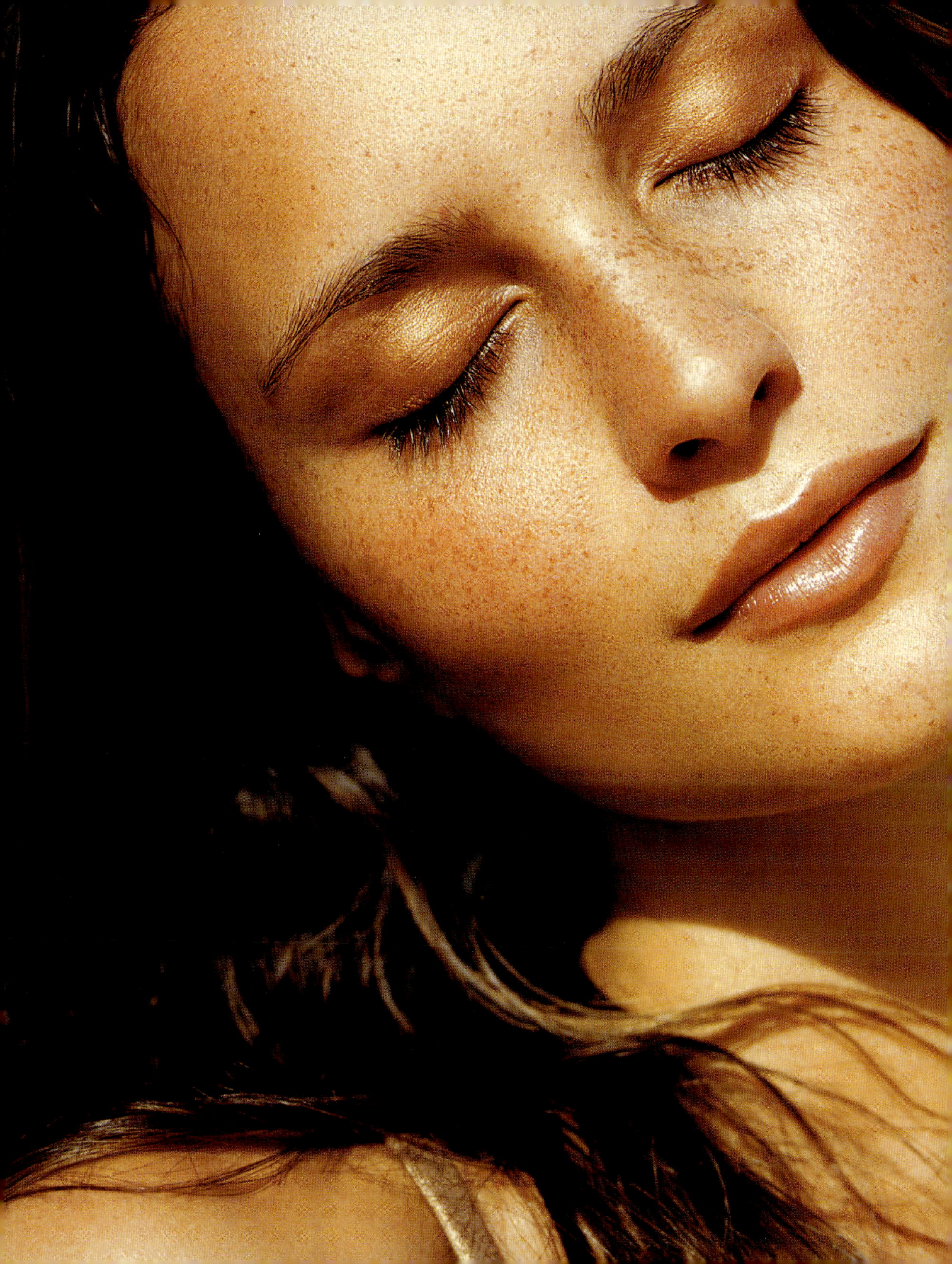

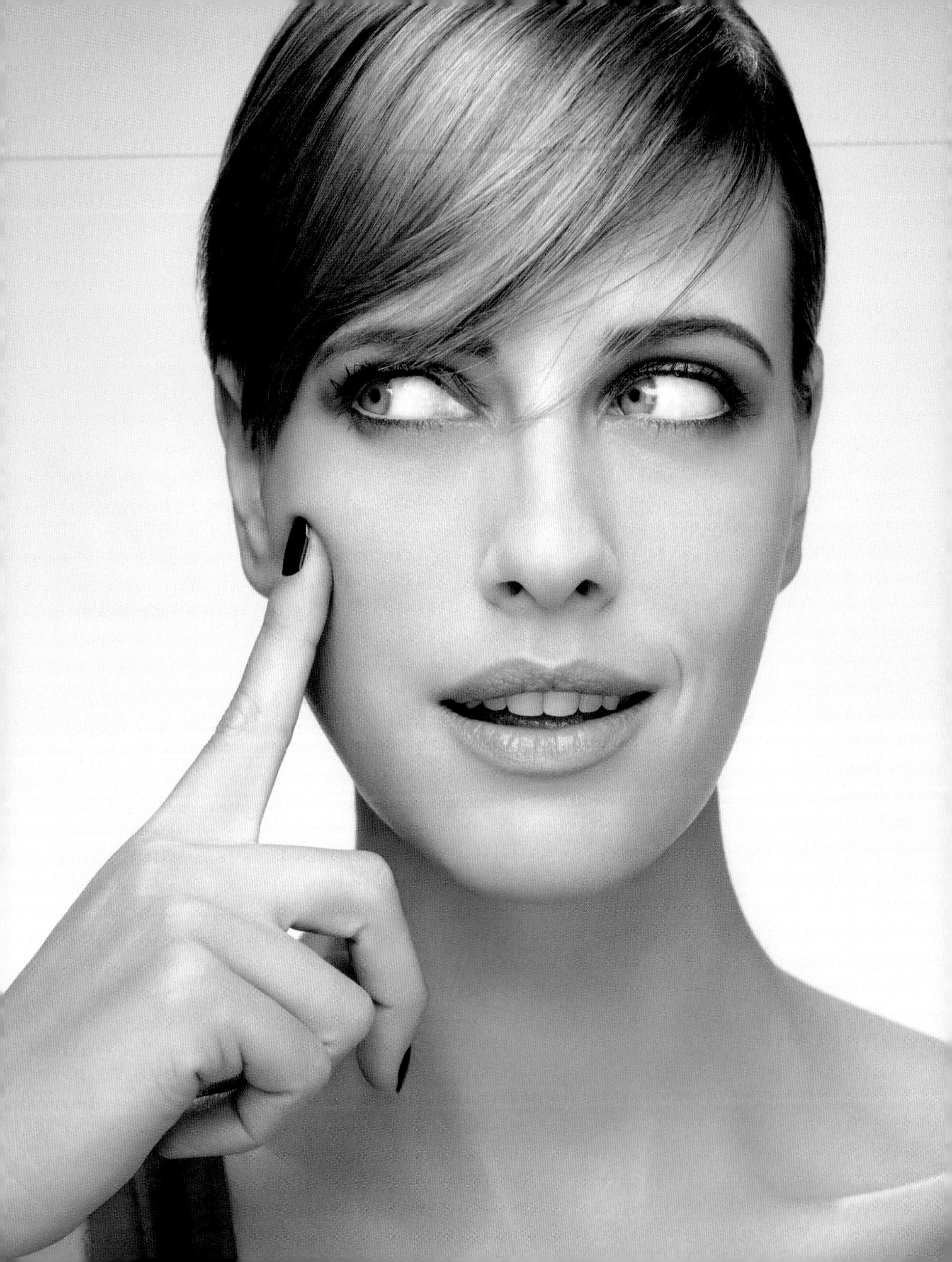

Dr Marie-Thérèse Bousquet
Médecin esthétique

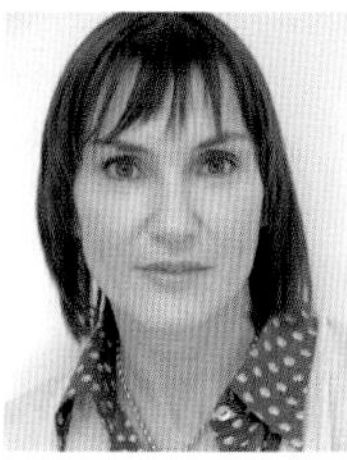

Marie-Thérèse Bousquet s'est très vite orientée vers sa spécialité : la médecine esthétique. Installée depuis 1993 à Paris, elle se passionne pour l'évolution des produits et des techniques afin de proposer toujours plus de confort et de bien-être à ses patientes. Son expertise accompagne parfaitement la démarche de recherche phyto-cosmétique active de Lierac.

"On n'est plus dans la peur de vieillir mais dans le Je suis belle... et j'ai envie de le rester !"

JE PRÉFÈRE PARLER D'ADOUCIR... QUE DE RAJEUNIR !

Ma philosophie, c'est de faire comprendre à une femme, quel que soit son âge, qu'il faut composer avec le temps qui passe – et que la médecine esthétique n'est pas une baguette magique. On va lui apporter un vrai plus, mais on ne va pas lui donner l'impossible... l'absence de vieillissement ! On a eu nos vingt ans, nos trente, nos quarante – mes cinquante ans approchent : on peut *bien* vieillir, l'important, c'est de l'accepter ! J'insiste de plus en plus sur ce point dans mes premiers contacts avec les patientes. Il ne faut pas leurrer la femme que l'on a en face de soi.

Le fait d'intervenir tôt, même parfois avant trente ans, va incontestablement permettre de mieux accompagner le temps qui passe, même si, bien sûr, il ne va pas le suspendre.

La patiente qui arrive avec le miroir grossissant en me disant : "*Regardez cette ridule, c'est terrible !*", je ne vais pas aller dans son sens. J'ai envie de l'accompagner à accepter les choses, ce qui peut paraître paradoxal, puisque mon rôle c'est de gommer ce qui la gêne. Sans aller à l'encontre de ma profession, il est important de s'accepter. C'est essentiel !

Je fais un très beau métier. Apporter de la joie de vivre, du bonheur, de l'assurance aux patients est très valorisant ! Les produits et les techniques à notre disposition évoluent sans cesse, nous aidant à réaliser ce challenge.

Il ne faut toutefois pas se laisser influencer par les critères de beauté du moment.

Il n'est pas souhaitable de produire des clones. Il faut quelques rides d'expression, du naturel, savoir garder sa mobilité, son sourire... ▶

▶ Il faut accepter ses petites imperfections, refuser cette plastie stéréotypée.
À nous, médecins esthétiques, d'aborder chaque cas, physionomie par physionomie, problématique par problématique – en refusant de cautionner cette ascension dérangeante, d'entrer dans une spirale insensée. Sinon c'est l'enfer, y compris psychologiquement parlant.

SOLUTIONS ANTI-ÂGE… ÂGE PAR ÂGE !

20-30 ANS : HYDRATER ET VEILLER SUR MON CAPITAL

Texture de peau, fraîcheur, tonicité, tout est parfait. J'apporte juste un conseil cosmétique, d'hygiène de vie, en faisant prendre conscience du capital dont on dispose, et qu'il faut apprendre à préserver.
Aucun acte de médecine esthétique n'est requis, en revanche des soins quotidiens sont nécessaires.
Le message essentiel demeure la protection (éviter le soleil, le tabac), néanmoins les cosmétiques actuels nous aident à combattre ces effets nocifs. Il est évident qu'il ne faut pas oublier les rituels du quotidien, comme nettoyer la peau, l'hydrater, s'hydrater et se nourrir sainement.
Des gestes simples et non agressifs, tels que la *micro-dermabrasion* ou le *peeling glycolique* sont intéressants à ce stade pour relancer l'éclat d'une peau ternie.
Côté soins spécifiques, la ligne *Lierac Hydra-Chrono*, ultra-hydratante, est destinée à restructurer et à relancer le système d'irrigation cutanée en profondeur et en surface grâce au complexe *Aqua pump®*, combinant micro-algue rouge et acide aminé.

30-40 ANS : HYDRATER ET STIMULER

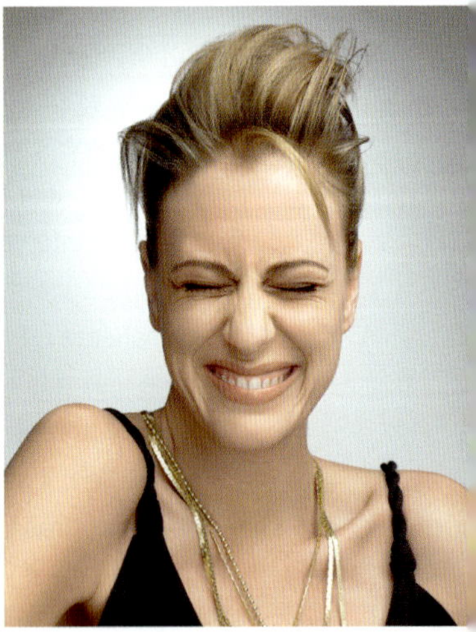

On commence à entrevoir de petits signes, prémices d'une peau un peu fragilisée, de façon très superficielle, en particulier la région périorbitaire (autour de l'œil).
Ces marques infimes, qui apparaissent au sourire, signent la phase de la ride d'expression.
Sans avoir recours aux traitements de comblement, on utilise des gammes cosmétiques ciblées pour stimuler.
Côté soins spécifiques *Lierac*, le Concentré *Mésolift* relance les métabolismes cutanés grâce à un cocktail ultra concentré en vitamines, en minéraux et en acide hyaluronique. On trouve aussi les *Soins Peel*, des peelings cosmétiques qui stimulent le renouvellement cellulaire et hydratent la peau grâce à une association inédite d'Hydroxy-Acides (mélange d'acide salicylique et d'acide glycolique) et d'urée.
On réclame de plus en plus tôt cette fameuse *toxine botulique* afin de ralentir le processus… On a découvert grâce à elle que la ride n'est pas seulement due à une modification du derme, mais aussi à une contraction répétée du muscle. Ce qui explique l'apparition précoce de rides et ridules au niveau du tiers supérieur du visage (front, pattes d'oie…).

“On associe de plus en plus le soin esthétique à du plaisir, à une démarche cosmétique.”

Cette catégorie de patientes associe souvent le soin esthétique à du plaisir, plaisir de sublimer son éclat, de se faire des lèvres plus pulpeuses, mieux dessinées... Ce que l'on peut comparer à une démarche cosmétique. On n'est pas dans la peur de vieillir, on est dans le plaisir d'affirmer *"Je suis belle et j'ai envie de le rester – et même de sublimer ma beauté !"*

La modification physiologique de la peau rend naturelle l'apparition de ces rides. Une apparition progressive, à bas bruit : épaississement de la couche cornée, perte d'élasticité, diminution du derme par atrophie du tissu cellulaire sous-cutané (perte de fibroblastes et des fibres de collagène).

40-50 ANS : ACTION ANTI-RIDES ET OBJECTIF FERMETÉ

Les patientes rajeunissent ! Elles ont une demande de mieux en mieux assumée, surtout chez les femmes de 50 ans qui ne veulent pas ressembler à leur mère de 70...

Les petites rides du sourire ne dérangent plus comme à vingt ans, on les trouve jolies, au contraire, c'est l'expression, le naturel. Non, ce dont on se plaint, c'est d'un air fatigué, d'un contour moins ferme, d'une peau moins tonique... comme pour la silhouette. Les lois de la pesanteur sont inévitables, le relâchement s'annonce.

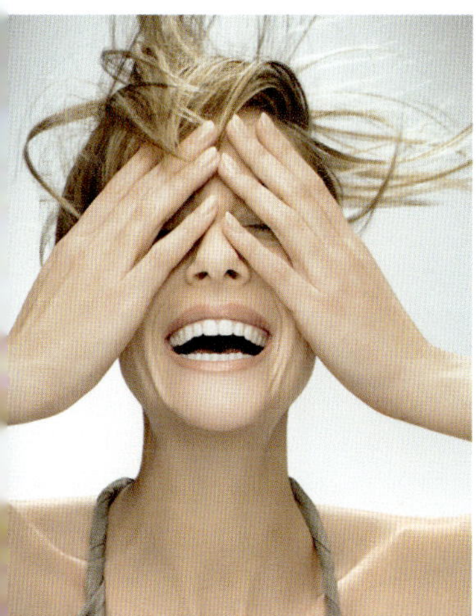

J'ai 48 ans, toutes mes copines d'enfance, dans le sud de la France, ne s'étaient jamais posé la question de leur âge avant une date récente, et c'est sans surprise que je les vois s'interroger aujourd'hui. Elles, pour qui le vieillissement cutané n'avait jamais été un souci, sont aujourd'hui en demande...

Il vaut mieux prévenir que guérir, cependant il n'est jamais trop tard pour bien faire. Il s'agit simplement de bien cadrer les attentes, et surtout pas de faire espérer un retour en arrière en promettant vingt ans de moins ! L'écoute et l'apport du mieux-être, du mieux vivre, font partie de ma mission de médecin. Pour celles qui ont commencé à 30 ans, en revanche, très progressivement, elles auront "naturellement" cette démarche d'entretien.

Après une intervention, même minime, les femmes reprennent goût à la vie, elles ont un sentiment de rajeunissement. Elles sont plus souriantes et plus attirantes... on peut parler d'une démarche de séduction. Cela relance une dynamique, même si les coups de fatigue sont là, ce sont des moyens qui permettent de se redonner du tonus. La bonne mine véhicule des messages positifs – il faut combattre le jeunisme mais privilégier le dynamisme ! ▶

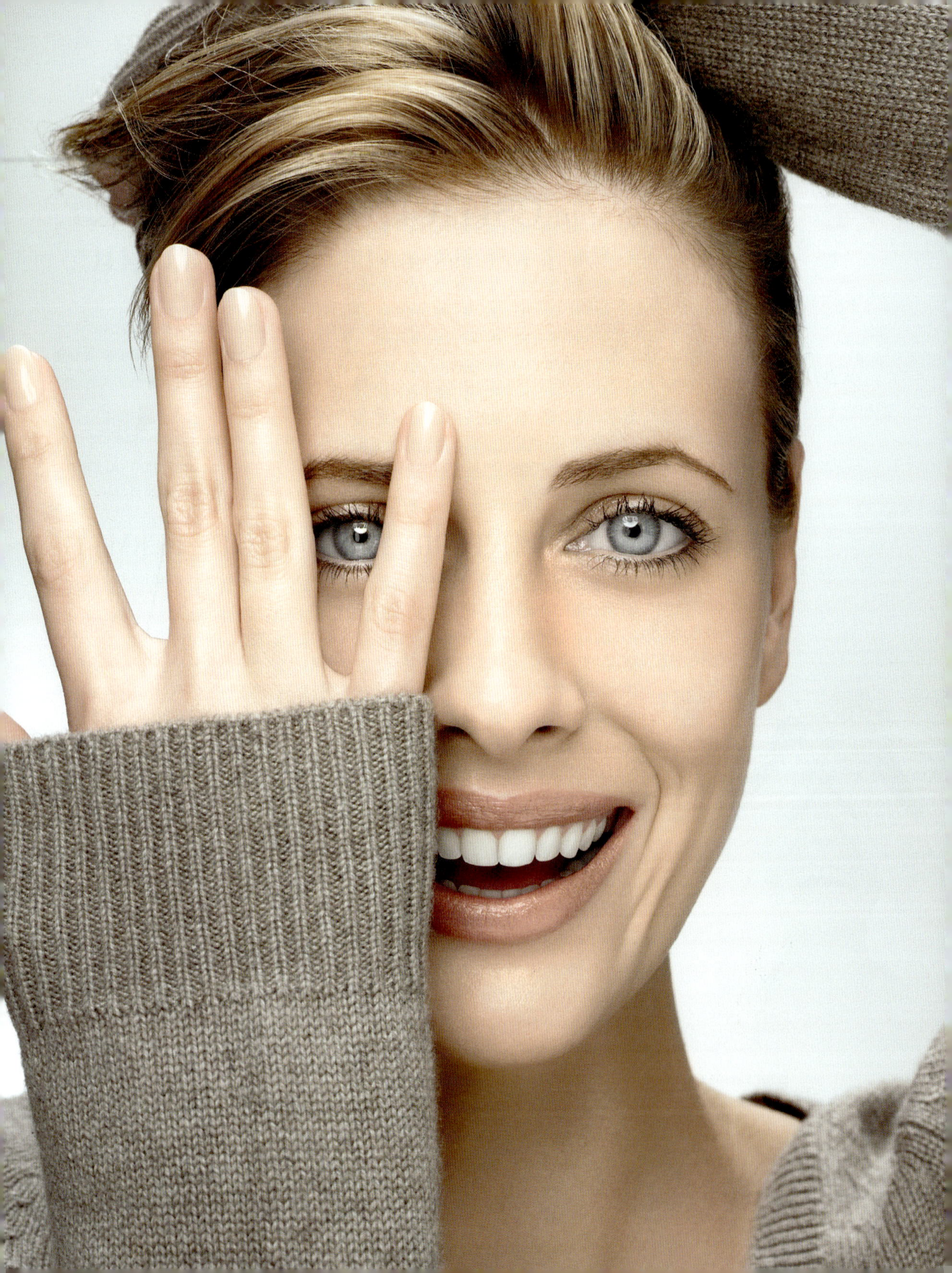

"Même une action infime peut changer le comportement, rendre plus souriante et plus attirante !"

Côté soins spécifiques *Lierac*, la ligne *Exclusive* renfermant le B-Relaxor Complex® a une action filler-like grâce à la Génistéine® : un extrait de feuille de réglisse qui stimule la synthèse de l'acide hyaluronique. On va apporter une meilleure hydratation et prévenir les rides, avec à la clé un effet tenseur, un effet *plump* immédiat, dû à l'apport d'acide hyaluronique pur.

La cosmétique va prévenir, stimuler, optimiser, apporter des éléments qui vont nourrir et préserver le capital – mais elle ne permet pas de revenir en arrière. Lorsqu'il y a perte de matière, seul le fait d'apporter un véritable électrochoc à la peau va être capable de relancer le processus. La cellule va se mettre en défense et fabriquer à nouveau élastine et collagène – c'est par exemple ce qui se passe lors de la cicatrisation d'une brûlure…

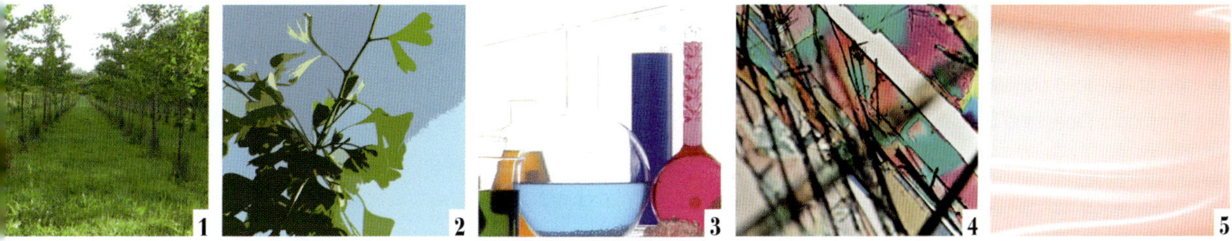

La Phyto Cosmétique Active Lierac cultivée par le groupe alès… en 5 étapes.
1 Une allée de ginkgo bilobas dans l'Arboretum **2** Gros plan sur des feuilles de ginkgo. **3** Tests d'extraction dans le laboratoire de contrôle. **4** Une molécule anti-radicalaire. **5** Une texture star, la crème des crèmes !

L'AVIS DU CHERCHEUR DOCTEUR JEAN-CHRISTOPHE CHOULOT

La cosmétique se rapproche de plus en plus de la pharmacie : une éthique qui coule de source, puisque l'on trouve dans les plantes des molécules qui sont très actives. On va valider à la fois la présence d'actifs à des concentrations optimisées et l'absence de molécules indésirables…

Lierac dispose d'**un arboretum de 375 hectares**, et nous travaillons sur des formes d'extraction de plus en plus sophistiquées avec le CNRS. Le contrôle permet de vérifier qu'il n'y a pas trace de pesticides. Des modélisations permettent même de limiter la cueillette en la concentrant sur les "bons jours" : une plante va être au maximum de son potentiel à un instant T, qu'il convient de respecter. Lorsque nous la traitons, nous n'avons que quelques jours devant nous pour extraire la molécule au sommet de son efficacité… ▶

"La recherche la plus avancée, dont celle sur les cellules-souches, peut apporter beaucoup en cosmétique !"

▸ L'AVIS DU PHARMACIEN : BRIGITTE LEROUX

"La légitimité historique du groupe Alès dans la phyto-cosmétique active s'illustre au travers de **recherches poussées sur les molécules végétales, via des brevets pris par exemple avec le CNRS, et fondées sur des études rigoureuses**. Le groupe est pionnier de l'utilisation des plantes en cosmétique, avec un laboratoire de médecine végétale et les premiers brevets "phyto" dès les années 70. Les procyanidols issus de la cuticule de pépin de raisin y sont développés depuis 1984, avec un antiradicalaire mis au point dès 1987. Le nec plus ultra de la phytothérapie, reposant sur une assise scientifique démontrée et un engagement signifié par une charte. Trois cents plantes au programme (biodiversité oblige !), éthique et cosméto-vigilance... Avec une usine écologique depuis près de 20 ans.

Des relevés constants apportent la rigueur pharmaceutique, au-delà de la qualité, l'innocuité, le rapport constant bénéfices-risques. Sous l'égide d'experts toxicologiques, les matières premières sont soumises à de stricts contrôles. Une batterie de tests cliniques démontre l'efficacité des produits dans des laboratoires ou des hôpitaux totalement indépendants, parfois sur des milliers de cas : on n'hésite pas à réactualiser les études cliniques, le vrai défi pour avancer. Dans le même esprit, le *Prix Lierac de Recherche en Dermatologie*, attribué en partenariat avec la *Société française de dermatologie*, soutient des projets tout en faisant bénéficier la cosmétique des dernières innovations du monde médical.

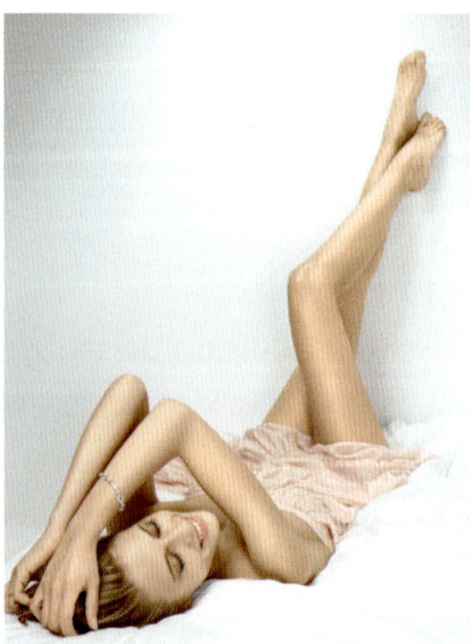

Les actifs dermatologiques sont peut-être le plus grand pas que la cosmétique ait accompli, avec les hydroxy-acides (les nouvelles générations sont même tolérées par les peaux fragiles...), validés avec les grandes instances médicales et l'avant-garde de la recherche : l'acide salicylique du saule, l'acide glycolique de la canne à sucre, on trouve de l'acide lactique dans le jus de tomates... Flavones et tanins, aux propriétés anti-âge majeures, stimulant la cellule fondamentale du derme, sont largement utilisés dans nos produits."

CAFÉ CORSET ! La caféine, championne de la minceur, a toujours posé un problème de solubilité : molécule désagréable au toucher, on ne pouvait dépasser les 5 % de concentration. *Body Lift* a réussi à monter jusqu'à 10 % avec une cosméticité parfaite, sans alcool ni traces blanches... Et *Morphoslim* intervient directement sur les adipocytes, qu'il reprogramme via les cellules souches, en cellules capables de fabriquer de la fermeté.

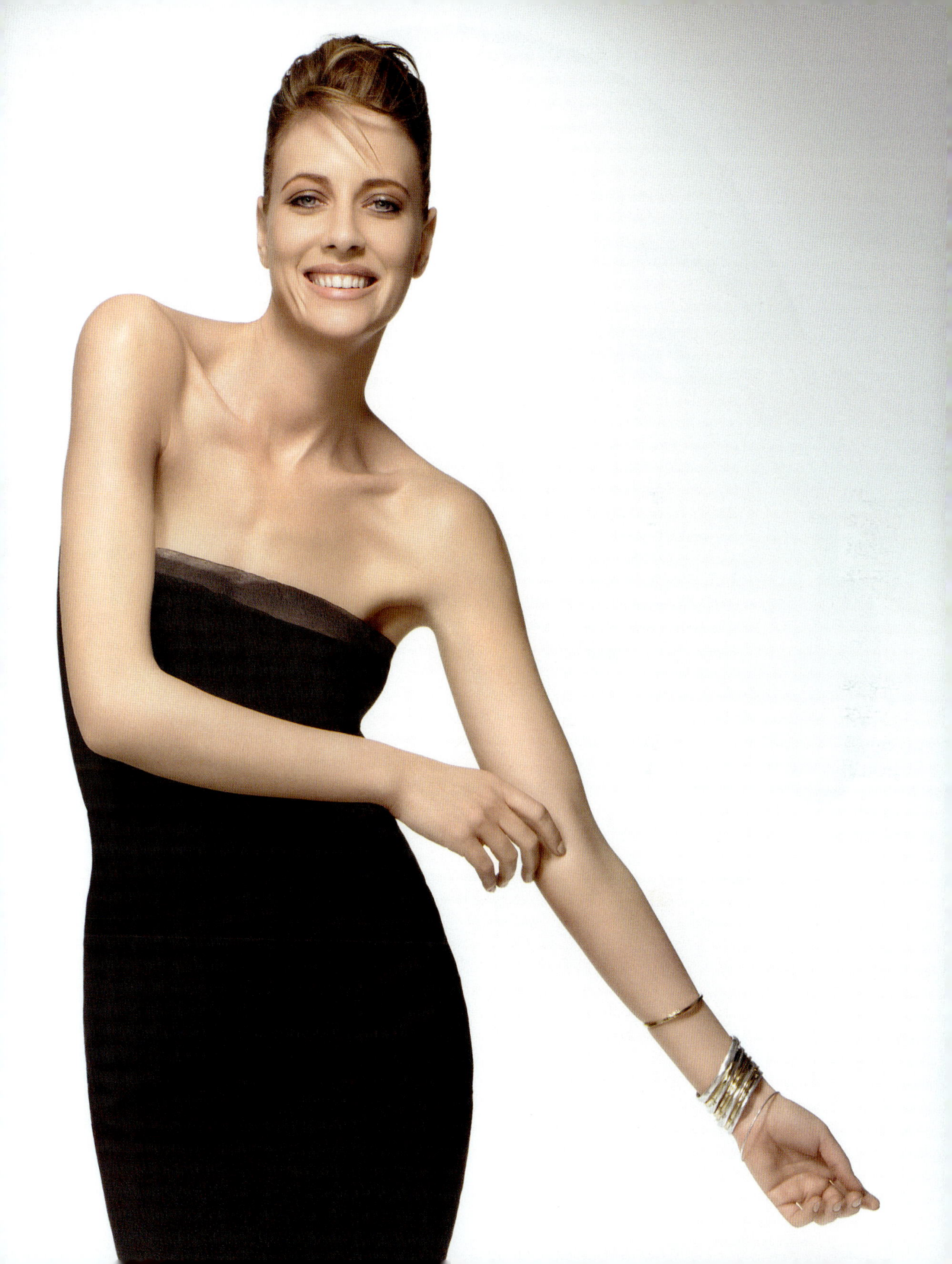

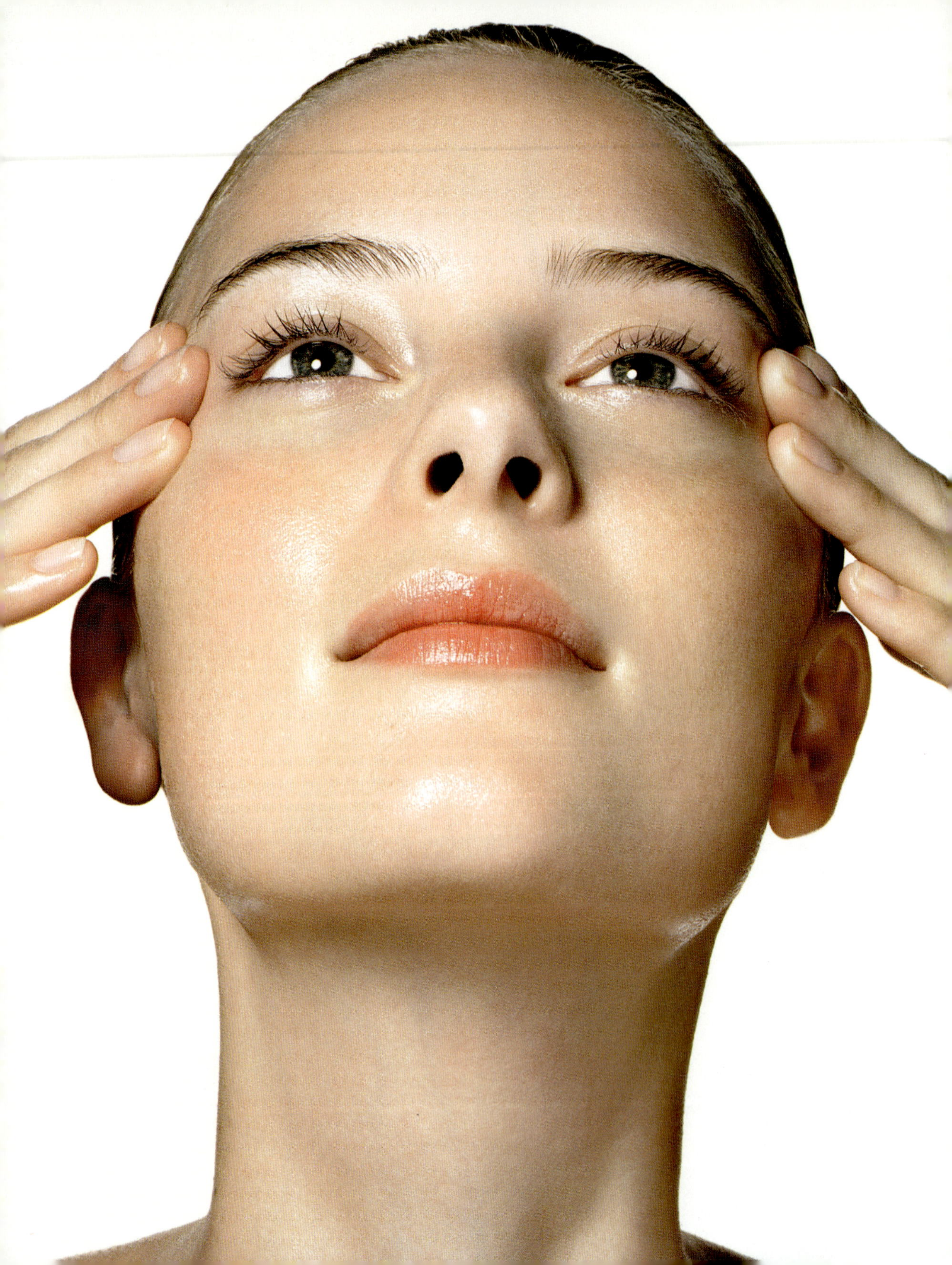

Les techniques font peau neuve

Les progrès de l'incontournable médecine esthétique permettent aujourd'hui des résultats naturels, très loin de la caricature stéréotypée et de la surenchère…

CÔTÉ ÉCLAT, on agit sur le teint…

Lorsque la peau perd de sa fraîcheur, on va agir sur sa qualité globale en éliminant l'aspect teint brouillé, le froissé – à l'inverse du comblement, on ne traite pas une zone, mais toute une surface. Ces techniques stimulant l'épiderme et le derme : une peau plus lumineuse, plus dense, plus tonique… d'où bonne mine !

• **peeling chimique** consiste à éliminer des couches de peau. Le plus superficiel, à base d'acides de fruits, s'arrête à la couche cornée. Mais les plus profonds, à l'acide trichloracétique (TCA) et au phénol, pratiqués sous anesthésie, vont jusqu'au derme. Une exfoliation qui brûle les tissus : le choc chimique, ressenti jusque dans les fibroblastes pour le peeling profond, relance la synthèse cellulaire. Fibres de collagène et d'élastine, acide hyaluronique hydratent et retendent le derme. La microcirculation est visible sous la peau affinée, plus nette, tendue, le teint éclairci… Un vrai coup de jeune, qui va jusqu'à gommer les rides pour la version phénol.

• **lumière intense pulsée (IPL)** une technique issue du laser, spectaculaire sur les taches brunes et le vieillissement dû à l'abus de soleil, donnant un teint plus uni et relançant également la production de collagène.

• **revitalisation ou méso-lift**, traitement par acide hyaluronique "non réticulé" ou par un mélange d'acide hyaluronique, de vitamines, d'aminoacides et de minéraux qui imprègne le derme et l'épiderme en superficie. L'objectif : augmenter la captation des molécules d'eau de la peau (propriété hydrophile), particulièrement indiqué pour les joues, le décolleté, les mains…

• **stimulation par radio fréquence**, qui relance le collagène. ▶

L'AVIS DU MÉDECIN ESTHÉTIQUE

L'hormonothérapie va maintenir cette élasticité – en complétant la stimulation interne par les anti-radicaux libres fournis par les estroprogestatifs en gélules ou en gels sous couvert de prescription médicale.

▶ **CÔTÉ TONICITÉ, on agit sur la structure** afin de combattre le relâchement des tissus lorsque les visages sont plus émaciés, les contours effacés, les pommettes moins saillantes.

• **injections** repositionnement de volumes par comblement.

• **thermage** nouvelle technique de radio-fréquence unipolaire, qui "dénature" par effet thermique le tissu, afin de créer un nouveau capital de fibres de collagène. Une façon d'aborder le relâchement sans passer par la case chirurgie – même si l'on ne peut accompagner les patientes jusqu'au bout de leur vie sans l'envisager. La peau est plus ferme, plus tonique.

• **fils de suspension** outils de certains praticiens pour combattre le relâchement.

CÔTÉ CHIRURGIE (**lipofilling**) on remodèle le visage par autogreffes de cellules graisseuses.

CÔTÉ ANTI-RIDES, on est comblées !

Là encore, il s'agit d'injections de produits de comblements, résorbables (c'est plus prudent), plus naturels car plus souples, que l'on inocule harmonieusement (sillon nasogénien, région péri-buccale, entre les sourcils, les pattes d'oie). Un traitement sur la durée, qui s'entretient, évoluant au cours des années.

• **l'acide hyaluronique** permet une balance positive de l'hydratation de la peau en retenant l'eau qu'elle contient et qui diminue au fil du temps. Le fait de l'injecter va redonner du volume et compenser une faiblesse de la peau. Il va graduellement s'estomper au cours du temps (9 à 12 mois).

• on pallie aussi la perte de collagène naturel, dont la cohésion est altérée par le temps, laissant apparaître rides et ridules.

• **l'hydroxylapatite calcique** (de calcium), nouveau concept de comblement, obtient une restauration par augmentation du tissu mou hypodermique.

L'AVIS DU CHERCHEUR

Des **injections à base de collagène** cultivé désormais sous contrôle en laboratoire (cellules souches d'origine humaine ou porcine) et "bio" ou "dermo" compatible, sans nécessité de test préalable. Les effets durent de six à douze mois.

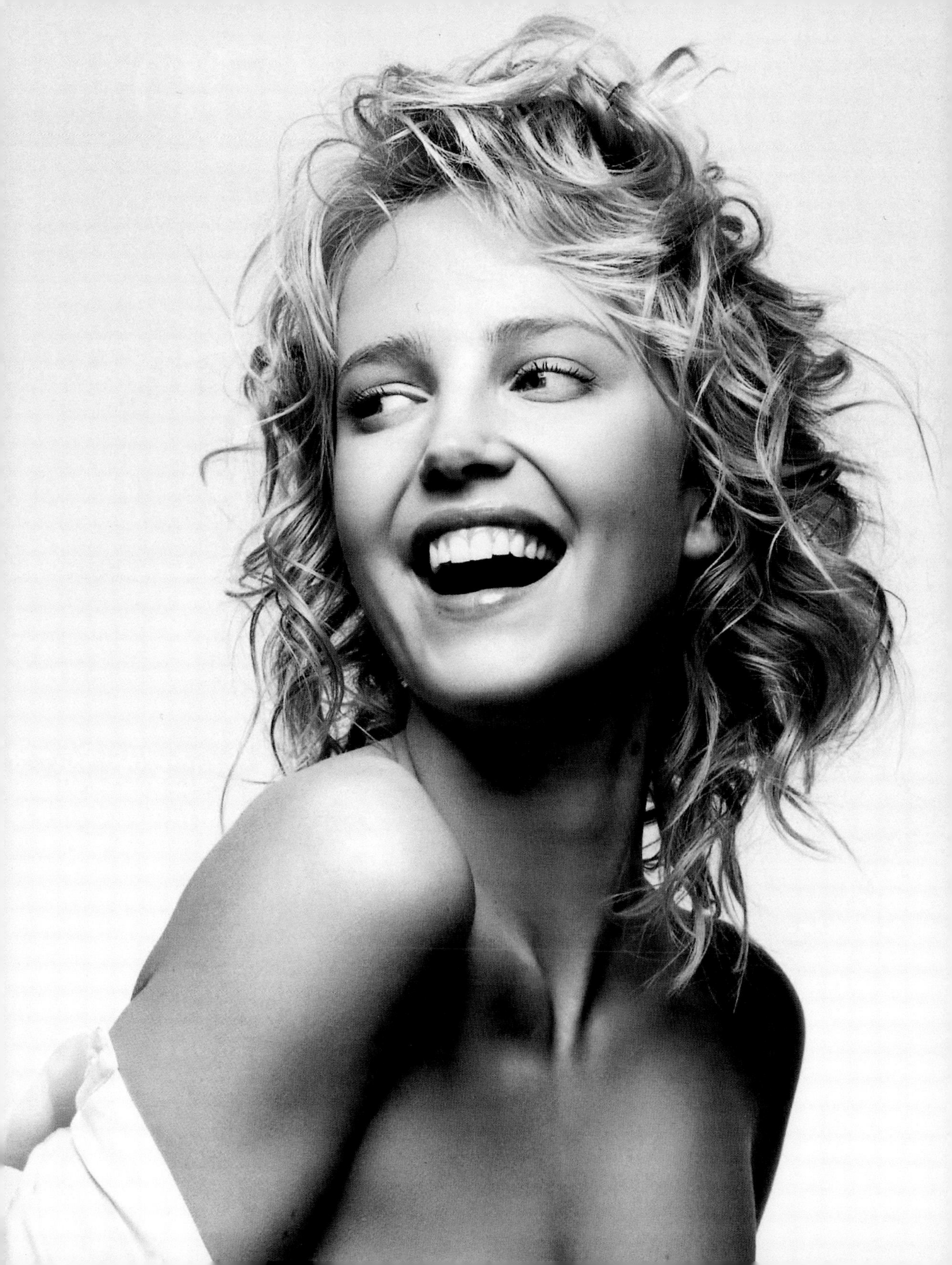

6

bien-être

LES PLAGES DU QUOTIDIEN

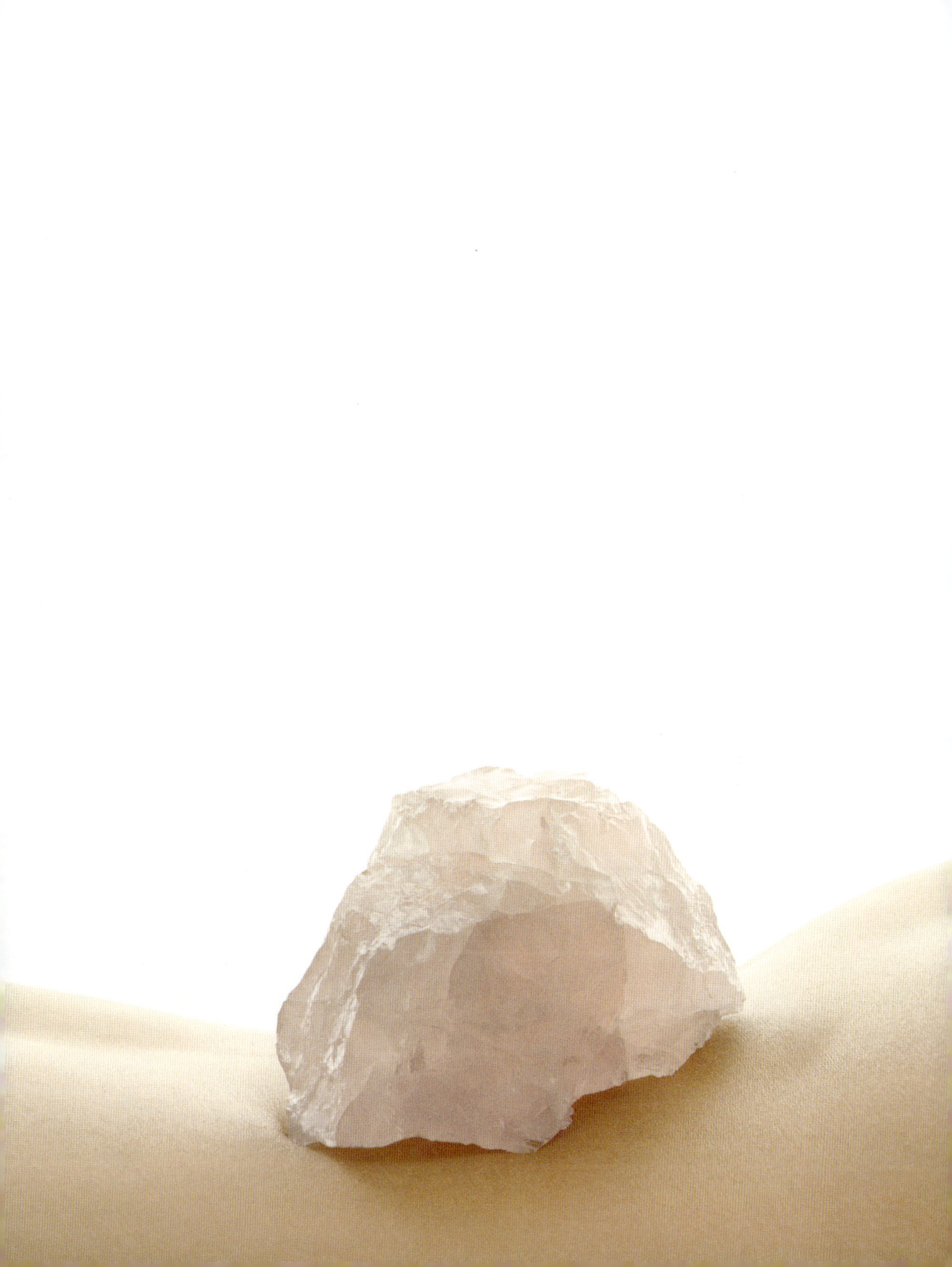

LES PLAGES DU QUOTIDIEN

Aménager son temps pour se ménager quand le temps passe

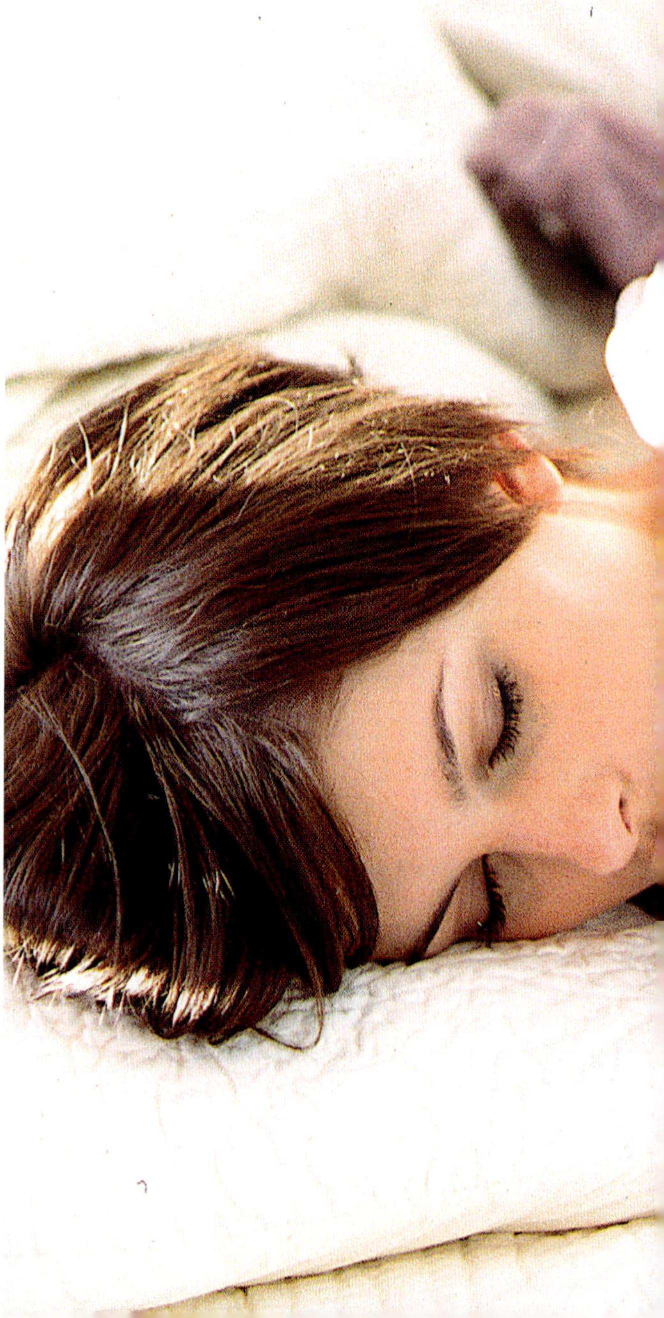

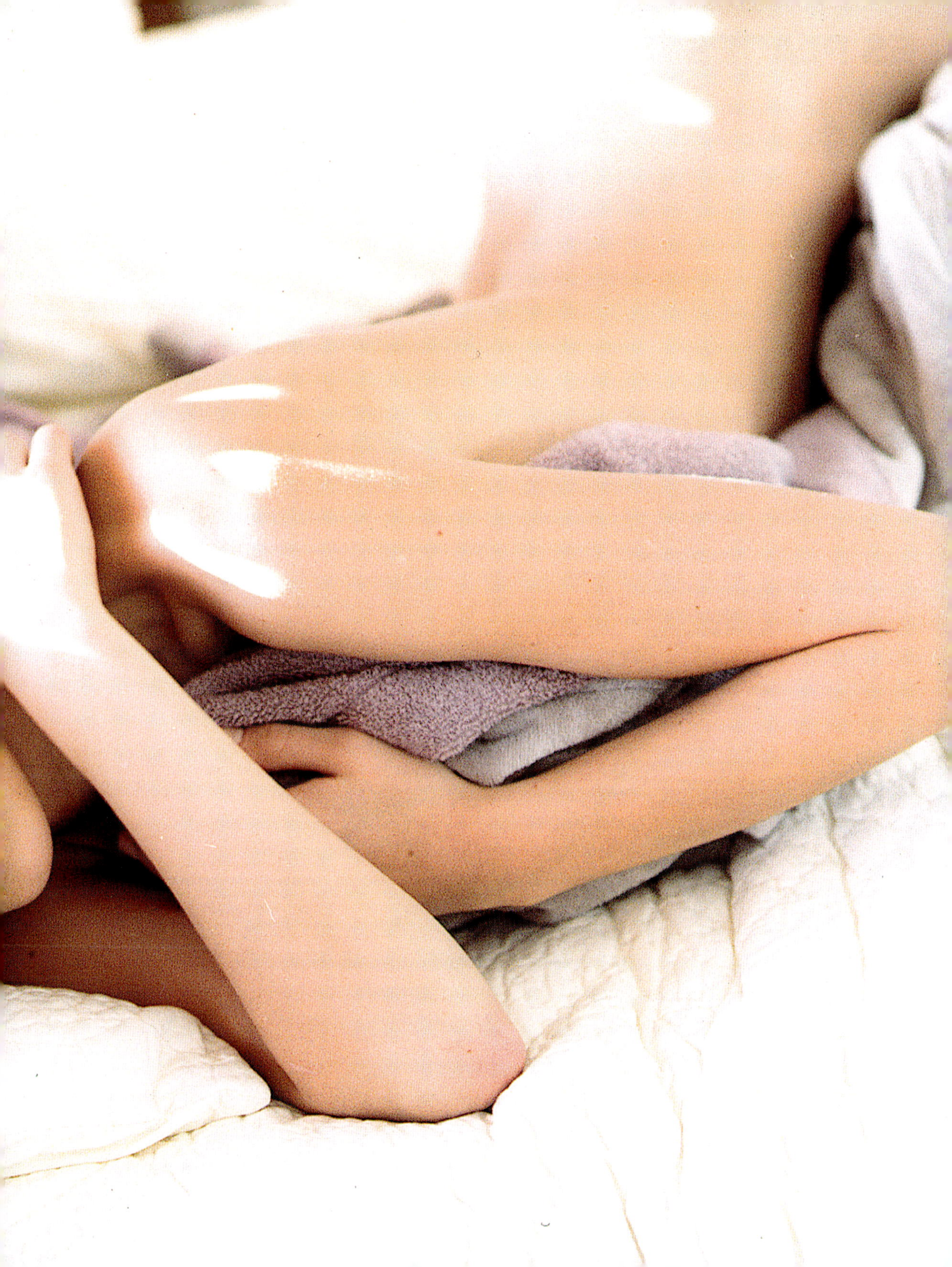

Chronobiologie à la bonne heure !

Bien connaître ses rythmes biologiques ? Idéal pour optimiser ses journées, même si l'on est immergée dans une vie professionnelle ou familiale intense...

L'AVIS DU CHERCHEUR
Les médicaments peuvent avoir une plus grande efficacité en fonction de l'heure à laquelle ils sont administrés.

Nos jours, comme nos nuits, obéissent à des cycles d'une heure et demie. On n'échappe pas à quelques minutes de flottement entre chaque phase.

Récup' express : s'entraîner aux microsiestes permet de tenir un rythme effréné sans en pâtir.

L'AVIS DU COACH
Se mettre en tenue de gym, de yoga ou de Qi Gong dès le réveil, avant même de prendre sa douche est un bon moyen de s'obliger à une séance (même courte) de mise en route.

AU TOP... DE MON HORLOGE INTERNE

Tout notre métabolisme est conditionné par ces rythmes chronobiologiques, auxquels le corps obéit au doigt et à l'œil. La "télécommande" qui coordonne l'ensemble de notre activité se situe en effet dans la zone du nerf optique, du côté de l'**hypothalamus**, qui réveille la machine aux premières lueurs du jour.

6 h Lancement de la production de **cortisol**, l'hormone de la forme qui fait carburer le cerveau.

7 h Vive le p'tit déj', et pas de menace de surstockage, même les sucres lents s'éliminent facilement !

10 h Le cerveau a digéré le petit déjeuner, il est en pleine possession de ses moyens. On mémorise tout.

11 h Coup de pompe biologique : le célèbre creux n'est pas seulement à l'estomac.

12 h Déjeuner léger pour éviter de trop charger en sucres et de bloquer la fabrication d'insuline... Somnolence à la clé.

14 h Le corps entame sa sieste, le taux de **cortisol** est au plus bas.

15 h Activité cérébrale privilégiée, tous les apprentissages laissent des traces.

17 h Le cinq à sept permet tous les exploits physiques (et sportifs), la très "émotionnante" **sérotonine** bat son plein.

18 h La température du corps baisse d'un demi-degré, ça donne faim... Et ça fatigue.

22 h La **mélatonine** monte et fait baisser vigilance, tension artérielle et température corporelle. Si on en profitait pour terminer la journée en beauté ?

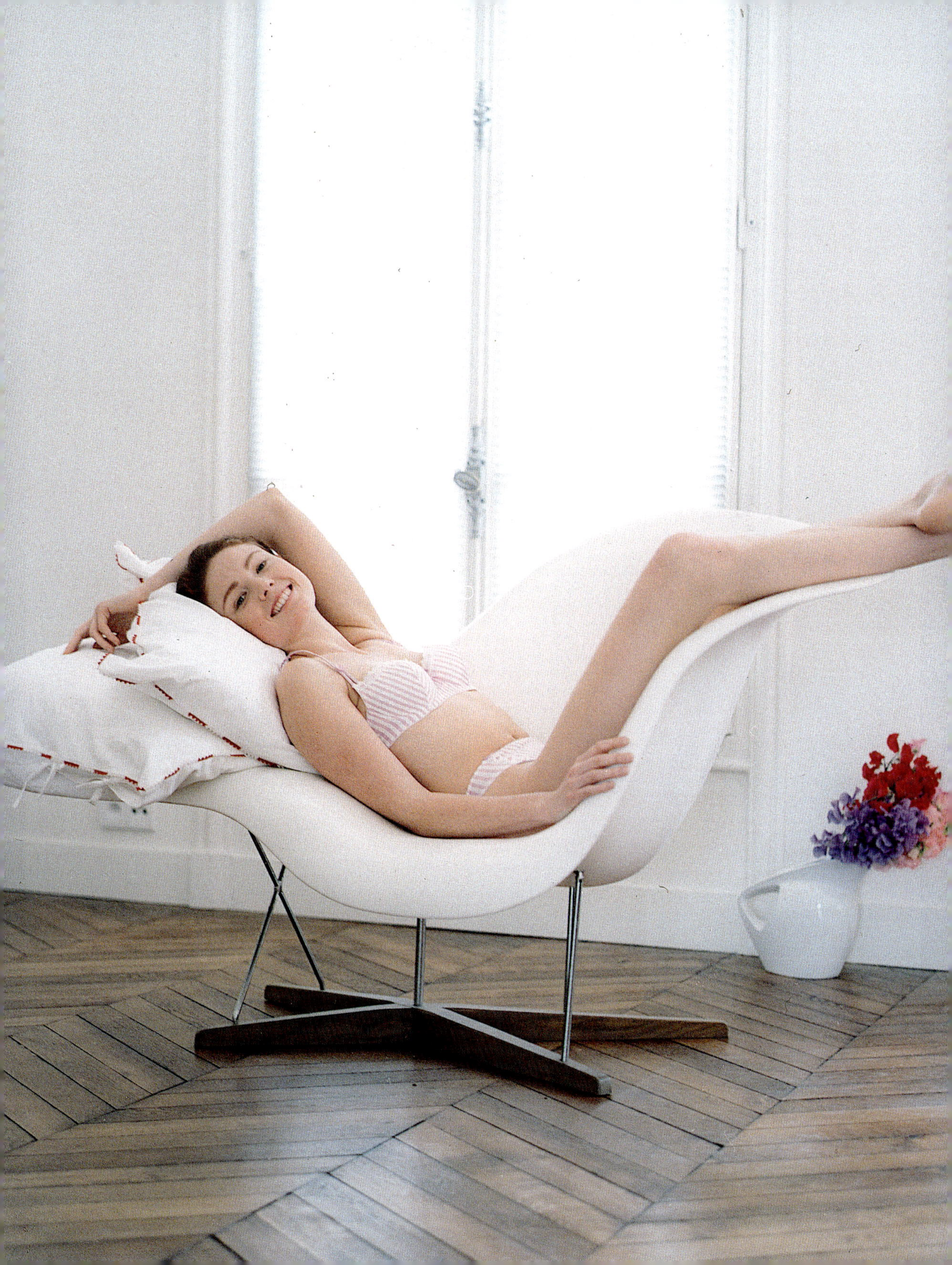

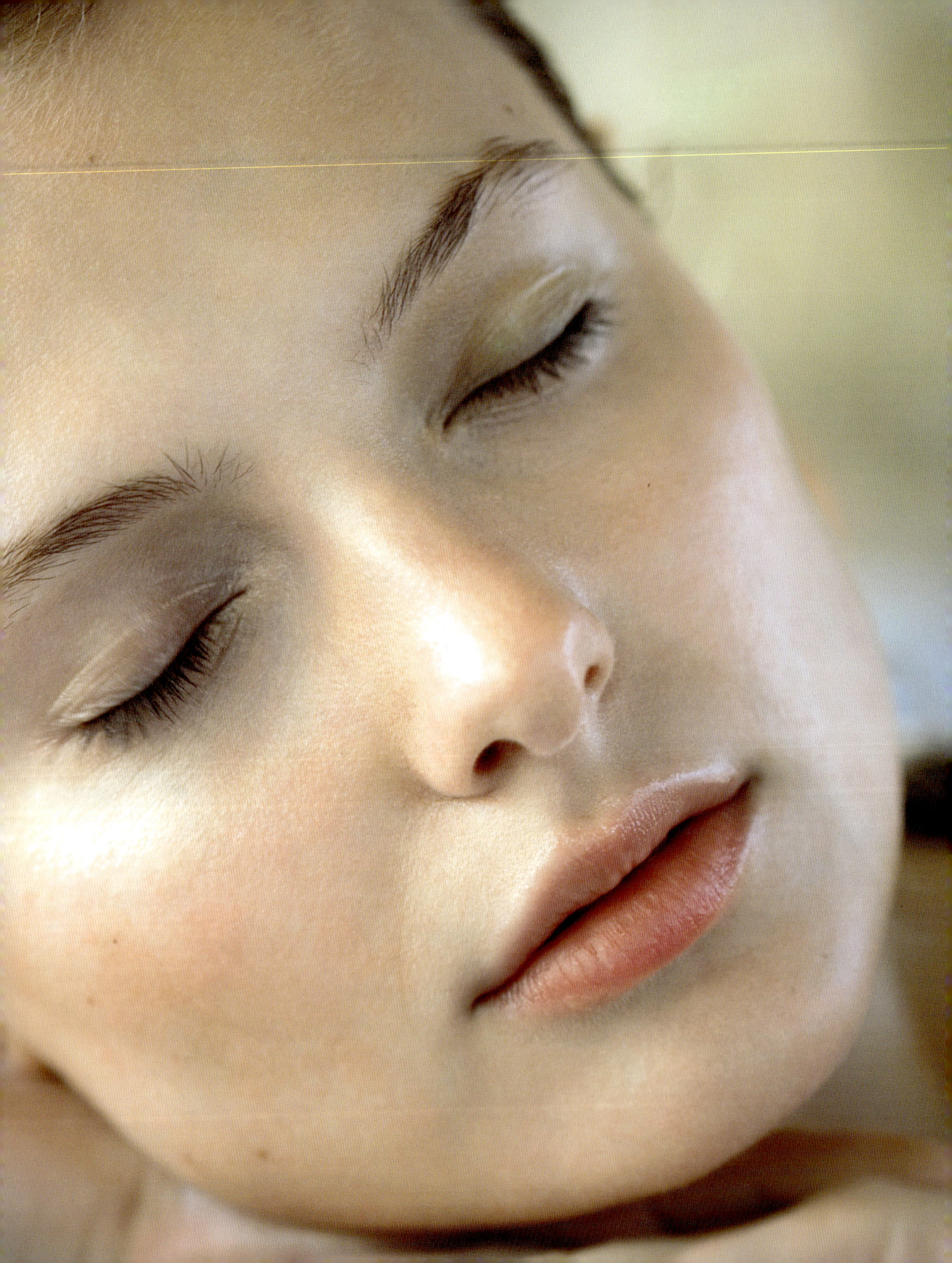

Plein sommeil pour nuit capitale

Identifier ses cycles, bien les gérer pour offrir à son organisme un repos bien mérité. Et vous offrir des nuits de rêve.

Parler de nuit réparatrice n'a rien d'une formule toute faite. Ainsi les cellules de la peau fonctionnent sur un rythme circadien (sur 24 heures), passant d'un mode défense le jour à un **mode réparation** la nuit, en en profitant pour se régénérer. D'où les perturbations liées aux décalages horaires, qui lui font perdre ses repères !

À L'ÉCOUTE DE MES CYCLES

Les signaux physiologiques ne trompent pas : des paupières lourdes, un **bâillement** intempestif ne sont rien d'autre qu'un signal d'alarme annonçant l'endormissement. Et... se coucher trop tard peut empêcher de dormir !

Stratégies douces pour nuits divines Plus l'heure avance, plus la température du corps doit baisser : un **bain tiède** et une **tisane** (valériane, passiflore, tilleul) constituent la meilleure des mises en condition. Lumières tamisées pour permettre à la **mélatonine**, messagère du sommeil, de s'exprimer pleinement.

La bonne dose de sommeil de 5 à 9 heures pour les "bonnes" dormeuses, découpées en cycles de 90 mn. L'idéal est de se réveiller de soi-même en fin de cycle... Il vaut mieux se lever et s'offrir une sieste plus tard que se forcer à se rendormir.

SIESTE : FLASH OU RELÂCHE ?

Un luxe pour l'organisme, qui peut se ressourcer en une poignée de minutes si l'on est entraîné aux micro-siestes, ou en 20 à 30 si l'on dispose d'un peu plus de temps. Elle évacue les tensions, facilite la digestion et... assure une bonne nuit. À proscrire, la sieste trop longue, dont on émerge péniblement et qui vous entraîne jusqu'à la phase paradoxale (avec rêves).

Les chambres surchauffées sont le pire ennemi d'un bon sommeil. Pieds au chaud d'accord, mais tête au frais : 18° maximum.
En une nuit :
• on évacue 40 cl de sueur
• on change de position 30 à 40 fois.

Bannir les plantes vertes, qui confisquent notre oxygène, et les appareils émettant des ondes électromagnétiques, comme les télés. Ça tombe bien, le lit doit être exclusivement réservé au sommeil ou à l'amour.

Astuce anti-insomnie mettre des chaussettes et des gants fait baisser la température du reste du corps... et le prédispose au sommeil.

Dé-stress en tête

Se mettre les traits en vacances en quelques minutes : quatre massages qui évacuent les tensions trop visibles.

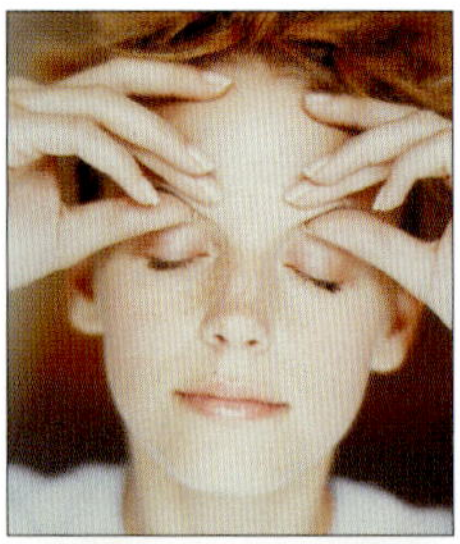
1

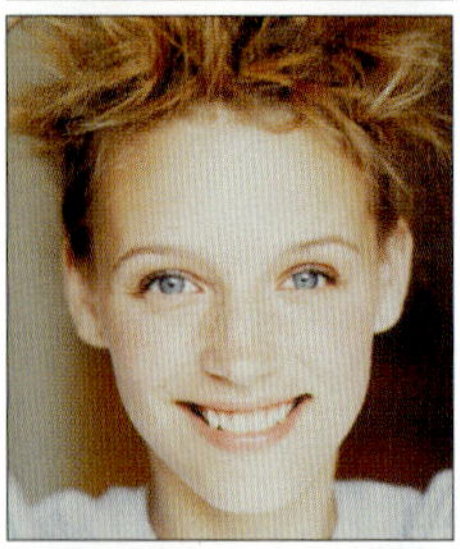
2

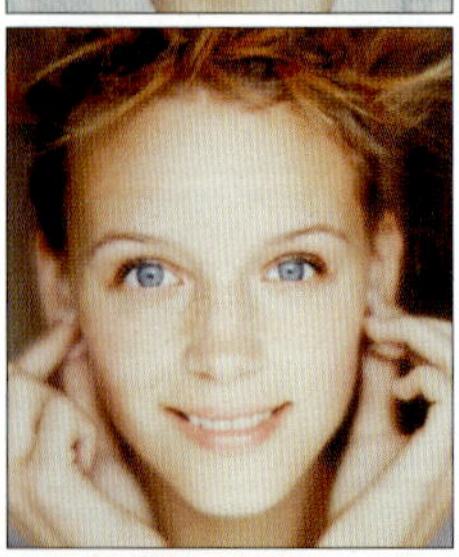
3

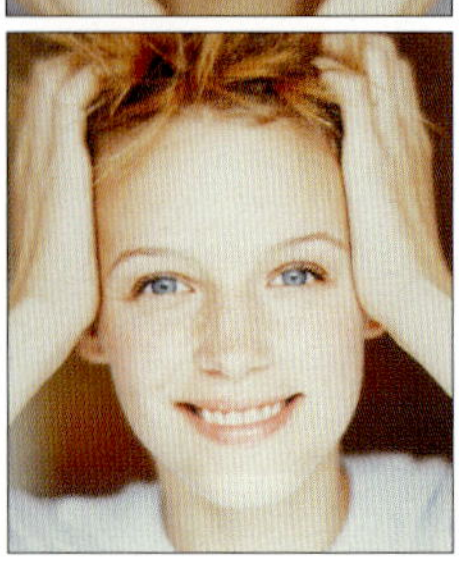
4

Le stress se lit sur votre visage comme dans un livre grand ouvert : si les terminaisons nerveuses réparties dans l'épiderme avertissent le cerveau des agressions extérieures, les neurones transmettent à la peau, via les neuromédiateurs, les perturbations passagères.

1 **YEUX FATIGUÉS** On pince les sourcils, entre le pouce et l'index, par petites pressions successives, de l'intérieur vers les tempes.

2 **CUIR CHEVELU TENDU** On masse doucement en passant les doigts dans les cheveux, de la racine vers les pointes.

3 **AUTO-ACUPUNCTURE** On tire sur le lobe de l'oreille en le pinçant entre le pouce et l'index.

4 **TEMPES DOULOUREUSES** Mains sur les tempes, doigts dans les cheveux, on imprime un mouvement circulaire avec les paumes, dans le sens des aiguilles d'une montre puis en sens inverse.

L'AVIS DU KINÉ

Yoga des yeux et posturologie, on peut trouver son équilibre (au sens propre) après consultation !

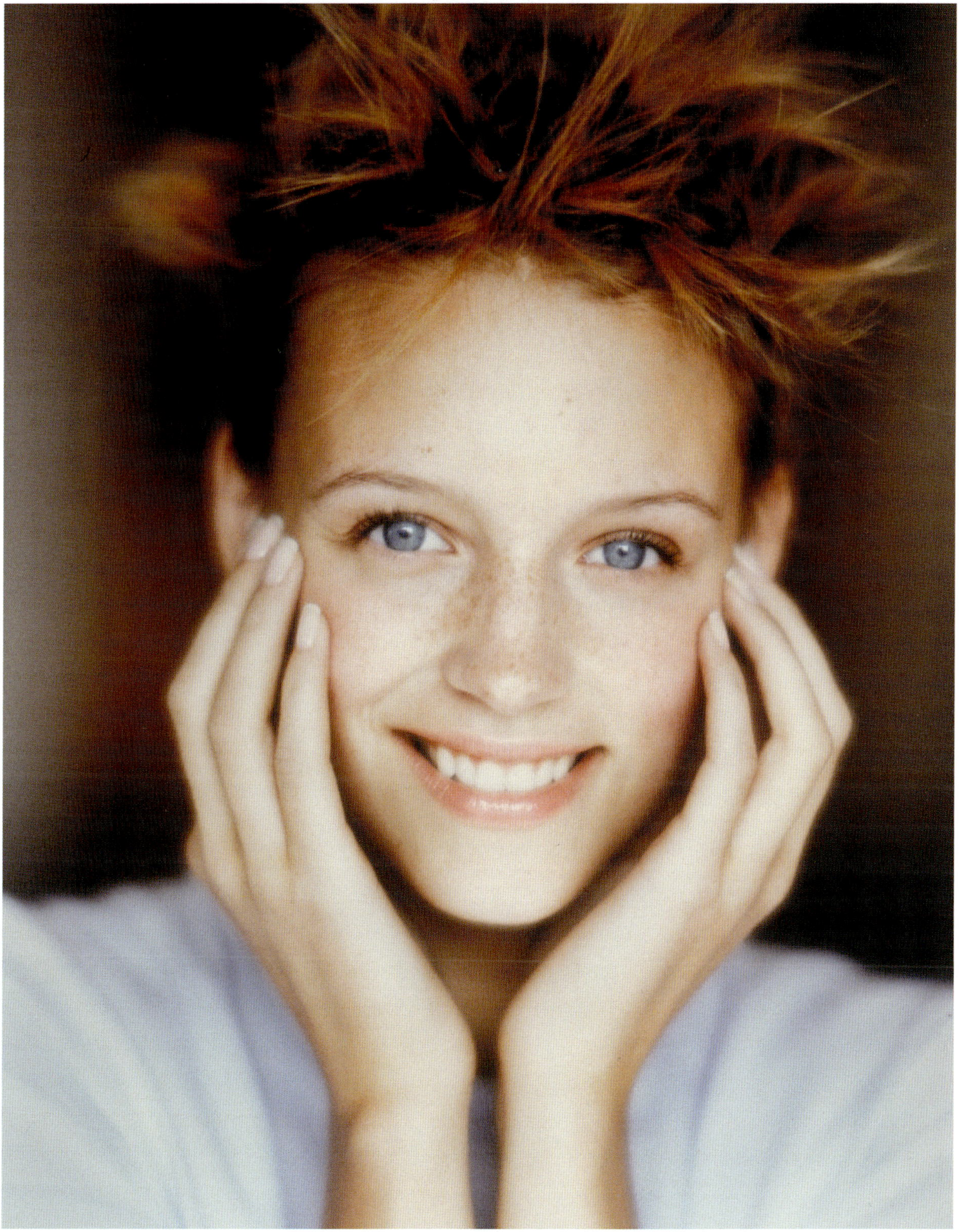

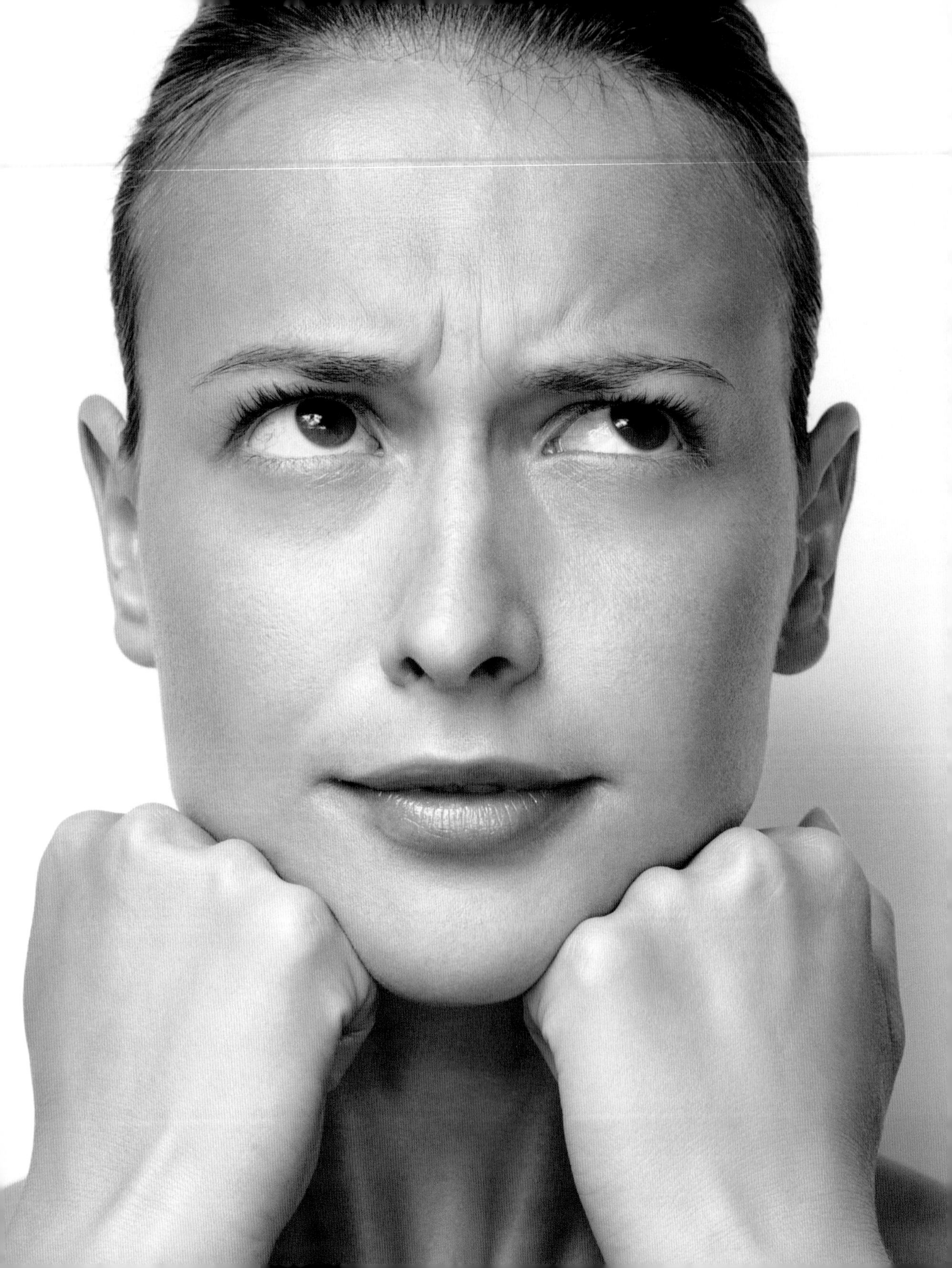

Gym visage l'auto-lifting

Cinq exercices malins à pratiquer au quotidien : une technique éprouvée pour lutter contre la gravité !

LES 5 GESTES QUI SAUVENT LA FACE !

On fait travailler les muscles du visage en douceur, sans tirer la peau, en se servant des mains pour opposer une résistance.

1 OVALE ET COU Bouche fermée, coudes sur la table, poings sous le menton, on tente d'ouvrir la bouche en s'en empêchant à l'aide des poings.

2 COU ET MENTON Bouche ouverte dans la même position, la mâchoire doit empêcher les poings de fermer la bouche.

3 COU, OVALE, JOUES ET INTÉRIEUR DES BRAS Mains croisées derrière la nuque, on pousse la tête en avant avec les mains et l'on tente de résister en sens inverse.

4 LÈVRES ET TOUR DE BOUCHE Bouche fermée, index et majeur joints sur chaque commissure, on tend les lèvres comme pour un baiser en s'en empêchant à la force des doigts.

5 RIDE DU LION Les index fermement placés à la racine des sourcils, que l'on s'empêche de froncer.

LE CONSEIL DE BÉATRICE BRAUN

Chacune des 5 séries est à répéter trois fois de suite, en tenant idéalement la pose trente secondes, tous les jours et même, si vous le pouvez, le matin et le soir.

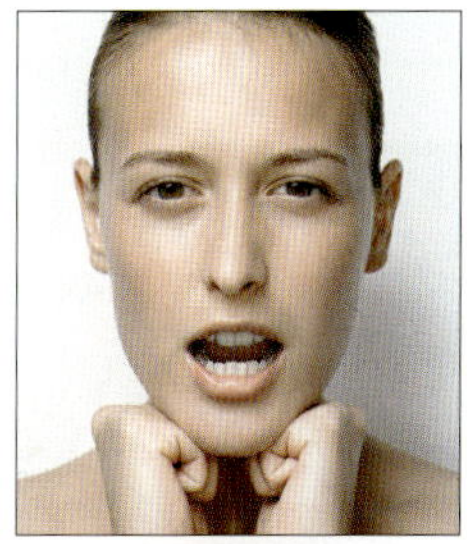

2

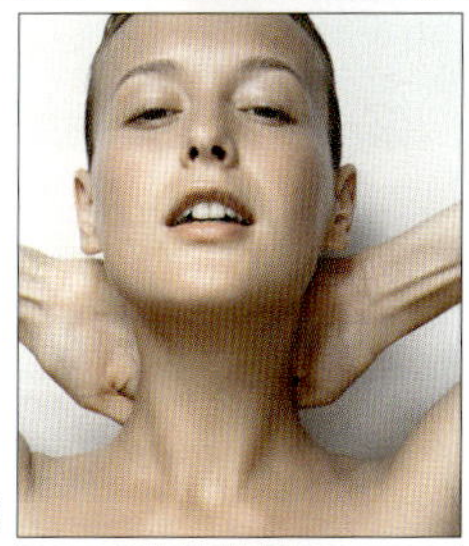

3

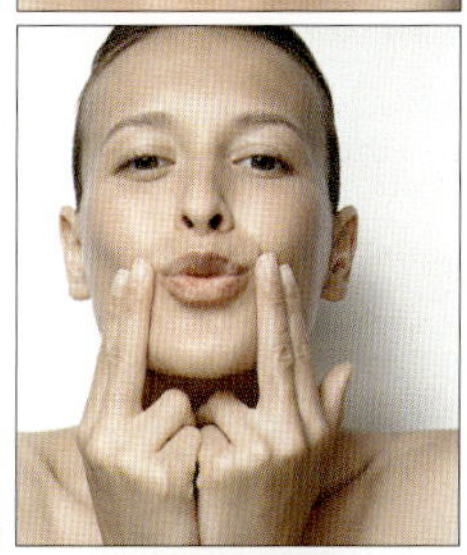

4

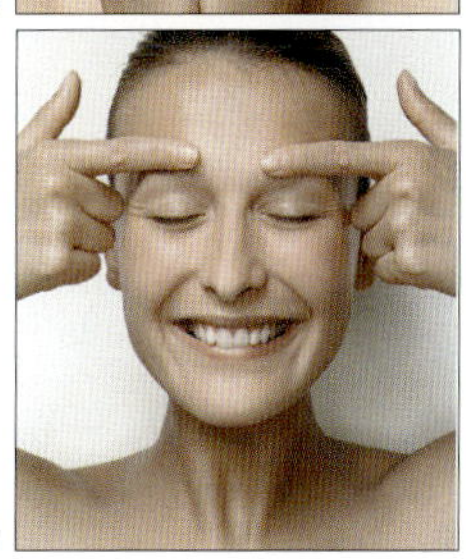

5

Yoga intérieur calme

Wellness mode d'emploi : que l'on dispose de deux heures ou de quelques minutes de répit, le yoga est une bonne façon d'entrer en soi, même sans sortir de chez soi !

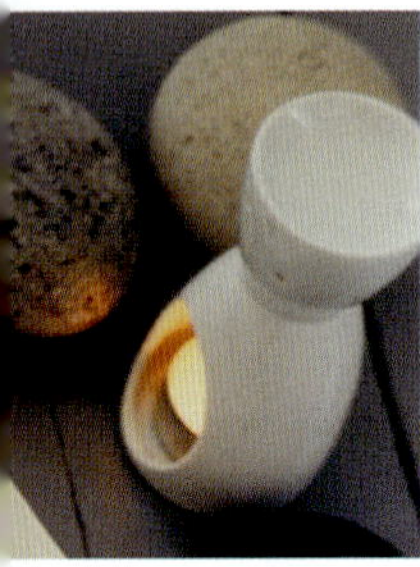

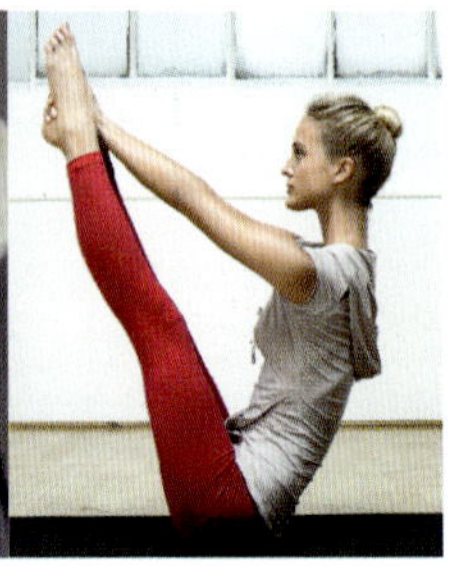

Une posture de **power yoga**, en équilibre sur la pointe des fesses, dos plat, orteils au ciel.

Le lotus
Posture de méditation par excellence, il nécessite une souplesse… très indienne (et de s'aider des mains, afin de positionner un pied sur chaque cuisse après l'autre). En attendant que la pratique vous permette de maîtriser cette posture, une position en tailleur, la pointe d'un pied insérée entre cuisse et mollet de la jambe opposée, dos bien droit, fesses calées sur un coussin plat, fera parfaitement l'affaire.

Du traditionnel **hatha-yoga** aux versions customisées dynamisées à l'occidentale, tous les goûts sont permis. Si Madonna, la plus "physique" des chanteuses, enchaîne des *asanas* dans ses chorégraphies, c'est la preuve que le yoga offre d'autres avantages que la sérénité. **Discipline aux bienfaits millénaires**, il renforce le mental tout en galbant la silhouette, il apaise les tensions en recréant l'harmonie entre le corps et l'esprit, il aide à mieux dormir, dynamise les muscles, assouplit les articulations, mais aussi tonifie les organes. Un rôle de prévention pour toutes les fonctions vitales. **Le travail sur le souffle** oxygène tout l'organisme, dont il accélère le fonctionnement et booste le dynamisme tout en éliminant les toxines… y compris mentales !

RÉVEIL... SALUTAIRE : LE SALUT AU SOLEIL

1 Debout, mains jointes à hauteur de la poitrine, on lève les bras le plus haut possible en tirant vers l'arrière et en inspirant profondément. **2** On plie le corps en avant, jambes tendues, mains au sol de chaque côté des pieds, tête aux genoux, en expirant à fond. **3** On jette la jambe gauche en arrière, pied et genou au sol, menton haut et poumons vidés. **4** Jambe droite à son tour vers l'arrière, pieds au sol, on fait la planche, bras tendus, en inspirant profondément. **5** On plie les bras et l'on pose au sol front, poitrine, genoux et orteils, en expirant.**6** On lève la tête en poussant sur les bras, en inspirant profondément, pubis et jambes au sol. **7** Sans bouger pieds et mains, on se redresse en triangle, fesses en l'air, poumons pleins, puis on ramène la jambe gauche en avant. **8** On tend les jambes, mains au sol et tête aux genoux. **9** On revient en 1 en inspirant. ▶

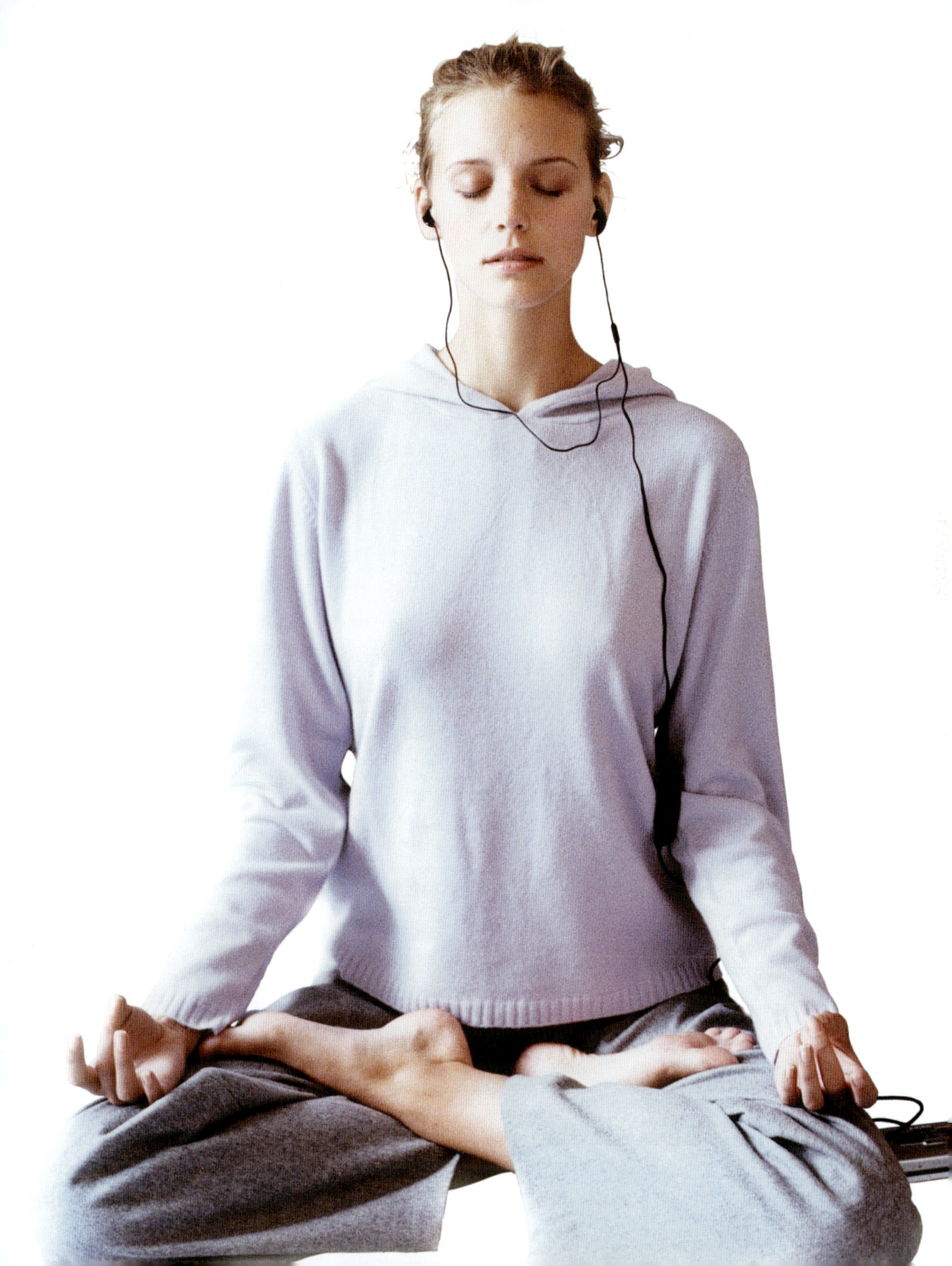

LES PLAGES DU QUOTIDIEN

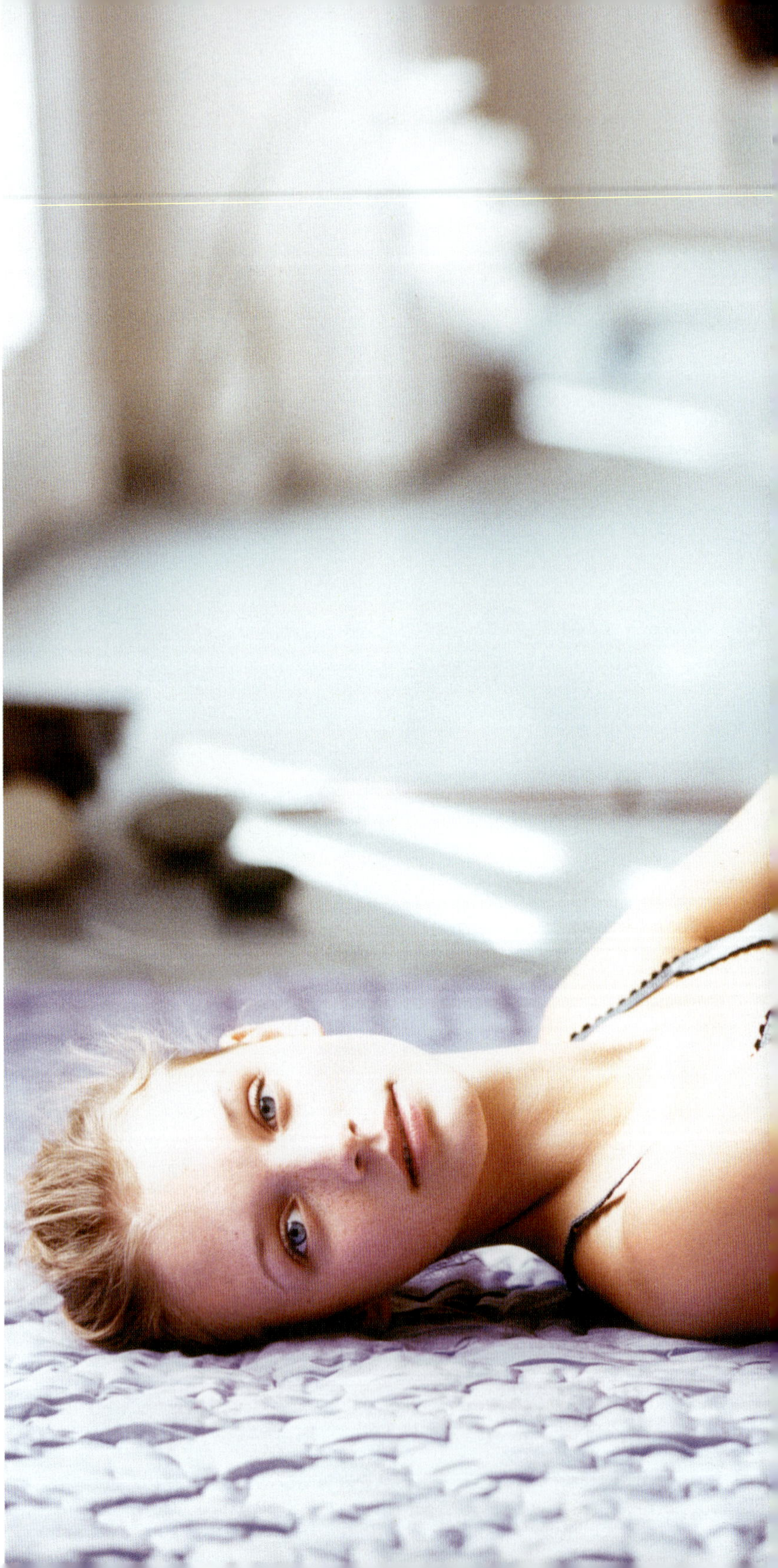

LA LEÇON DE YOGA
Après le SALUT AU SOLEIL, on détend le dos chaque matin avec une série de mouvements simples : une prévention très efficace contre les mauvaises prises de position.

LA POSTURE DE BASE
Bien à plat sur un tapis de mousse (ou un tapis tout court). On replie les genoux sur la poitrine et on les enserre dans ses bras : de cinq à quinze minutes suivant l'état de tension.

VARIANTE 1 • Ramener les jambes pliées jusqu'au front en expirant profondément. Redescendre lentement en déroulant le dos et en décollant la tête du sol.

VARIANTE 2 • Ramener les pieds au sol, à l'arrière de la tête, jambes tendues.

VARIANTE 3 • Plier les jambes et poser les genoux au sol, de chaque côté des oreilles.

VARIANTE 4 • En soutenant les reins des deux mains, on soulève les jambes tendues à la verticale, la tête dans l'axe, menton rentré, et l'on plie les jambes en redescendant très lentement, toujours en soulevant la tête pour amortir.

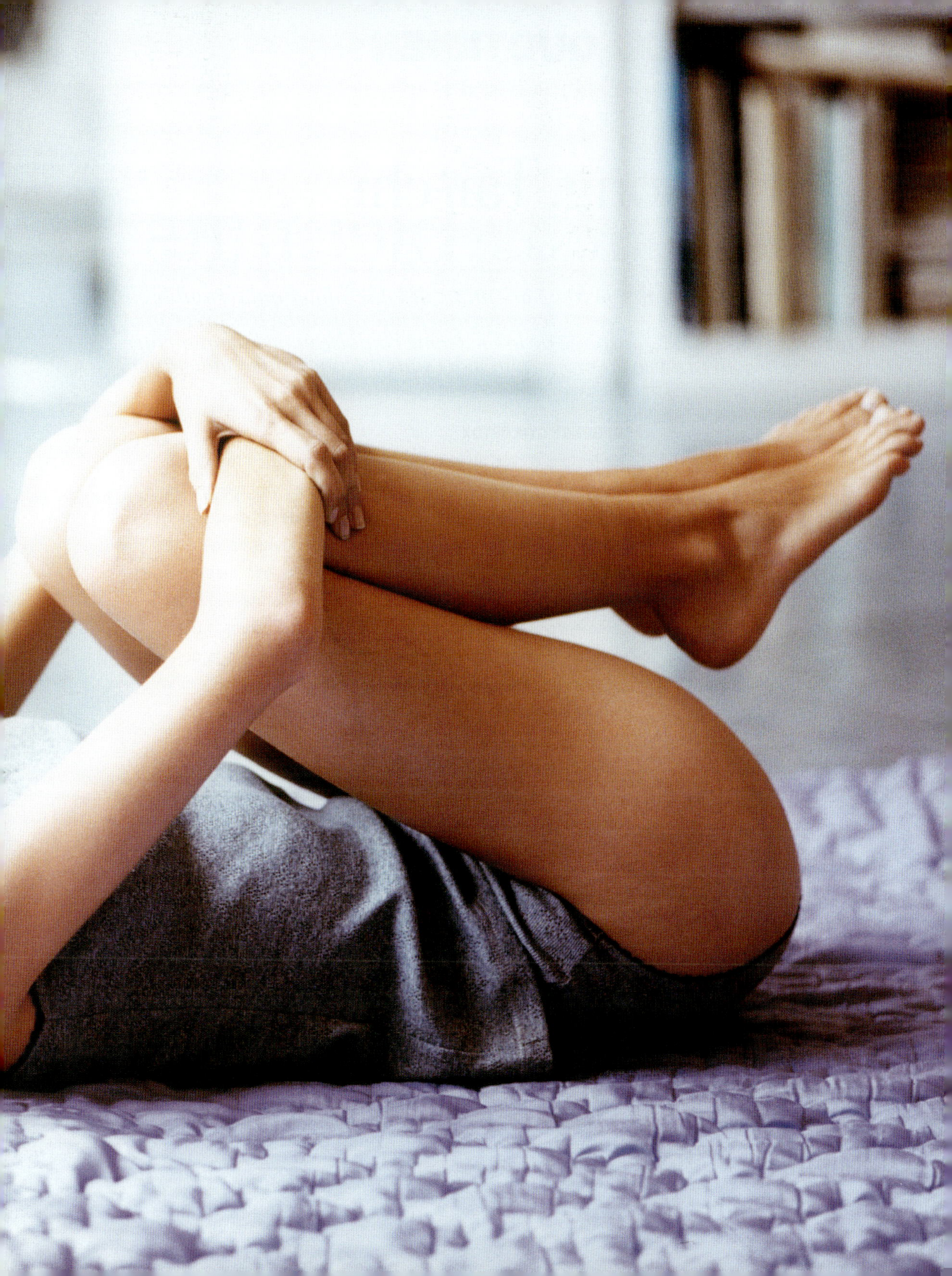

Qi Gong, Tai-chi concentrés de bienfaits

Orientation toute orientale, des disciplines qui rééquilibrent les énergies en une approche très préventive, inspirée de la médecine chinoise et de l'acupuncture. À découvrir avec un professeur, mais sans aucune contre-indication !

QI GONG : GYM DÉTOX

La lenteur élevée au rang des beaux-arts pour ce "travail sur l'énergie" inspiré de la médecine chinoise et du taoïsme, qui soigne en rétablissant le flux de l'**énergie vitale (qi)** dans tout le corps, par l'intermédiaire des méridiens, comme dans l'acupuncture. Cocktail très doux de mouvements effectués dans une intense concentration, de respiration et de massages qui exercent une action bénéfique sur l'ensemble du corps, y compris les organes chargés de l'élimination. Et rien que la perspective de découvrir **les 8 trésors** ou de s'envoler telle une **hirondelle pourpre** est en soi une belle motivation…

TAI-CHI CHUAN : LA BOXE RELAX

Retourner l'art antique de la **boxe de l'ombre** contre ses propres zones d'ombre, passionnant recyclage pour cet art martial que pratiquaient les moines bouddhistes. Transmué en un lent exercice, gracieusement rythmé dans des enchaînements souples, il prend soin en douceur aussi bien du mental que des muscles. Une montée en puissance de la concentration, à base de mouvements extrêmement relaxants, qui stimulent le système nerveux et la circulation sanguine. Parcourue d'un courant chaud, on sent une réelle énergie qui aide à maîtriser les phases de stress et de suractivité, avec un sentiment de plénitude qui donne confiance dans ses propres forces.

LE CONSEIL DU COACH
Au saut du lit, une très harmonieuse façon de débuter la journée, en tablant sur l'aspect préventif qu'apporte la maîtrise des flux énergétiques.

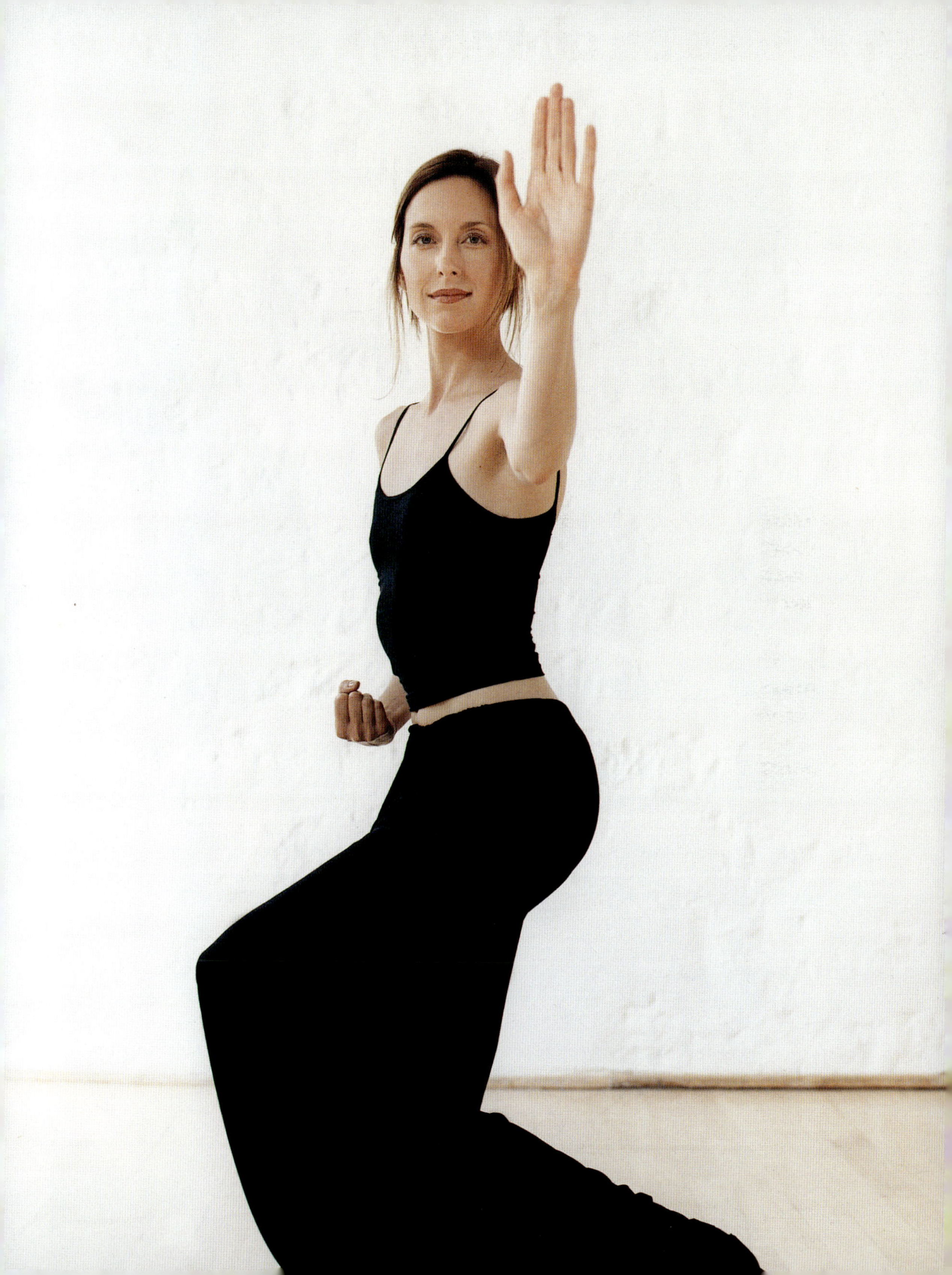

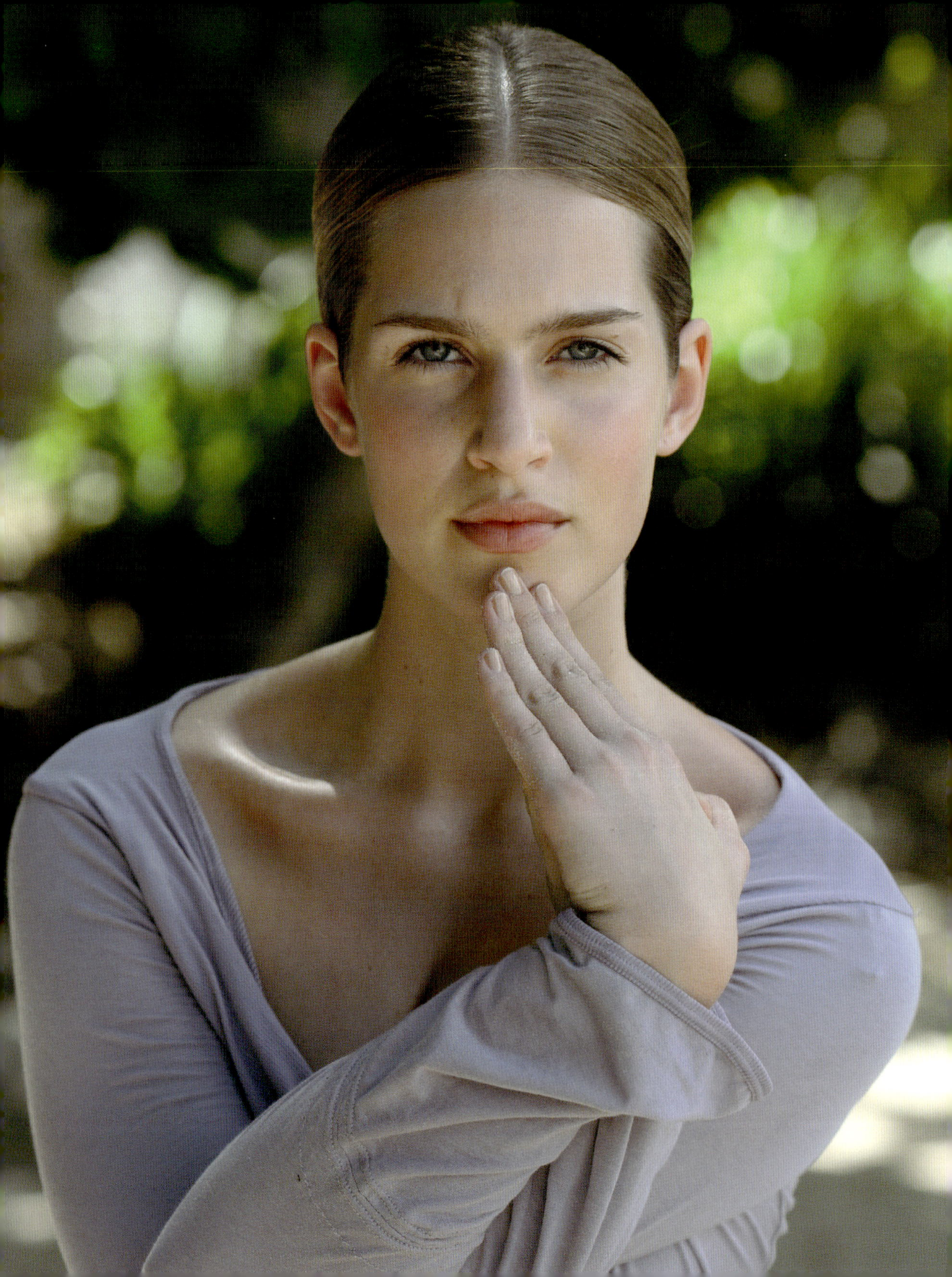

Énergie douce

Bouger en souplesse, s'oxygéner sans s'essouffler, petite leçon de mise en forme… mais pas en force !

INSPIRÉE DU YOGA... Une petite séance de stretching doux, à pratiquer en respirant profondément

1 ÉTIRER Les bras en croix, le dos bien à plat, on pivote en fente sur la jambe droite, puis la gauche.

2 DÉCOINCER Dos à plat, on pivote : la main gauche va se poser sur le pied gauche, puis la main droite sur le pied droit. Ensuite, on pose la main droite sur le pied gauche et réciproquement.

3 PIVOTER Dos à plat, bras tendus paume contre paume le long des oreilles,on pivote sur la droite, puis sur la gauche.

4 ASSOUPLIR Assise, on descend vers les pieds que l'on agrippe au niveau des orteils et l'on tend les jambes droit devant soi en appui sur les fesses.

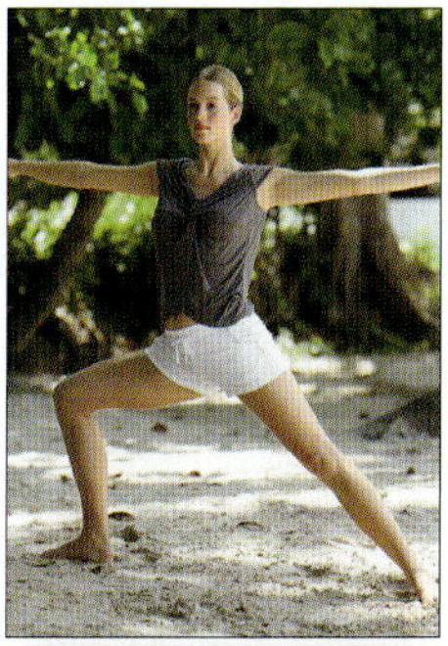
1

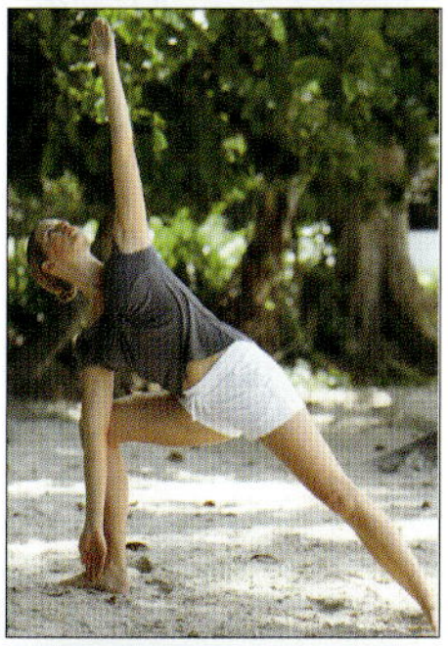
2

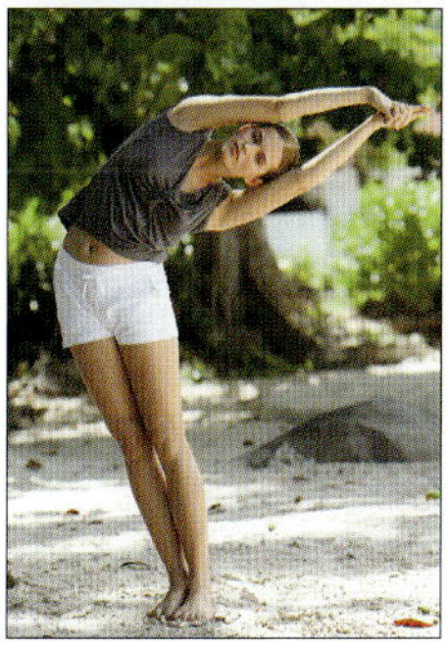
3

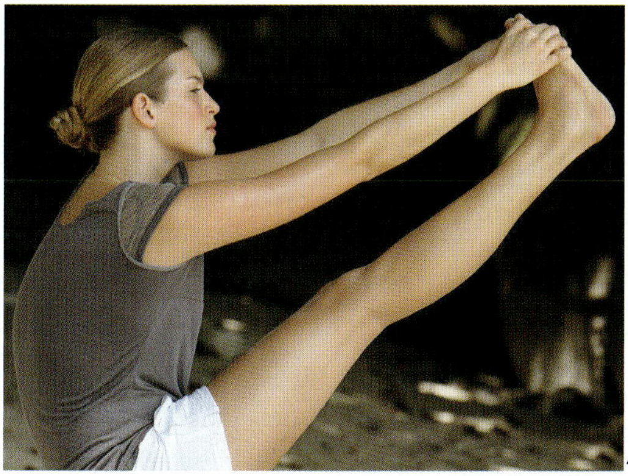
4

Exercice deux styles

Pas besoin d'eaux turquoise et de plages infinies pour pratiquer au quotidien deux sports de rêve : la natation et la marche !

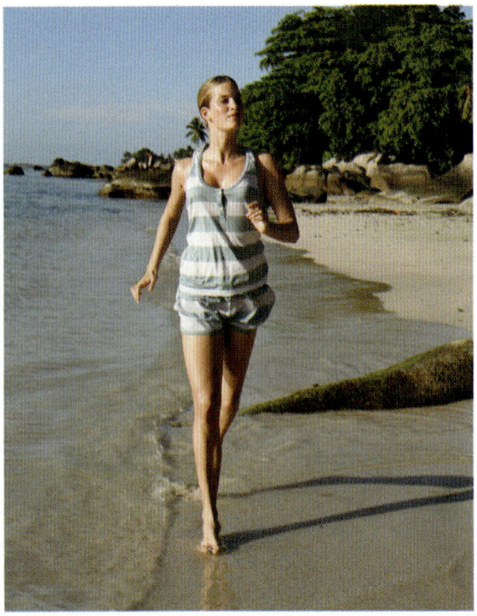

Marcher dans l'eau, c'est top !
L'idéal ? Dans l'eau jusqu'aux genoux. Fraîcheur plus massage, on cumule les effets de la marche et de la thalasso sur les chevilles et les mollets pour regagner un galbe spectaculaire.

JE NAGE DANS L'EUPHORIE

La natation est le **sport roi** pour nous faire un **corps de reine**

Quatre fois plus de calories brûlées en nageant qu'en courant ! Et en prime, aucun risque de se faire du mal : on est en apesanteur, sans tension sur les ligaments, on soulage ses lombaires, on réapprend à bien respirer, on renforce son potentiel cardio-vasculaire en boostant sa circulation et en bénéficiant d'un massage sur tout le corps.

À chaque nage sa spécificité, à choisir en fonction de sa morphologie. Les muscles longs sont à l'honneur. Les bras tonifiés (triceps en tête), le torse développé, la poitrine raffermie, le dos renforcé. Le **crawl** redresse les épaules, la **brasse** muscle l'intérieur des cuisses, la **nage indienne** affine la taille… et le **dos crawlé** fait les beaux dos. S'offrir quelques cours de rattrapage n'est jamais inutile et vous fera prendre… des longueurs d'avance.

L'AVIS DU MÉDECIN ANGIOLOGUE

Une question de santé publique ! Bouger est la meilleure assurance longévité. Dix mille pas par jour, c'est la dose idéale recommandée pour nos facultés ! Marcher, nager, pédaler, c'est parfait, mais tous les sports ne sont pas bons pour les veines, comme sauter sur place (step, aerobic) et les efforts statiques (machines à muscler trop chargées). Privilégier plutôt le cardiotraining et la gym, préférer le tennis en double et le jogging en terrain meuble (5 km max).

ÇA MARCHE POUR MOI !

Saisir toutes les occasions de marcher reste la meilleure hygiène de vie (y compris si le sport vous insupporte). C'est à la portée de toutes, citadines incluses, d'oublier sa voiture ou de sortir du métro une station plus tôt. Non seulement ça se verra sur votre ligne mais, en plus, cela améliore la circulation, facilite la digestion et le transit, oxygène l'organisme et retarde les menaces d'ostéoporose… En prime, une balade en solitaire aide à se concentrer et à prendre des décisions claires. C'est la plus simple des cures de désintoxication mentale et psychique.

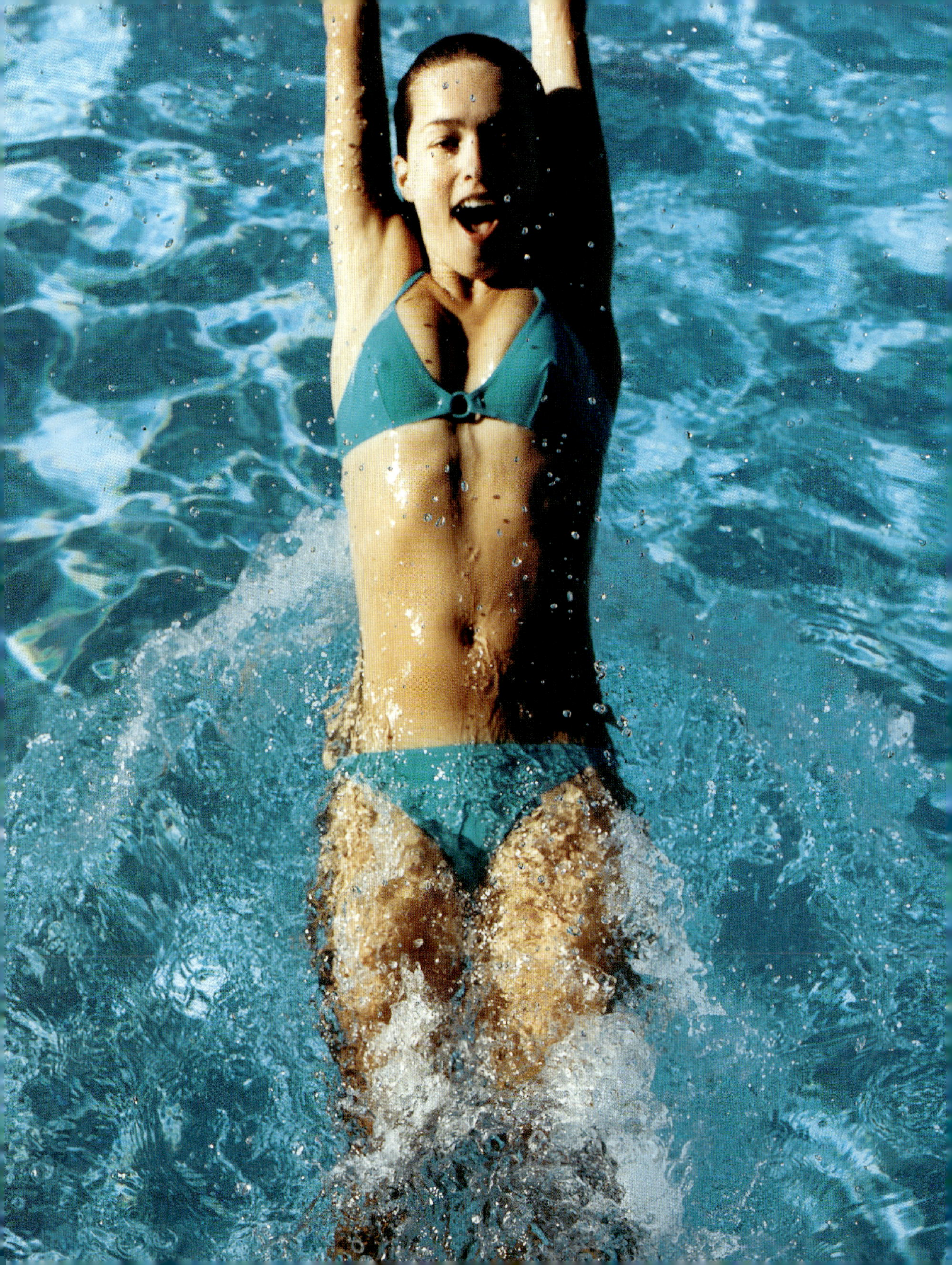

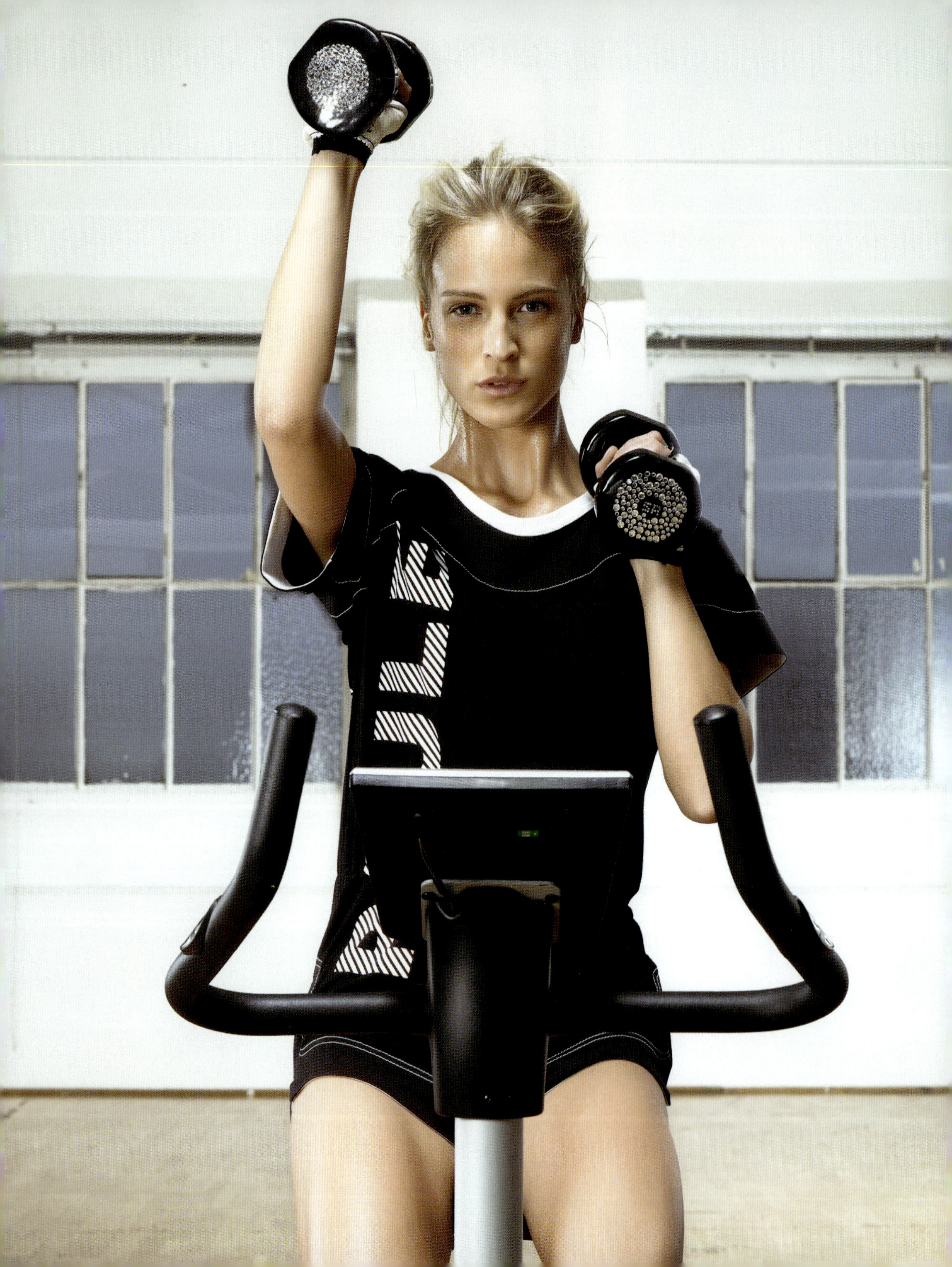

Sculpturales sportives en salle

L'invention est aux commandes ! Les machines offrent sans cesse des façons innovantes de se dessiner des corps d'athlète et de se doper le moral en s'adaptant aux attentes de chacune.

1 VÉLO CARDIO ALTHÉRO Un dispositif très sportif : le vélo fait travailler intensément l'aspect cardio-vasculaire, en faisant fondre les cuisses et les fesses. En cours de séance, qui alterne vitesse de pointe et pauses pour souffler, une fois le bas du corps bien échauffé, les petits haltères complètent l'effet cardio en faisant travailler les bras, sans cesser de pédaler, mobilisant dorsaux, deltoïdes et triceps.

Tout indiqué si on n'a pas peur de mouiller le maillot…

2 SISMO : C'EST LUI QUI FAIT (PRESQUE) TOUT ! Un appareil très sympathique, puisque ce sont ses oscillations qui remplacent (pratiquement) l'effort musculaire. Un effet giratoire, d'avant en arrière et de gauche à droite (la bascule est plus importante si on écarte davantage les jambes), mobilise les muscles profonds (que la musculation pure et dure ne fait pas travailler), active la circulation sanguine et lymphatique, et remplace, en dix minutes, l'équivalent d'une heure de sport. Quatre positions basiques en fonction des parties ciblées (sur la photo, jambes fléchies, ce sont les cuisses et les mollets).

Tout indiqué si on est allergique au sport, on a des problèmes de surpoids, de dos ou d'articulation. ▶

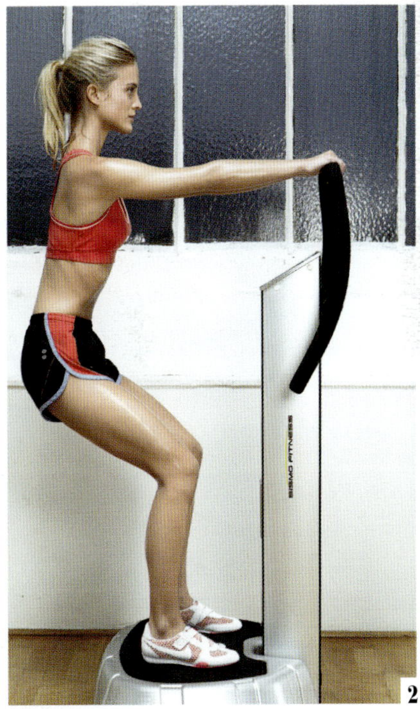
2

Tonifiée, musclée, tout pour se donner un nouvel élan et se sculpter des abdos d'ado.

1

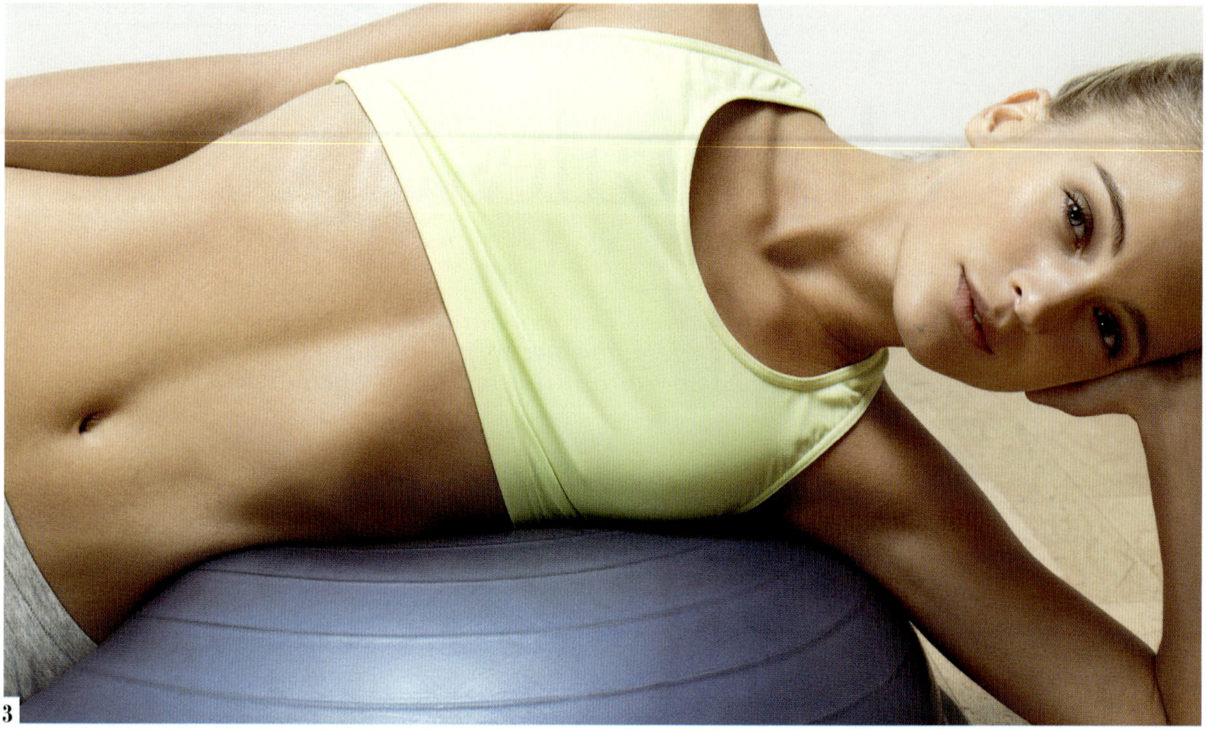

3

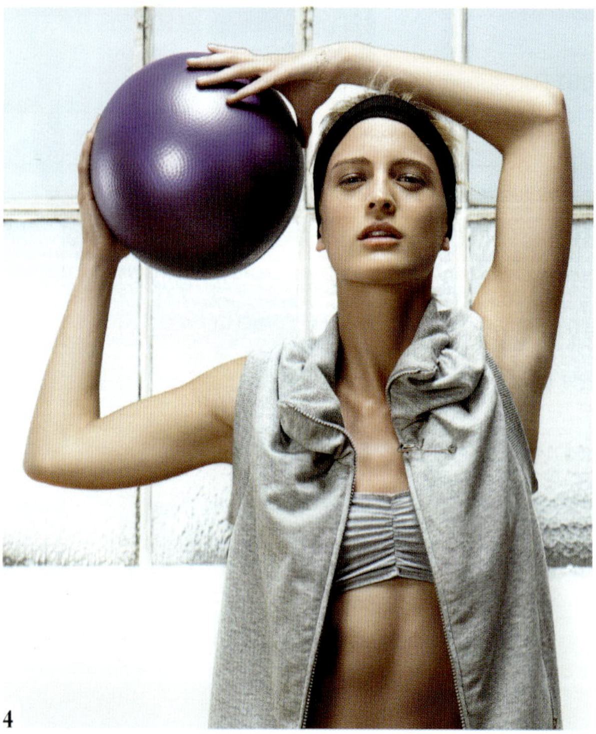

4

3 BOSU : LUDIQUE On transpose les postures classiques au sol sur cette demi-sphère souple qui oblige à compenser le déséquilibre en mobilisant les muscles profonds qui soutiennent ventre et colonne. Résultat : on gaine et on affine la taille. Tout bénef et rigolo.

4 BODYVIVE : BALLON SOFT idéal pour une reprise en douceur, destinée à retrouver tonus, mobilité, endurance et agilité à base d'enchaînements et de chorégraphies accessoirisées. Un programme sur mesure mis au point par l'athlète Les Mills, pape des cours collectifs, avec des exercices dosés grâce à des ballons, des élastiques et des haltères.

5 KRUMP : ÇA DÉCOIFFE La street dance revisitée et canalisée en salle, pour se construire des abdos-fessiers en béton tout en évacuant son trop-plein d'énergie, voire d'agressivité, sur un tempo hip-hop ultra rapide.

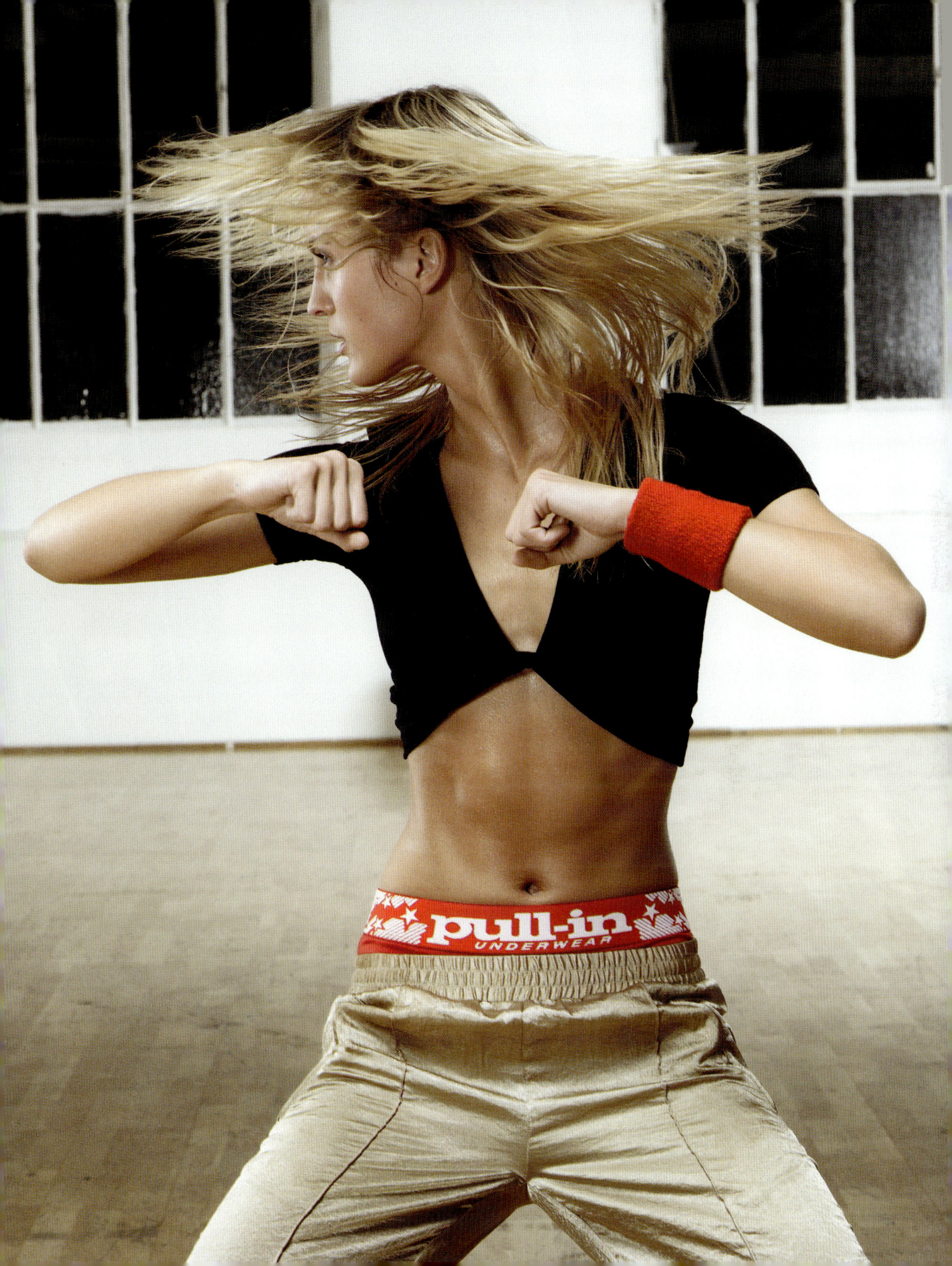
pull-in
UNDERWEAR

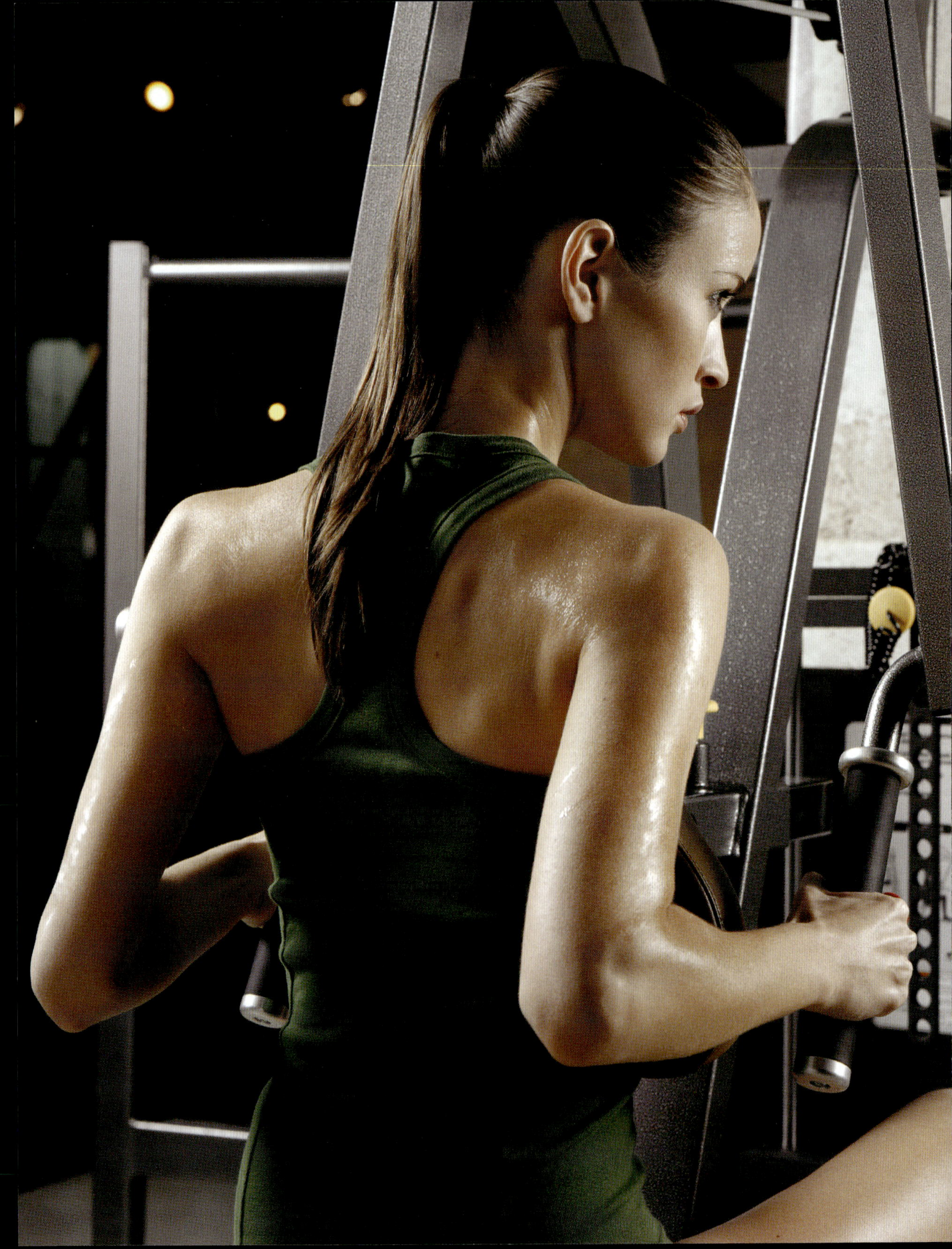

Muscu je passe aux machines

Les techniques de musculation revisitées au féminin (mais à pratiquer uniquement sous contrôle d'un pro) pour des actions ultra ciblées. Visite guidée.

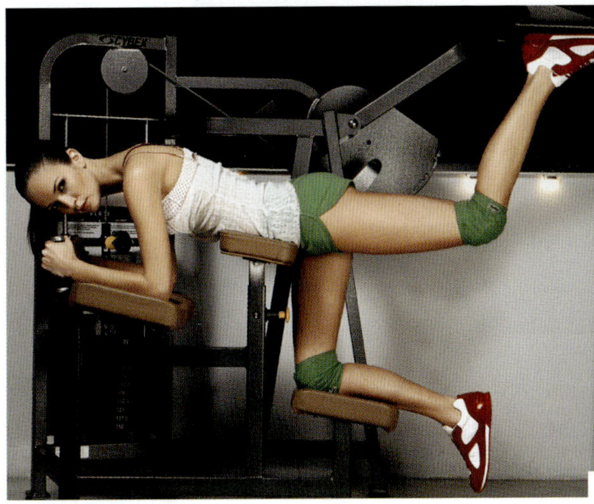

2

1 MES FESSES L'AIMENT Elles deviennent incroyablement fermes en un temps record grâce à cette machine qui oblige les grands fessiers à travailler sans cambrer. On accentue le galbe tout en affinant le haut des cuisses. En position à quatre pattes, soutenue au niveau du ventre et tête dans le prolongement de la colonne, on contracte le haut de la jambe en soulevant vers l'arrière pour repousser la barre. Une technique réservée aux accros des abdo-fessiers, mais qui est effectivement très efficace.

2 MON DOS ADORE Parfait pour oublier les heures passées devant l'ordinateur, les épaules rentrées et les mauvaises postures... Le *Row* est une machine qui travaille les épaules en ouverture et muscle le haut du dos tout en améliorant le maintien. Assise à l'envers sur un banc, on pousse une barre à l'horizontale jusqu'à avoir les bras tendus. Bien calée au niveau de la poitrine, on ressent intensément le travail des muscles, qui rayonnent des omoplates jusqu'aux bras. À utiliser avec modération en cas de problèmes de cervicales, ou de douleurs dans les épaules. ▶

L'AVIS DU COACH

Le travail en salle a beaucoup évolué et s'est adapté aux attentes nouvelles en allant de plus en plus vers le sur-mesure : le choix d'une activité doit passer par une écoute attentive et les pros sont là pour vous aiguiller sur la bonne voie.

1

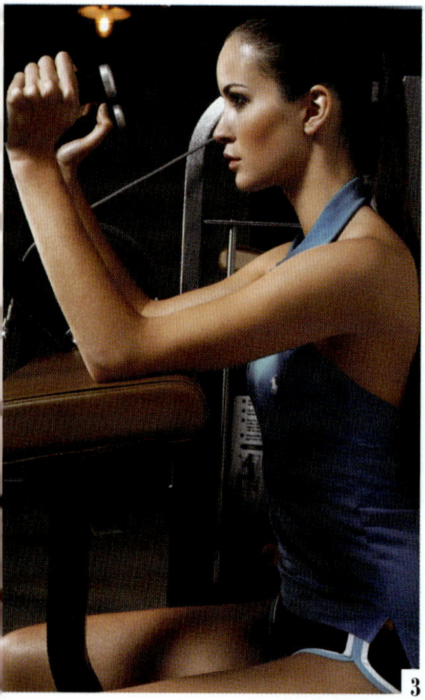

3

L'AVIS DU COACH

TROP DE KILOS, PAS ASSEZ DE SPORT
• machines cardio, en complément d'un programme alimentaire.

SANS KILOS EN TROP, MAIS SANS TONUS
• machines de musculation avec des charges moyennes et 15 mn de cardio pour s'échauffer.

MINCE, MAIS PAS ASSEZ MUSCLÉE
• échauffement puis musculation, avec des charges peu à peu plus importantes en séries courtes.

ET ÉTIREMENTS POUR TOUTES en fin de séance !

▶

3 MES BRAS N'EN TOMBENT (PLUS) La sangle abdominale verrouillée, le dos bien calé, on descend le bras en soufflant, on remonte en inspirant : une machine qui permet de travailler en finesse les triceps (l'arrière des bras, qui a tendance à nous trahir très tôt), à condition de faire de longues séries en soulevant un poids raisonnable. Un travail de longue haleine, et l'anti-gonflette, à base de charges plus lourdes et de séries courtes...

4 POUR FAIRE FONDRE MES CUISSES Le tapis de marche, star des équipements cardio (qui font travailler le souffle et le cœur), redessiné en version inclinée pour mieux solliciter cuisses et fessiers (plus la pente est abrupte, plus c'est efficace en gain de muscle et en perte de graisse), à condition de ne pas se cambrer. Le tapis amortit les chocs (genoux et chevilles ne souffrent pas), et c'est adaptable à tout âge et toute condition physique.

5 EFFET PAPILLON : DES PECS IMPECS Des pectoraux blindés, c'est le plus beau cadeau que l'on puisse faire à son décolleté. Le *Butterfly* s'y emploie en démultipliant l'effort que l'on accomplit, bras écartés, en rapprochant les coudes, façon ailes de papillon. Les abdos bloqués pour que les bras travaillent en solo, pas évident si on monte les poids : on le sent passer, mais les résultats sont payants si l'on persévère.

6 TABLETTES D'ABDOS Pour découvrir ses grands droits (que les chanteurs connaissent par cœur) ou ses obliques, si l'on veut affiner la taille. Poitrine appuyée contre le levier, abdos contractés, on se penche jusqu'à l'horizontale, en abaissant la charge (raisonnable) et on se relève en inspirant, sans à-coups et en contrôle permanent.

7 ANTI-CULOTTE DE CHEVAL Brûler la graisse et réveiller des muscles peu sollicités au féminin, les **abducteurs**, qui prolongent les muscles fessiers à l'extérieur des cuisses, en montant progressivement en puissance. Assise, dos et pieds calés, on écarte les jambes à la force des cuisses, en évitant de donner des coups de reins.

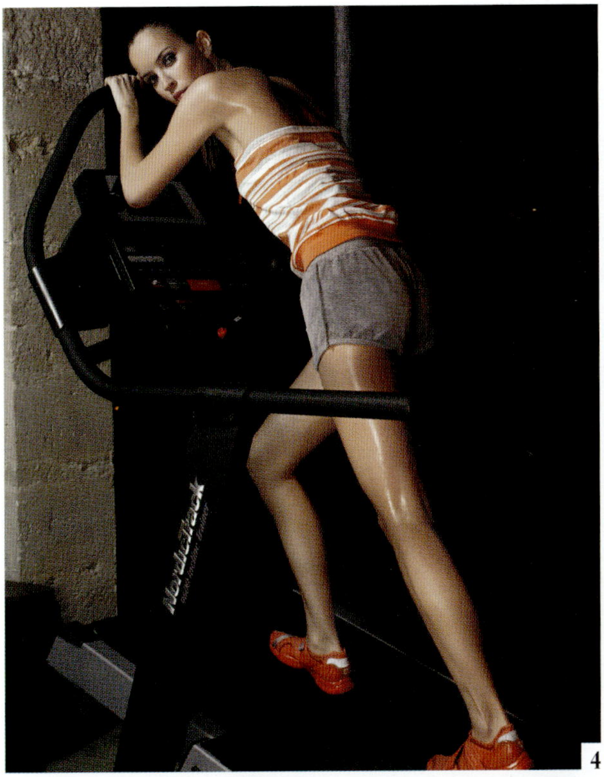
4

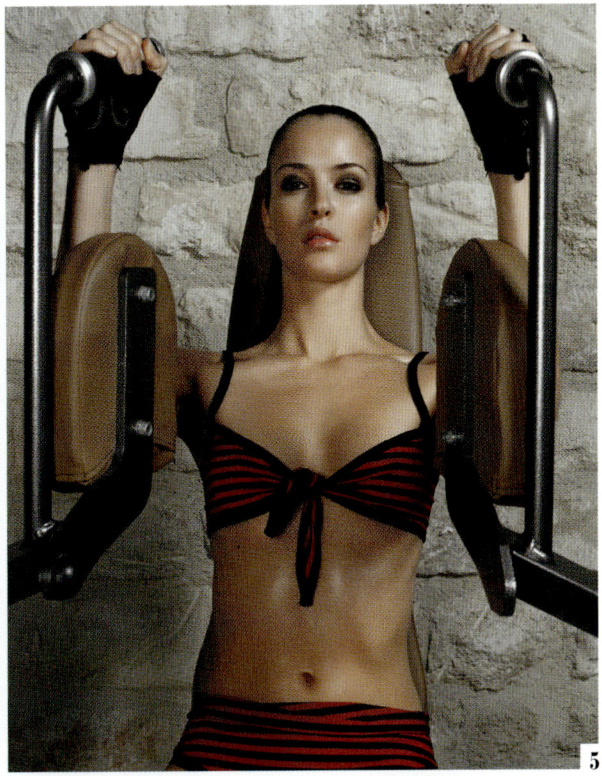
5

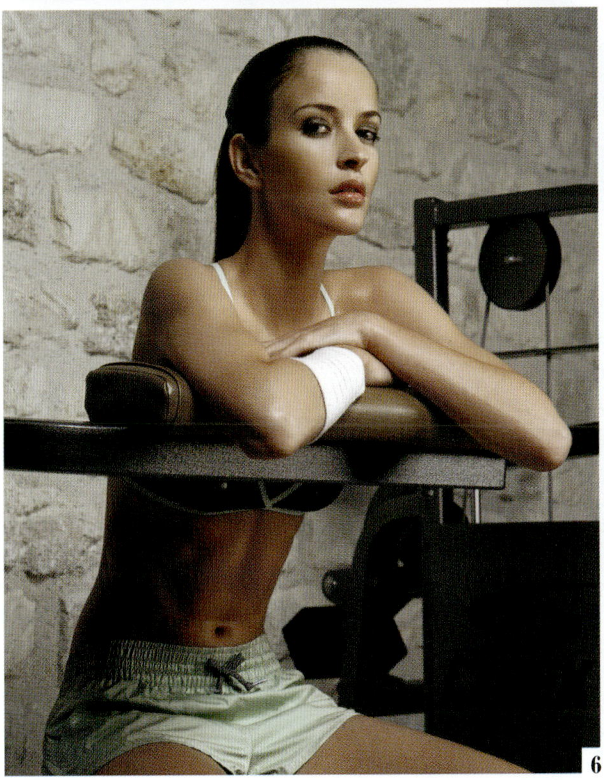
6

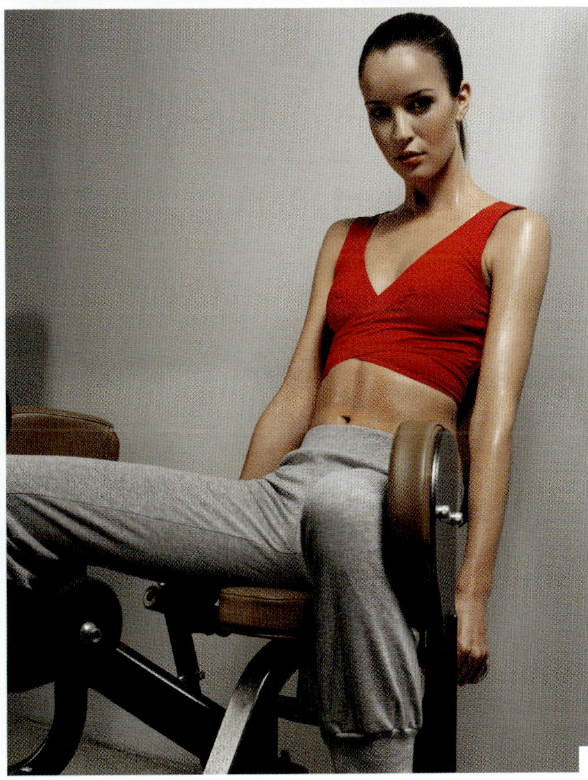
7

7

moi au top !

LE MEILLEUR DU MONDE

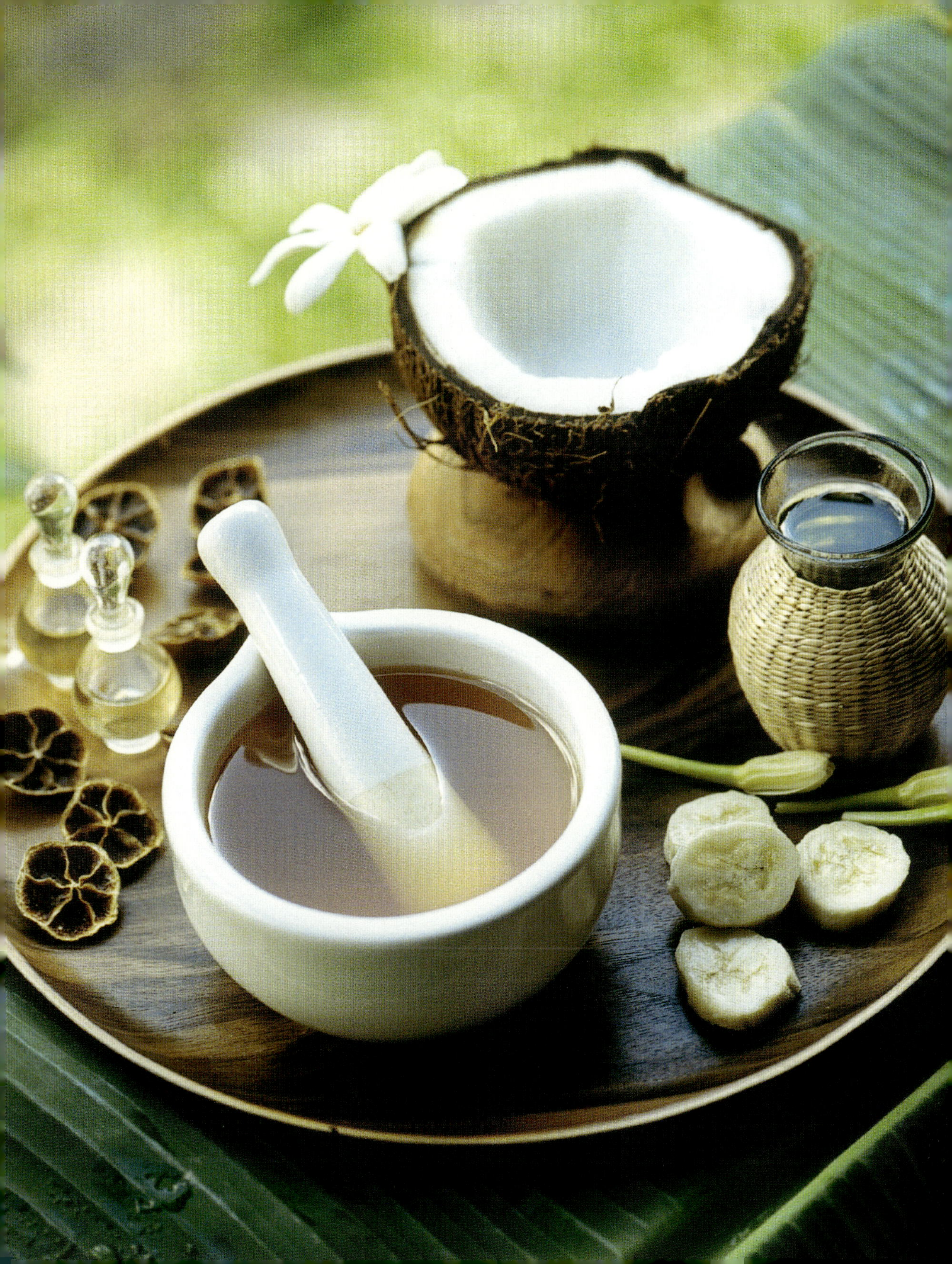

LE MEILLEUR DU MONDE

Appuyer sur la détente lâcher prise

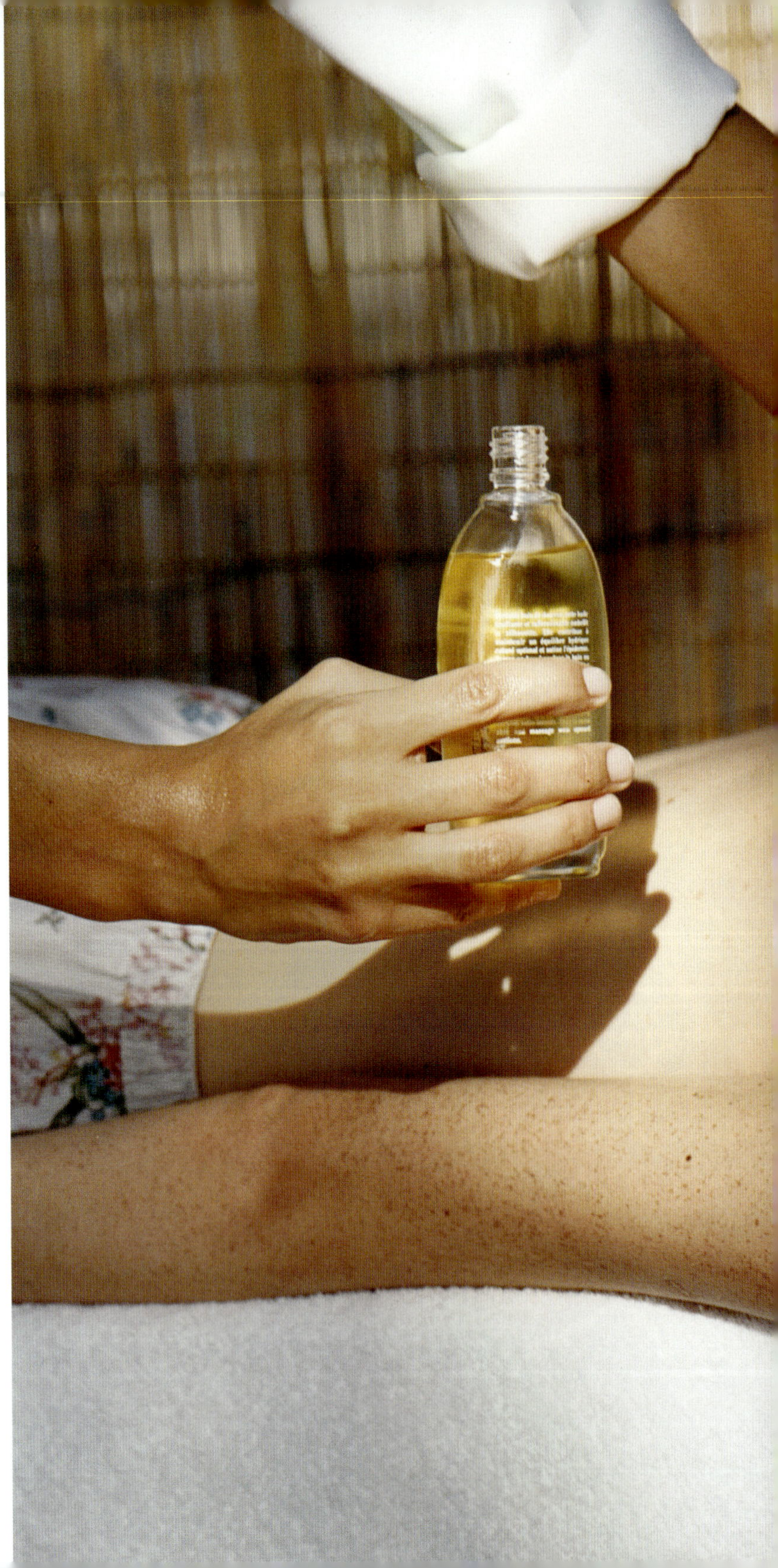

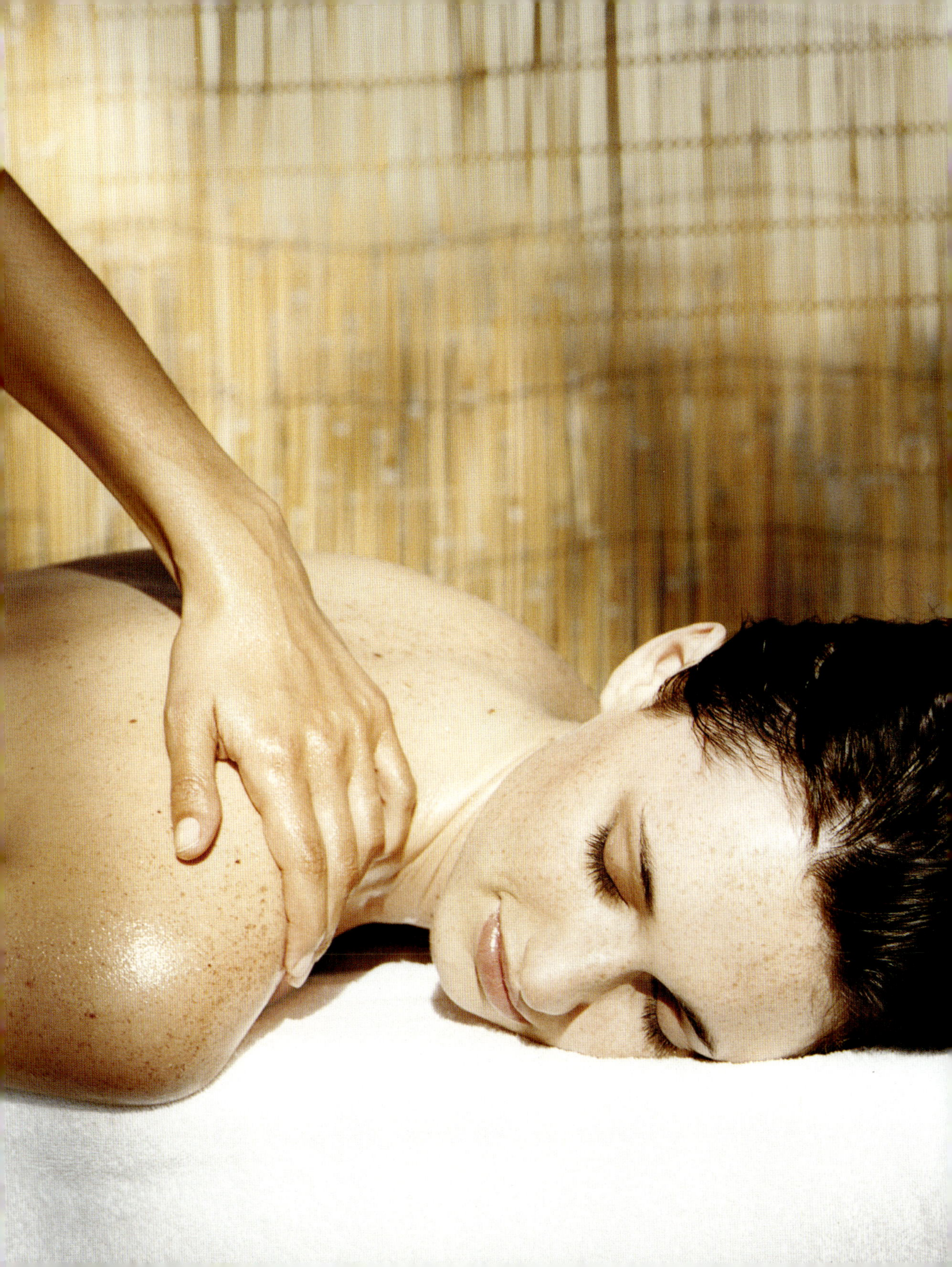

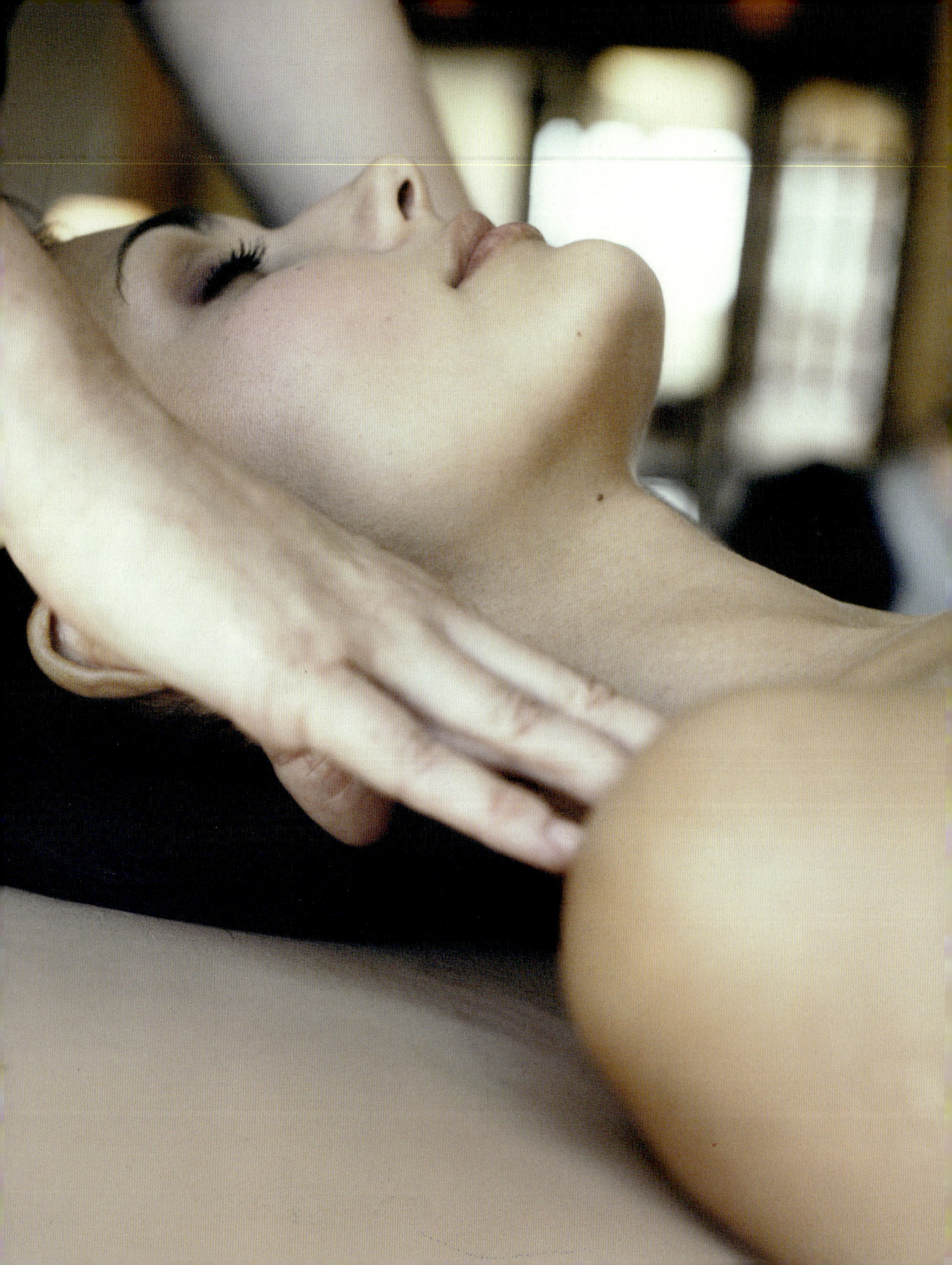

Massages : en bonnes mains

Pétrir, effleurer, palper… la culture du toucher enfin réhabilitée ! Les thérapies manuelles en plein essor prodiguent un réconfort immédiat et des bénéfices durables. Se faire du bien est de plus en plus recommandé.

Sas de décompression par excellence, les massages évacuent les tensions musculaires et morales, améliorent la circulation sanguine et lymphatique (cruciale dans les défenses immunitaires), stimulent les influx nerveux, améliorent les échanges, réveillent un organe en panne, apaisent les douleurs. Issus de civilisations où **le tactile se joint à l'utile**, ils trouvent immédiatement le moyen de communiquer : le langage du corps est universel. Et les mains de masseur en décryptent les signes en temps réel. En touchant la peau, on réveille un nombre incalculable de **terminaisons nerveuses,** directement reliées au cerveau via les neuromédiateurs. Libération d'**adrénaline** (stimulant), au-delà des effets sur les muscles et les articulations, un concentré de plaisir ciblé qui monte à la tête, via l'**acétylcholine** (calmante) et la **dopamine** (euphorisante).

MASSAGES UNIVERSELS

Ayurvédique le massage fait partie du quotidien indien dès le berceau : on recrée l'harmonie entre les trois éléments (air, terre, feu) à base d'huiles chaudes et de mouvements enveloppants. Il a inspiré le massage **californien,** très peace and love attitude. **Shiatsu** japonais, digitopuncture, pressions relaxantes sur les méridiens pour un rééquilibrage énergétique… **Pierres chaudes** à l'amérindienne, alternant le chaud (le volcanique basalte) et le froid (pierres de marbre) sur les circuits des méridiens. **Thaï** langoureux… **Et l'Europe ?** Grecs et Romains l'avaient découvert (grâce aux Chinois), Hippocrate le recommandait… et des siècles d'hypocrisie l'ont condamné. Jusqu'à ce qu'un médecin **suédois**, Ling, réinvente la kinésithérapie au XIXe siècle. La reconquête est en marche.

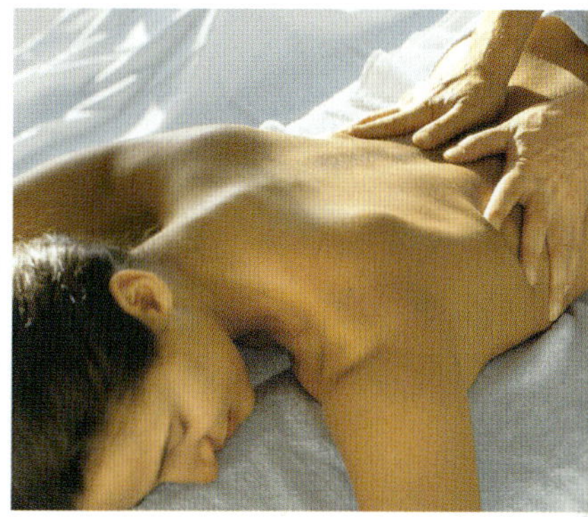

CACHEZ CE SOIN…
Les premiers masseurs européens étaient… non-voyants, pudeur oblige !

PLEIN LE DOS DU MAL DE DOS !
Mauvaises positions, faux mouvements, refroidissements, traumatismes ou simple stress… les prétextes ne manquent pas pour consulter. Sur ordonnance, direction le masseur-kinésithérapeute. Mais on peut lui préférer le chiropracteur ou l'ostéopathe, chaque école a ses partisans : la chasse à la bonne thérapie manuelle passe par l'expérience personnelle !

Le bonheur est dans le pied

Dans la foulée de la réflexologie, issue de la médecine chinoise, massages raffinés ou simples gestes de confort, un réconfort souverain… à prendre au pied de la lettre.

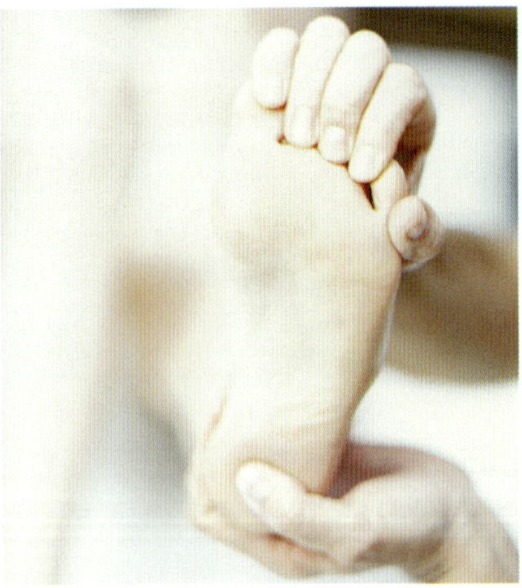

RÉFLEXOLOGIE Quand le bienfait vient… des plantes

Dans la médecine chinoise, la voûte plantaire résume l'intégralité de notre organisme en **60 points réflexes** (et **7 200 terminaisons nerveuses**), sur lesquels le réflexologue va agir avec des pressions, afin de libérer les toxines qui entravent influx nerveux et énergie vitale. Une médecine alternative, à la fois préventive et curative, même si l'approche occidentalisée privilégie davantage l'aspect détente : la preuve, on est censé en ressortir… sur coussins d'air.

FAITES PASSER LE MASSAGE

Prisonnier, enfermé, échauffé, le pied libéré de sa chaussure, et dont on va mobiliser en douceur chaque articulation, chaque orteil, vous en vouera une reconnaissance éperdue !

Remise en forme du soir massage de l'extérieur vers l'intérieur pour soulager la plante des pieds et chouchouter les talons éprouvés, avec le soutien actif d'une crème hydratante, qui sera à même de diluer les raideurs et callosités tout en préservant le film hydrolipidique.

L'AUTO-MASSAGE, C'EST BIEN… le massage à deux, c'est mieux !

Bien-être, détente absolue, mais aussi **sensualité** sont au rendez-vous. Avec une huile de massage, pour le plaisir.

LE BON RÉFLEXE

Garder sous son bureau un rouleau de bois à picots à rouler sous le pied, pour se détendre en toute situation.

L'AVIS DU RÉFLEXOLOGUE

On commence par le pied gauche, le "côté de l'Empereur", où s'emmagasinent les toxines. Le pied droit, le "côté de la Reine", est le siège de l'émotionnel et de l'énergie profonde. L'étirement des orteils permet de travailler sur le cerveau, les oreilles et les yeux.

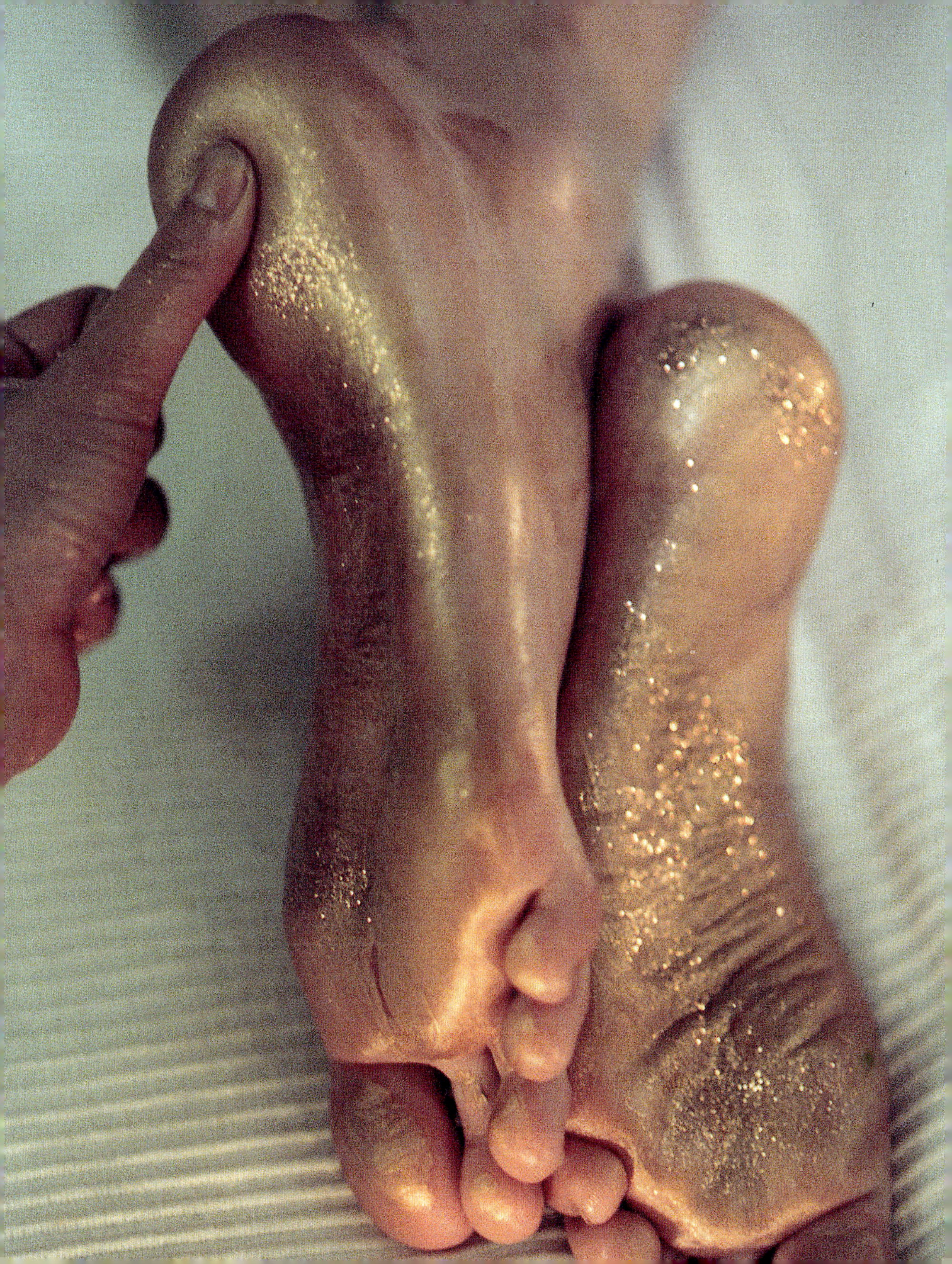

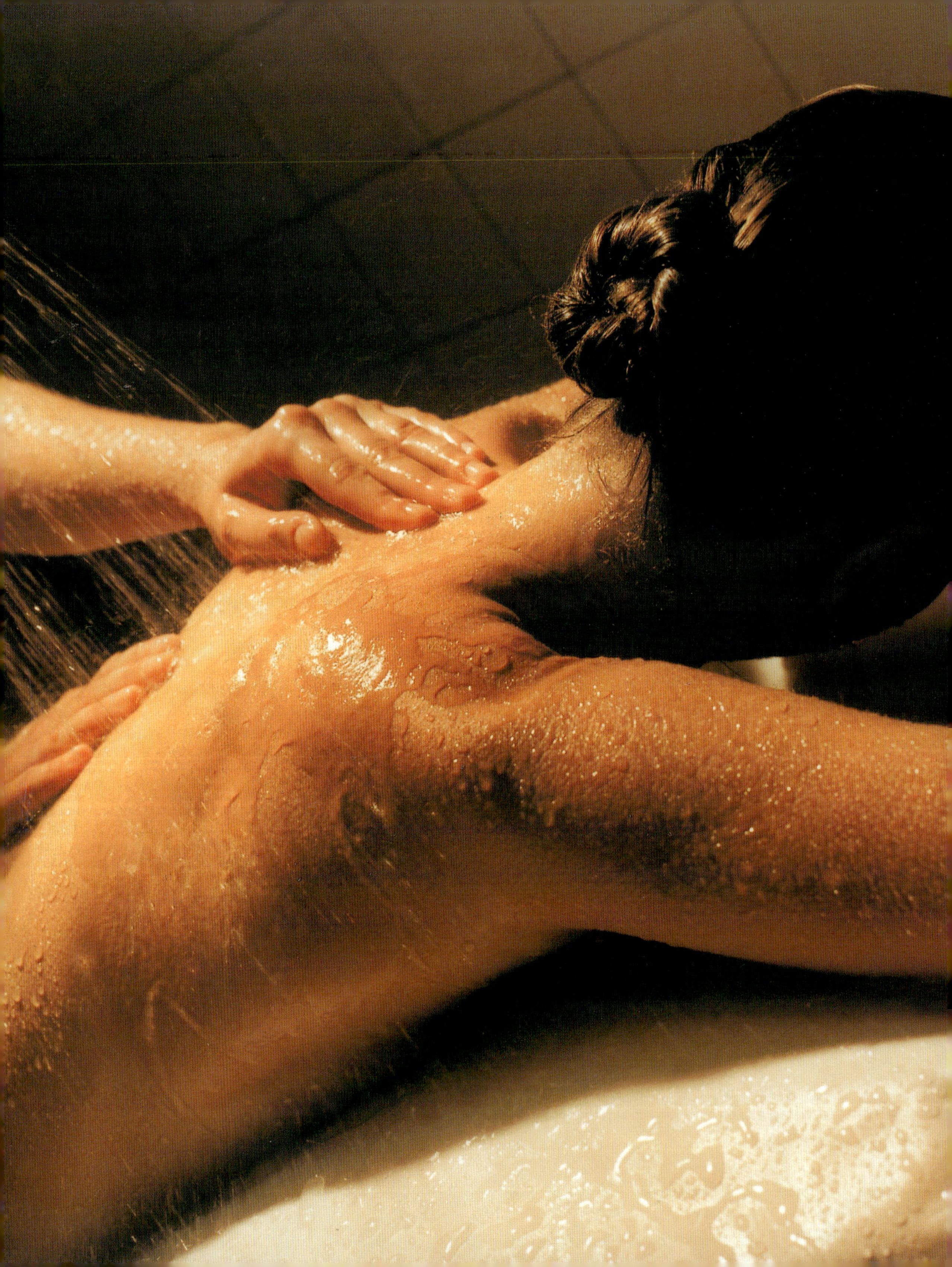

En très bons thermes

Se faire prescrire une cure de bonheur, ça existe. La preuve dans les innombrables villes thermales qui prolongent l'offre médicale avec des forfaits plaisir.

ÇA COULE DE SOURCE

Exploiter les fascinantes ressources des eaux de sources miraculeuses, des boues énergétiques et des gaz naturellement thérapeutiques qui vont puiser leurs incroyables propriétés au cœur de la terre. Une législation stricte protège leur parfaite intégrité et scrute en permanence la parfaite constance de leur composition, jusqu'à une quarantaine de minéraux et oligoéléments. Le magnésium, typique des chlorurées sodiques (Dax), bicarbonées sodiques (Vichy), sulfurées calciques (Vittel)...

VILLES... DOS OU CURES DE VITALITÉ

Au-delà de l'idée de guérison, le concept de bien-être, qui consiste à optimiser son potentiel de vitalité, va comme un gant à la thérapie thermale. La prévention est dans l'air du temps !

D'autant que les effets bénéfiques des soins s'associent à un meilleur équilibre nutritionnel, à l'envie de mieux bouger pour mieux vivre, pour un réél ré-apprentissage du mieux-être au quotidien.

Des soins divins, massages à deux ou quatre mains sous jets d'eau thermale tiède (comme l'ineffable douche Vichy aux Célestins) ou thermes à thèmes, du Spécial maux de bureau de Cambo-les-Bains aux protocole *Poids plume*, au village minceur de Michel Guérard, à Eugénie-les-Bains... quelques exemples de créativité à la source !

1 200 sources
La France truste 20 % du patrimoine thermal européen.

Une grande première :
des études scientifiques qui démontrent les effets bénéfiques des cures thermales, pas seulement côté rhumatismes mais aussi dans le domaine de l'obésité, de la dermatologie ou de l'anxiété. Pour mieux évaluer le "service médical rendu" d'une thérapeutique qui soulage chaque année un demi-million de Français (et leurs ordonnances)... une batterie d'études est en cours.

Peau neuve
Un plancton thermal aux vertus cicatrisantes uniques fait merveille à Motlig les Bains.

Thalasso vive l'ère marine

Mer nourricière oblige, la vague de la thalassothérapie a submergé les côtes et propose un large éventail de soins ciblés détente et pleine forme !

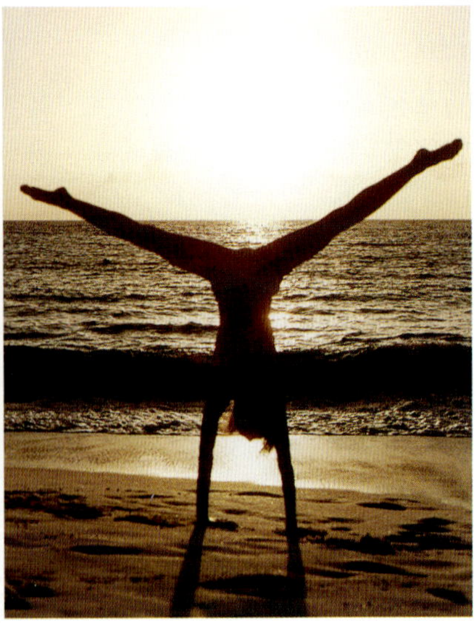

LA VIE NE MANQUE PAS DE SEL

Totalement en phase avec notre plasma sanguin, l'eau de mer est une pure merveille qui concentre sels minéraux, oligoéléments (iode, calcium, magnésium), protéines, plancton, algues et argiles marines. Un argument suffisant pour nous envoyer au bain ! Ce que fait la thalassothérapie, qui propose des cocktails iodés de tous les bienfaits de l'océan, sous surveillance médicale et dans un but préventif ou curatif. Tout en nous emplissant les poumons d'un **air très pur, chargé en ozone et en ions négatifs** ultra-tonifiants, qui fouettent les sangs et renforcent les défenses.

Puisée au large (c'est plus sûr), elle est chauffée à 34°C pour faciliter sa pénétration par les pores de la peau et se mettre aux petits (et grands soins) pour nos organismes épuisés par les pollutions et stress en tout genre. Bains, jets, douches… On reminéralise, on tonifie, on élimine les toxines en stimulant les défenses des fonctions vitales… et on se régénère comme jamais.

THALASSOTONIQUE !

Au programme, enveloppements, pressothérapie, hydrojets et parcours nouvelle vague, soins traditionnels mariés avec les programmes sportifs ou culturels des médecines alternatives (osthéopathie, aromathérapie, naturopathie…). ou des médecines orientales. En fonction de sa destination et de ses priorités, tout est possible. Depuis les pionniers, Roscoff il y a un siècle ou Quiberon, des innovations tous azimuts, comme les appareils de fitness immergés (Carnac) ou des options danse et thalasso (Bénodet)…

L'AVIS DU CHERCHEUR

D'une infinie richesse, le milieu de nos origines est riche en promesses… tenues sous forme d'un grand nombre de médicaments. Des prostaglandines du corail aux multiples indications des céphalosporines, les premiers antibiotiques venus par la mer… Jusqu'à ces anticancéreux découverts dans l'estomac d'un requin ou dans les éponges de mer !

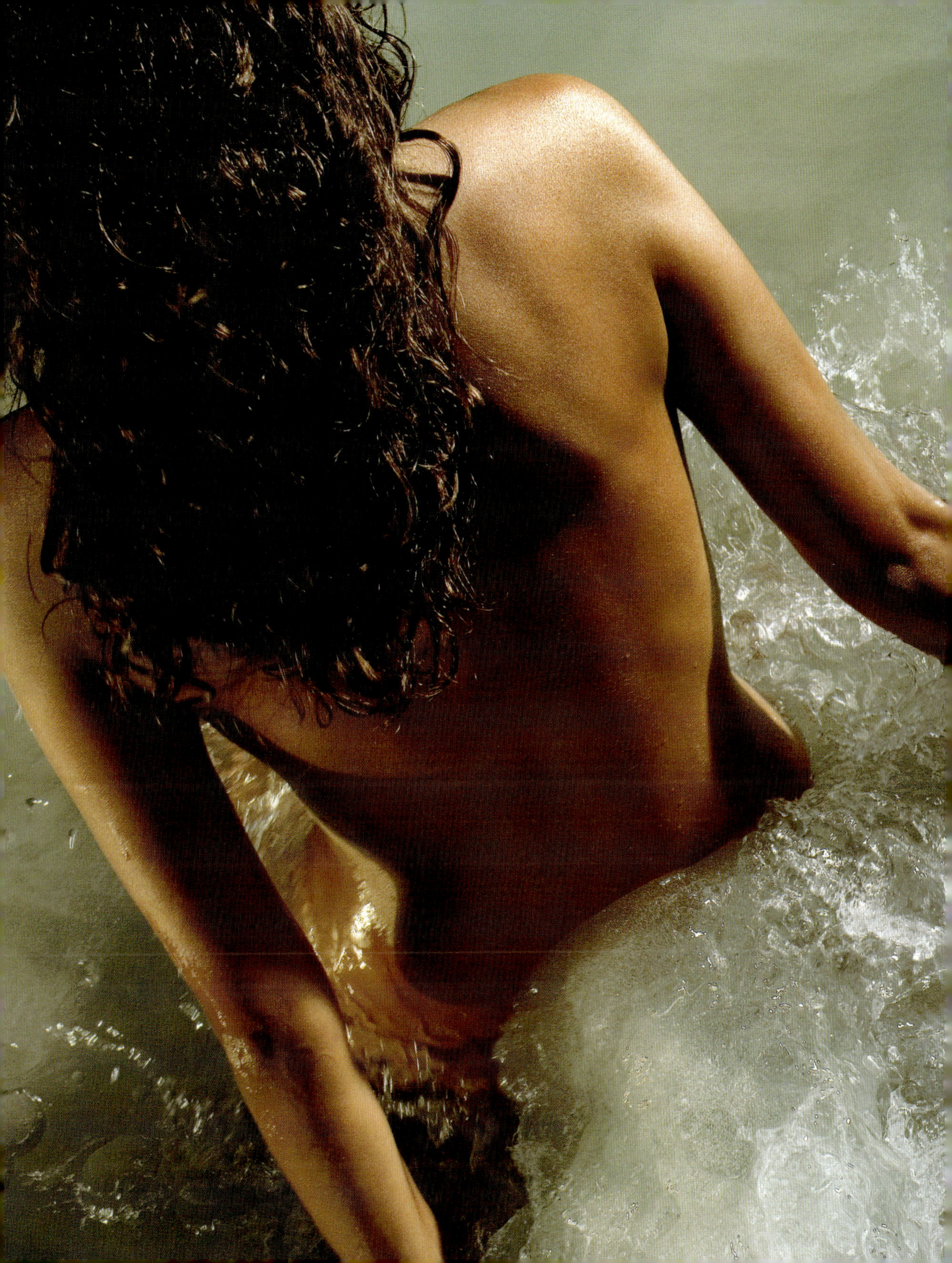

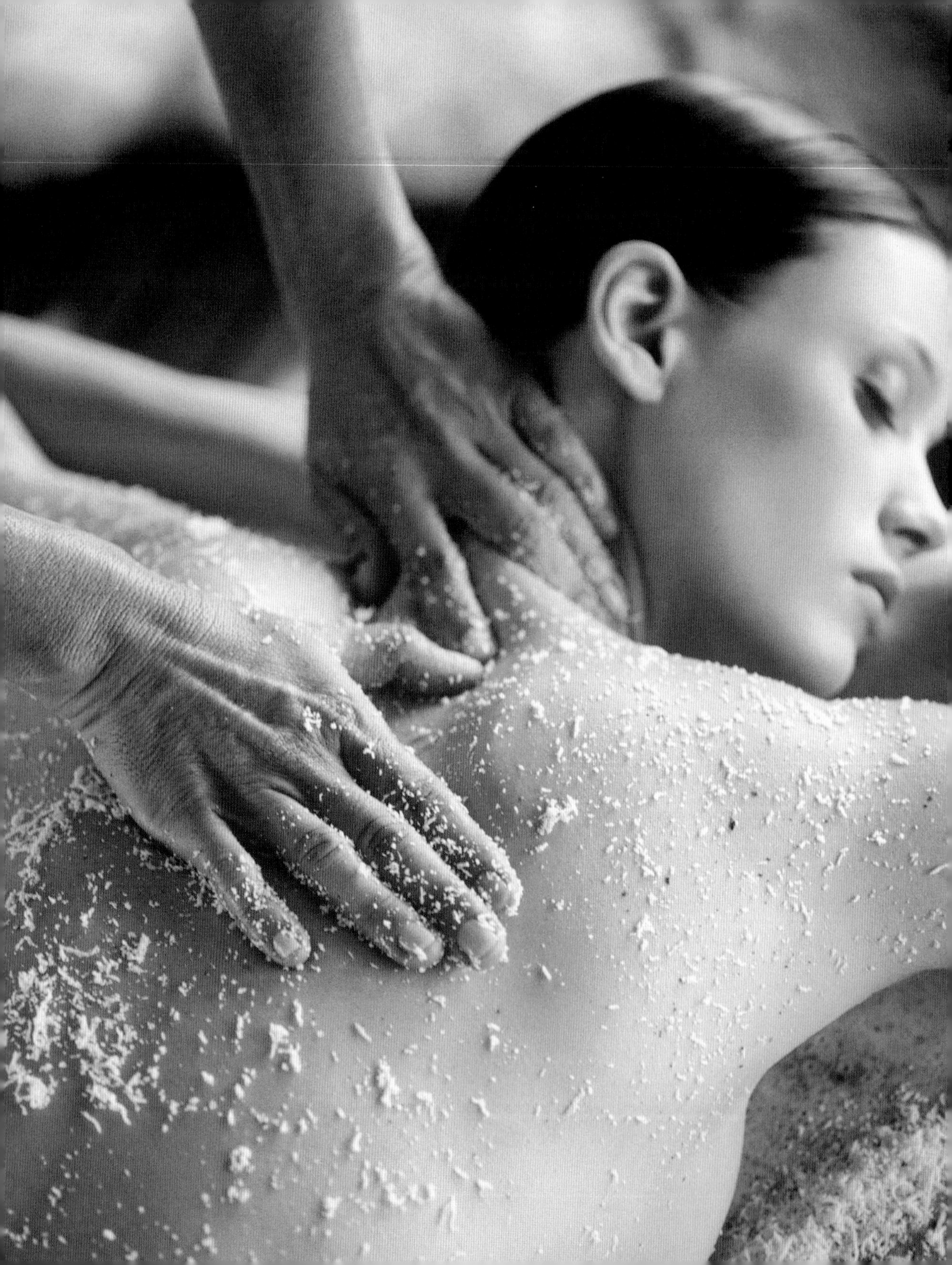

Passionnément spa

Le spa, au-delà d'une mode, c'est un état d'esprit. La bulle de beauté absolue, déconnectée des contingences du quotidien. Au bout du monde ou dans ma salle de bains, priorité au bien-être.

SEL ET GINGEMBRE, COCKTAIL EXQUIS

... pour une séance exfoliante que vous n'aurez pas envie de gommer de votre mémoire ou de spectaculaires enveloppements végétaux qui méritent la palme : deux exemples de l'imagination au pouvoir dans les soins de spa. Pierres chaudes ou délices d'épices, huiles merveilleuses ou eaux de la mer Morte (180 g de sel par litre, record absolu), qui offrent une concentration en minéraux et oligoéléments toute aussi sidérante, ils rivalisent de recettes sublimes, adaptant les ressources locales pour faire de nous de dignes descendantes de la Cléopâtre.

UN SPA, C'EST ÇA !

Un nom emprunté à une très vivante ville d'eau des Ardennes belges, popularisé aux États-Unis (où il voulait simplement dire *Jacuzzi)* avant de devenir synonyme de parenthèse beauté, version résolument luxe. Des palaces du monde entier ont adopté le principe, emboîtant le pas à Claude Renaudin et Patrick Ribes, qui ont inventé le concept pour Givenchy dès 1985. L'idée, offrir des soins exclusifs dans des décors d'exception, est aujourd'hui déclinée dans cinq lieux (Cheval Blanc et Martinez en France, mais aussi au Canada, à Dubaï, et à l'île Maurice) où se retrouvent, au-delà des soins maison (dont le bien nommé No Complex) des adaptations de gestes ancestraux repérés dans le monde entier par Claude Renaudin, qui a ainsi adapté le *lomi-lomi* (loving touch) après avoir rencontré l'Hawaïenne de 80 ans qui l'avait inventé, ou qui utilise d'authentiques galets de l'Arizona pour sa *Canyon Love Therapy*...

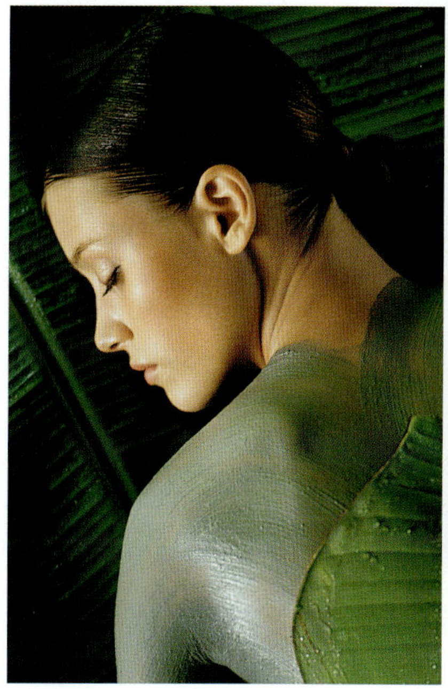

Thérapie canon dans les canyons
Les incroyables propriétés des pierres d'Arizona ont été découvertes par une thérapeute qui avait soigné elle-même sa cheville foulée après une chute dans un canyon...

Essentielles huiles précieuses

Les huiles essentielles font de l'aromathérapie l'une des thérapeutiques les plus raffinées. Découverte olfactive et sensuelle, à humer sans modération.

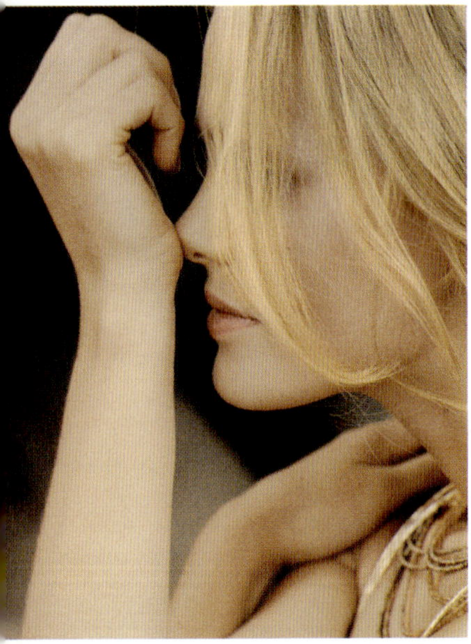

Aucun essai thérapeutique ne confirme les pouvoirs de l'aromathérapie. Mais, fait troublant, un article scientifique récent démontrait les effets du parfum sur l'immunité de la peau : une réaction allergique a pu être régulée grâce à la simple inhalation d'une fragrance.

ON RESPIRE LA SANTÉ ?

De l'insomnie au rhume des foins en passant par les problèmes de peau, on ne compte pas les applications de l'aromathérapie, **variante parfumée de la phytothérapie**.

Sans corps gras (à la différence de leurs cousines végétales, elles ne tachent pas), les huiles essentielles sont extraites à la vapeur par un procédé sophistiqué et... hors de prix. On cite toujours avec émotion les **cinq tonnes de pétales nécessaires pour produire un seul litre d'essence de rose** !

40 RAISONS ESSENTIELLES de s'immerger dans le plaisir

Que l'on s'en imprègne, magnifiées par la chaleur du **bain** ou le geste du **massage** (mélangées à de l'huile d'amande douce, par exemple), ou encore en **diffuseur d'ambiance**, les effluves de la quarantaine d'huiles essentielles répertoriées font du bien à l'esprit comme au corps. Mais comme tout principe actif, il faut les utiliser à bon escient, au bon dosage... et ne pas les laisser à la portée des petits.

AU GÉNÉRIQUE DES HUILES STARS...

Cyprès, bourrache, onagre pour améliorer la circulation...
Coriandre, menthe ou muscade pour dynamiser...
Eucalyptus ou cannelle pour tuer les microbes...
Cumin et menthe pour digérer léger...

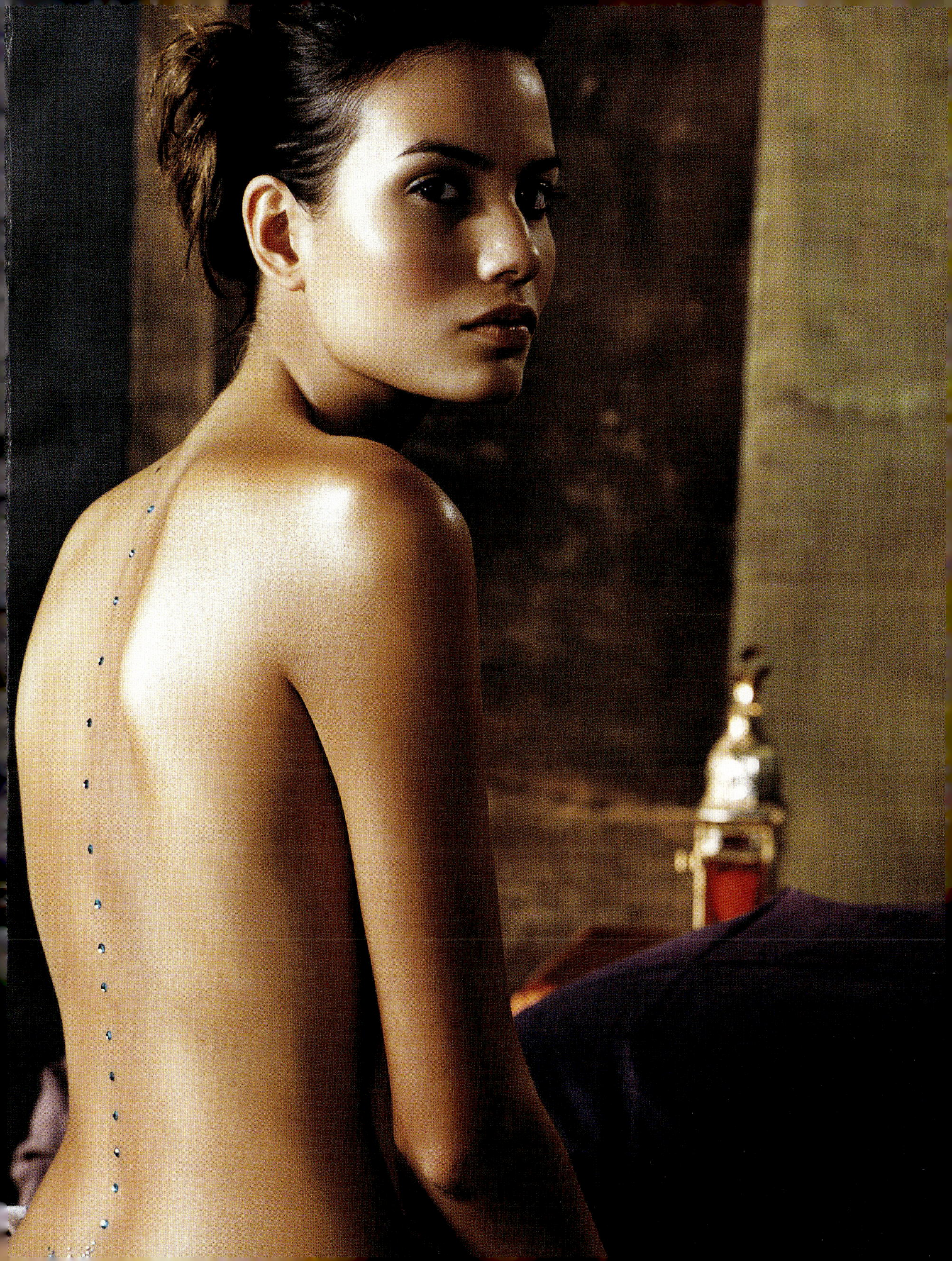

Crédits

CRÉDITS PHOTOGRAPHES

Jean-Claude Amiel (p. 119) ; **Hugh Arnold** (p. 52, 126) ; **Aloïs Beer** (p. 94) ; **Pierre Berdoy** (p. 99) ; **Bruno Bisang** (p. 18b) ; **Frederico Cimatti** (p. 121) ; **Greg Conraux** (p. 4a) ; **Laurent Darmon** (p. 56, 145, 177, 188, 189, 191) ; **Eric Deniset** (p. 22, 40c) ; **Bruno Fabbris** (p. 130) ; **Frédéric Farré** (p. 72, 100) ; **Hans Feurer** (p. 7c) ; **Christian Giesen** (p. 7b, 62, 63, 82, 151) ; **Guillaume Girardot** (p. 6i, 11, 18a, 49, 71b, 116, 149, 167, 182, 186) ; **Frédéric Gresse** (p. 163) ; **Emmanuelle Hauguel** (p. 18c, 44, 51, 131) ; **Bertrand Jacquot** (p. 59, 60, 158a, 168, 169, 170, 171, 172, 173, 174, 175) ; **Jean-François Jonvelle** (p. 6e, 6h, 68, 89) ; **Bruno Juminer** (p. 13, 97, 108) ; **Sylvie Lancrenon** (p. 154, 155, 158b, 159, 161) ; **François Lange** (p. 7g, 40a, 103) ; **LIERAC** (p. 4b, 5a, 9, 134, 136, 137, 138, 139, 140, 141) ; **Alain Longeaud** (p. 95) ; **Jeff Manzetti** (p. 7a, 21, 35, 50, 58, 64, 93, 187) ; **Stéphane Martinelli** (p. 6f, 7f, 181, 184) ; **Matthias** (p. 96b) ; **MIXA** (p. 75, 77, 78, 80, 81) ; **Michel Momy** (p. 25) ; **Marc Montezin** (p. 6a, 7e, 43, 48, 84, 85, 180, 183, 190) ; **Pascal Moraiz** (p. 96a) ; **Marc Neuhoff** (p. 147) ; **Marc Philbert** (p. 47, 111) ; **Lars Pillmann** (p. 90); **Bruno Poinsard** (p. 5b, 6k, 31, 55, 86, 104, 112, 129) ; **André Rau** (p. 14) ; **Patrice Reumont** (p. 6c, 71a, 107, 164, 165, 166) ; **Martin Rusch** (p. 152) ; **Pierre Sabatier** (p. 27, 96c) ; **Christian Sauter** (p. 7h) ; **Lothar Schmid** (p. 6j, 7i, 29, 32, 39, 40b, 122) ; **Kristian Schuller** (p. 6g) ; **Manfred Seelow** (p. 117) ; **Jens Stuart** (p. 156, 157) ; **Jérôme Tisné** (p. 6d) ; **Cees Van Gelderen** (p. 6b, 36, 66, 67, 69, 115, 179) ; **Sabine Villiard** (p. 7d, 142) ; **Alexandre Weinberger** (couverture, p. 17) ; **Kenneth Willardt** (p. 18d, 71c, 71d) ; **Michael Wirth** (p. 125).

CRÉDITS MANNEQUINS

Melody (p. 149) ; Sanda Bajic (p. 66, 67, 115) ; **Crystal** Stecci Sellan (p. 40a, 84) ; **Dominique Models** Sarah Marivoet (p. 172, 173, 174, 175) ; **Elan** Svetlana (p. 90) ; **Elite** Susanna Malomegyl (p. 72) ; **Ford** Dari (p. 21), Davina (p. 25) ; **IMG** Jasmin Alcorta (p. 103), Karin Anderson (p. 32, 40b, 107, 126, 164, 165, 166), Olga Maliouk (p. 100), **Karin** Astrid (p. 142), Frida (p. 158b, 168, 169, 170, 171), Ivana (p. 59, 60) ; **Marilyn** Tatiana Ruban (p. 152) ; **Metropolitan** Askevolde Janicke (p. 17, 145) ; **Next** Anne Flore (p. 64), Camilla Thorsson (p. 56, 188, 189), Daniela Kanter (p. 18d), Emma Heming (p. 68, 89), Juliane Martins (p. 51), Pania Rose (p. 29, 122, 131) ; **Women Management** Nieves (p. 129).

FACE & BODY PAR **marie claire**
Direction d'édition : Thierry Lamarre.
Concept, interviews et réalisation éditoriale : Josette Milgram.
Réalisation graphique : Nicolas Valoteau.
Secrétariat de rédaction : Julie Bavant.
Assistante d'édition : Adeline Lobut.
Iconographie : Domitille Peyron et Sylvie Creusy, assistées d'Audrey Lacoudre.

LE MAGAZINE **marie claire**
Directrice déléguée : Monique Majerowicz.
Directrice de la rédaction : Tina Kieffer.
Rédactrice en chef Beauté Forme Santé : Ariane Goldet.
Rédactrice en chef adjointe Création Beauté Forme : Laure Deren.
Directeur artistique Mode Beauté : Philippe Gruson.

Avec le concours du magazine Votre Beauté.

Éditions **marie claire**
publiées par Société d'Information et de Créations SIC, une société de Marie Claire Album SA
10, bd des Frères Voisin 92 792 Issy-Les-Moulineaux Cédex 9 – France. Tél. : 01 41 46 88 88.
R.C.S. Nanterre 302 114 509 R.C.S. Nanterre. SARL au capital de 3 822 000 euros.

N° ISBN : 978-2-84831-127-2 N° éditeur : 38369. Achevé d'imprimer en Roumanie par G. Canale & C. s.r.l.
Dépôt légal : avril 2008.
www.editionsmarieclaire.com

MARIE CLAIRE ALBUM SA
Directeur général : Arnaud de Contades.
Président : Évelyne Prouvost-Berry.